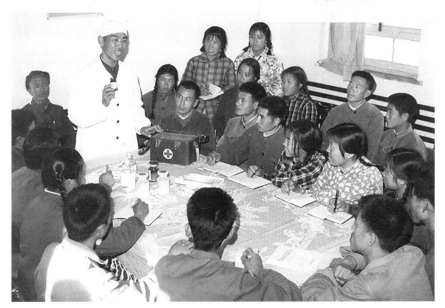

1975 年，山西省昔阳县大寨卫生院乡村医生培训

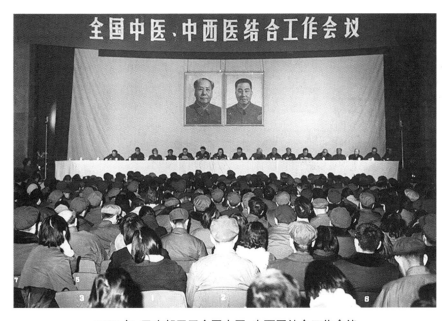

1980 年，卫生部召开全国中医、中西医结合工作会议

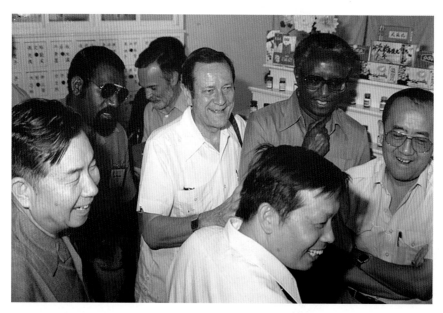

1982年，联合国儿童基金会执行主任吉姆斯·格兰特（右四）在山东省掖县（现为莱州市）考察中国农村卫生工作

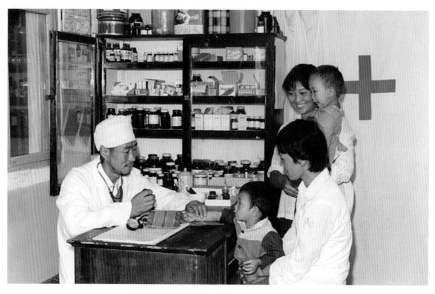

1990年，四川省什邡县一村卫生所医生为儿童诊治疾病

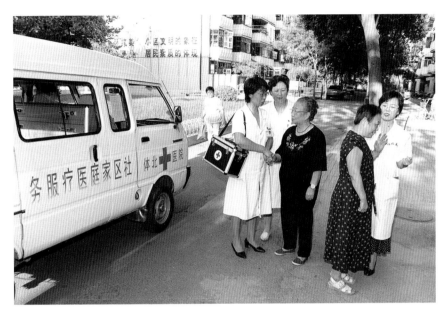

1998 年,天津市河西区体北医院社区家庭医疗服务车社区巡诊

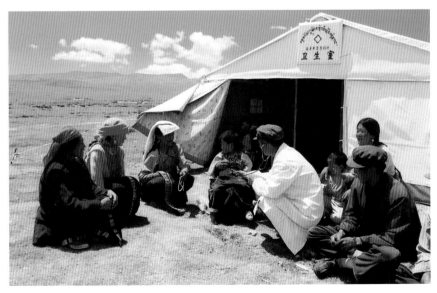

2003 年,青海省海北州森多乡村卫生室医生为牧区居民诊治疾病

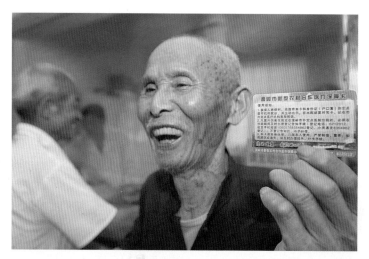

2006 年，浙江省温岭市箬横镇滨海村农民李梅青展示新型农村合作医疗保障卡

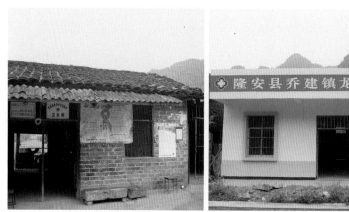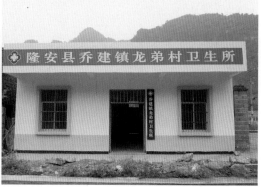

广西壮族自治区南宁市隆安县乔建镇龙弟村卫生所 20 世纪 80 年代旧貌与 2019 年新貌对比

小故事 大事业

中国基层卫生发展回眸

国家卫生健康委员会基层卫生健康司｜组织编写
健康报社有限公司

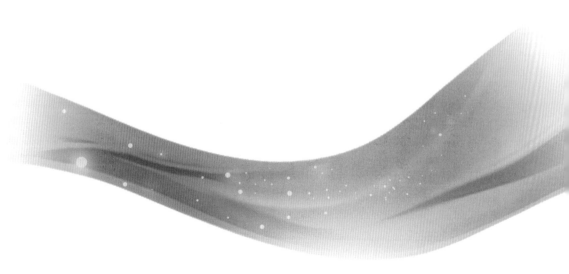

人民卫生出版社
·北京·

图书在版编目（CIP）数据

小故事 大事业：中国基层卫生发展回眸 / 国家卫生健康委员会基层卫生健康司，健康报社有限公司组织编写. —北京：人民卫生出版社，2021.12（2023.5重印）

ISBN 978-7-117-32746-6

Ⅰ. ①小… Ⅱ. ①国…②健… Ⅲ. ①基层卫生保健–研究–中国 Ⅳ. ①R199.2

中国版本图书馆 CIP 数据核字（2021）第 267035 号

人卫智网	www.ipmph.com	医学教育、学术、考试、健康，购书智慧智能综合服务平台
人卫官网	www.pmph.com	人卫官方资讯发布平台

小故事 大事业
——中国基层卫生发展回眸
Xiao Gushi　Da Shiye
——Zhongguo Jiceng Weisheng Fazhan Huimou

组织编写：国家卫生健康委员会基层卫生健康司
　　　　　健康报社有限公司
出版发行：人民卫生出版社（中继线 010-59780011）
地　　址：北京市朝阳区潘家园南里 19 号
邮　　编：100021
E - mail：pmph @ pmph.com
购书热线：010-59787592　010-59787584　010-65264830
印　　刷：北京铭成印刷有限公司
经　　销：新华书店
开　　本：710×1000　1/16　印张：28.5　插页：2
字　　数：394 千字
版　　次：2021 年 12 月第 1 版
印　　次：2023 年 5 月第 5 次印刷
标准书号：ISBN 978-7-117-32746-6
定　　价：120.00 元

打击盗版举报电话：**010-59787491**　**E-mail: WQ @ pmph.com**
质量问题联系电话：**010-59787234**　**E-mail: zhiliang @ pmph.com**

《小故事 大事业——中国基层卫生发展回眸》

编写委员会

主　编　聂春雷　邓海华

副主编　傅　卫　诸宏明　高光明　孙　伟

特约编审（以姓氏笔画为序）

王　平　王　炼　王力宇　王莉珉　王家骥
邓忠泉　石崇孝　卢祖洵　朱月伟　刘　英
刘克玲　江　萍　杜雪平　李士雪　李长明
肖云昌　吴永浩　张向东　张朝阳　姚　岚
夏迎秋　徐　杰　董燕敏　韩建军　窦双祥

编　　委（以姓氏笔画为序）

闫行敏　陆　慧　周　坤　周　巍　韩　璐
魏李培

参与编写（以姓氏笔画为序）

王天鹅　王政清　王燕辉　朱永基　刘立夏
刘欣茹　李　想　李雪南　肖　薇　吴　刚
张　瑜　张　漠　张昊华　张修芳　陈　静
胡同宇　徐　玮　措　尕　黄　磊　魏婉笛

前　言

　　百年征程波澜壮阔，百年初心历久弥坚。基层卫生健康发展史是卫生发展史的重要组成部分，基层卫生健康事业取得的成就，是建党百年辉煌成就的重要组成部分。一百年来，一代又一代卫生工作者走进乡村田间与社区街道，治病救人，送医送药，改变了旧中国缺医少药、积贫积弱的卫生状况，建立了中国特色基本医疗卫生制度，树立了呵护健康、精益求精的医者风范。"面向基层，服务群众"始终是我们党在不同历史时期基层卫生健康工作方针的重中之重。

　　一路走来，基层卫生事业发展紧紧围绕人民群众的基本医疗卫生需求，在建设中国特色社会主义卫生发展道路上不断探索创新，把坚持以健康为中心作为坚守的信念，不断健全体系、完善功能、提高能力，为构建覆盖城乡居民的基本医疗卫生制度、建设基层首诊的分级诊疗制度、实现人人享有基本医疗卫生服务奠定了基础。党的十八大以来，以习近平同志为核心的党中央把保障人民健康放在优先发展的战略位置，提出了实施健康中国战略、乡村振兴战略和积极应对人口老龄化国家战略。2021年恰逢"十四五"开局之年,面对新形势、新要求、新挑战,要全面促进以疾病为中心向以健康为中心转变,提供全方位全生命周期的健康服务,更需要基层医疗卫生服务体系健康、可持续发展。总结回顾基层医疗卫生发展历程,是践行党史学习教育的具体行动,对传承和发展基层卫生理念、经验和做法,弘扬基层卫生工作者的光荣传统和优良作风,鼓舞和激励广大医务人员,促进基层卫生高质量发展具有重要意义。

2021年初,国家卫生健康委员会基层卫生健康司会同健康报社有限公司组织编写本书,在梳理基层卫生发展脉络、找寻具有历史意义事件的基础上,有针对性地进行组稿、征稿和摘编。经多次听取基层卫生健康管理人员、基层卫生行业组织代表、专家学者和基层医疗卫生机构代表意见,最终收录故事百余篇。图书以时间为序分为三章:"筚路蓝缕 枯木逢春""改革创新 攻坚克难""不忘初心 砥砺前行"。故事的讲述者既有医务人员、卫生管理者、专家学者,也有接受基层卫生服务的患者、档案馆工作人员、企业负责人、杂志社编辑、报社记者等。通过讲述故事亲历者的真实体验感受和回眸重要历史事件,再现了在中国共产党的领导下基层医疗卫生机构从极度匮乏到逐步健全、医疗卫生人员从少到多、服务能力从弱到强的发展变化,展现了广大基层卫生工作者在平凡的工作岗位上创造出的不平凡工作业绩，弘扬了"敬佑生命、救死扶伤、甘于奉献、大爱无疆"的职业精神和不畏困难、勇于创新、不断拼搏的奋斗精神，讴歌了伟大的中国共产党始终坚持人民至上的执政理念。

本书在组织编写过程中，得到了国家卫生健康委员会雷海潮副主任的大力支持！同时国家卫生健康委员会宣传司、地方各级卫生健康委员会基层卫生健康主管部门、健康报社有限公司、《中国全科医学》杂志社和《中国社区医师》杂志社等单位，以及一批基层卫生专家，在找寻故事讲述人、收集故事、整理文稿、编辑审校、出版印刷等工作中，给予了无私的帮助，付出了大量心血，在此一并表示感谢。

由于时间所限，不足之处在所难免，敬请各位读者批评指正。借此机会，向长期奋斗在基层卫生岗位的基层卫生工作者致以崇高的敬意，向关心和支持基层卫生工作的社会各界表示衷心的感谢。让我们共同努力，谱写出新时代基层卫生事业平凡而伟大的新篇章！

国家卫生健康委员会基层卫生健康司

健康报社有限公司

2021 年 10 月

《小故事　大事业——中国基层卫
生发展回眸》电子书,可通过下载"人
卫"APP 后购买阅读。

目 录

小　故　事　大　事　业

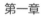

第一章

筚路蓝缕　枯木逢春 /1

一个伟大的运动——爱国卫生运动……………………………………3

在延安孕育出"中西医结合之花"………………………………………10

米山乡联合保健站——开启全国农村合作医疗之路……………………13

亲历农村合作医疗…………………………………………………………17

选择公共卫生作为职业……………………………………………………22

"六二六指示"发表的前前后后…………………………………………24

讲述湖北省乐园公社创办农村合作医疗…………………………………27

从缺医少药到小病不出村——回忆江苏农村合作医疗50年……………32

农民开创的"卫生革命"…………………………………………………38

"赤脚医生"的来龙去脉…………………………………………………40

"赤脚医生"陈列馆里的故事……………………………………………46

徐州医科大学"赤脚医生"博物馆建设钩沉……………………………51

当年,我也是"赤脚医生"………………………………………………54

我的青春,我的支农医疗…………………………………………………60

从全国第一张"家庭病床"谈起 ······ 63

一所边疆卫生院的 75 年变迁 ······ 67

一家社区卫生服务中心的光荣与梦想 ······ 72

三代人的抗疫传承 ······ 77

第二章

改革创新　攻坚克难 /81

做初级卫生保健的参与者和见证者 ······ 83

嘉定初级卫生保健四十年 ······ 86

中国农村初级卫生保健发展国际研讨会筹备故事 ······ 91

扎根农村 47 载,做百姓健康的"守门人" ······ 95

为村民健康服好务 ······ 98

初心永恒,忠诚弥坚 ······ 102

大山里的健康"守护者" ······ 109

卫生院的昨天与今天 ······ 112

"膏"招中感受时光变迁 ······ 116

巨变——山区卫生院的发展记忆 ······ 119

湖南省涟源市桥头河镇中心卫生院建院五十五年发展纪实 ······ 123

中国农村卫生协会发展中的故事 ······ 127

一本杂志两代人,三十余年基层医疗卫生情 ······ 132

150 位女乡村医生来到北京 ······ 137

我所亲历的世界家庭医生组织进入中国的前后 ······ 142

家庭医生服务从这里开始 ······ 147

我与全科医学结下不解之缘 ······ 151

曾少有人走的路,今有更多同行者 ······ 155

我与全科医学共成长 ······ 160

学生眼中的祝墦珠导师二三事 ··164

教学相长,遇见更好的自己 ··167

在基层燃起我的从医热情 ··172

从三级医院到社区,初心不变 ··175

———— 第三章 ————

不忘初心　砥砺前行 /179

书写更多基层健康故事 ··181

我亲历的三明医改 ··186

闯出来的天长医改模式 ··190

破解"看病难"的武侯探索 ··194

让居民理解药品带量采购,药师义不容辞 ··198

"两个允许"稳住了海南省诊疗量最大的卫生院 ··199

5.3公里山路带来的"蝶变"效应 ··204

村医巫道杨的喜事 ··209

来自春天的可喜变化 ··211

守护群众健康三十载 ··216

圆老区人民健康梦 ··219

默默无闻的"小草" ··223

我在阜平县砂窝乡的那个月 ··226

我为什么要去阿里 ··229

走进蒙古包,又见"小药箱" ··234

不忘"赤脚医生"本色,守护一方群众健康 ··239

村民贴心的健康"守门人" ··242

痴心守乡土,艰苦不言悔 ··246

走村入户送健康,他们让行动落地 ··250

目录

我和村卫生室都变了 ……………………………………………… 254

"两栖大夫" ………………………………………………………… 257

身披"铠甲"护民安 ………………………………………………… 263

只要村里家家平安 ………………………………………………… 266

定向全科医生成了卫生院的"香饽饽" …………………………… 269

铭记嘱托——守护健康，"医路"无悔 …………………………… 273

我守彝乡二十年 …………………………………………………… 276

很多外国人成了社区卫生服务中心的"粉丝" …………………… 280

见证社区卫生服务中心跨越式发展 ……………………………… 283

我心中最美的一片蓝 ……………………………………………… 286

越努力，越幸运 …………………………………………………… 291

扎根社区的"小处方"医生王争艳 ………………………………… 295

为民服务 33 载，守好健康第一道门 …………………………… 298

基层党员医生的初心与坚守 ……………………………………… 301

改善医患关系的起点 ……………………………………………… 304

平均 2.6 天接一个投诉？看这家中心如何"反转剧情" ………… 308

我和家庭医生陈瑶的故事 ………………………………………… 313

我和我的"糖友" …………………………………………………… 316

51 把钥匙 …………………………………………………………… 320

我和梁叔的故事 …………………………………………………… 324

七旬老人的"家保员"之路 ………………………………………… 328

融入各个家庭，管好家庭成员健康 ……………………………… 331

社区居民健康的守望者 …………………………………………… 335

"医路"征程，感恩有你 …………………………………………… 340

我到俄罗斯分享居民健康管理经验 ……………………………… 344

集"三牛精神"为一身的"健康牛" ………………………………… 348

开启乡村振兴的"健康之路" ……………………………………… 353

扎根农村大地,心系居民健康 ……………………………………… 358

我赶上了全科医学在中国发展的最好时代 ……………………… 363

从看病难到看病易,我们是这样做的 …………………………… 369

海岛守护者 …………………………………………………………… 373

守护儿童健康 ………………………………………………………… 377

"点亮星空"的社区儿童康复 ……………………………………… 381

用爱唤醒"精神" …………………………………………………… 385

"铁杵磨成针"——智慧化管理的全科专家 …………………… 388

远程医疗的"贵州路径" …………………………………………… 393

赛里木卫生院的"蝶变" …………………………………………… 397

上海长宁网约护士平台"天山美小护"的故事 ………………… 401

党旗飘扬,看"80后"的责任与担当 …………………………… 404

把细心耐心献给防疫一线 ………………………………………… 408

三代人的"接力跑" ………………………………………………… 411

一名村医的自述 …………………………………………………… 414

家门口的抗疫"战地医院" ………………………………………… 418

退役不退初心,担当永记使命 …………………………………… 421

聚似一团火,散似满天星 ………………………………………… 424

"90后硬汉"医生的"硬核"担当 ………………………………… 427

战"疫"中最美的防护罩 …………………………………………… 431

你们是企业的"健康天使" ………………………………………… 435

驻企防疫指导员,让员工安心上班 ……………………………… 437

1

第一章

筚路蓝缕
枯木逢春

中华人民共和国成立以前,我国的医药卫生条件非常落后,卫生状况极端恶劣,人民处于贫病交加的悲惨境地。卫生机构、卫生人员和卫生设施很少。1949年全国卫生机构只有3 000多个,而且大部分集中在城市和沿海地区,广大农村和边远地区除了有一些散在的开业医生外,很少有医疗机构,人民群众缺医少药,部分地区人口平均期望寿命只有35岁。

中华人民共和国成立后,在党的领导下,于1949年11月成立了中央人民政府卫生部。在恢复和发展工农业生产的同时,大力发展医疗卫生事业。1950年8月和1952年12月,中央人民政府卫生部分别召开第一届全国卫生会议和第二届全国卫生行政会议,形成了国家卫生工作方针——"面向工农兵、预防为主、团结中西医、卫生工作与群众运动相结合"。国家兴办各类卫生服务机构,接管了过去国民党和教会办的医院、学校,并进行了初步整顿;组织了一些医疗防疫队到少数民族地区和灾区工作;在农村建立起了医疗预防保健网,培养了一大批"赤脚医生",逐步推行合作医疗制度;20世纪50年代初,发动依靠群众广泛开展爱国卫生运动。1951年9月,中共中央发出毛泽东主席起草的中央关于加强卫生防疫和医疗工作的指示,要求各级党委"必须把卫生、防疫和一般医疗卫生工作看作一项重大的政治任务,极力发展这项工作"。1965年,毛主席作出"把医疗卫生工作的重点放到农村去"的重要指示(简称"六二六指示")。

20世纪50年代后期,在全国范围内普遍建立了县、区(社)两级医疗卫生机构。60年代又在绝大多数的生产大队建立了卫生机构,逐步建立起县、乡(社)、村(生产大队)农村医疗卫生服务网。

一个伟大的运动

——爱国卫生运动

中华人民共和国成立之初,经济凋敝,社会文化及卫生基础落后,人民的健康状况低下。30‰ 的疾病死亡率中,一多半是死于可预防的传染病。人间鼠疫在 20 个省、自治区,549 个县(市)流行;有的县里出生人口中半数以上患过天花;全国结核病患病率高达 40‰,死亡率 250/10 万,那时全国人口平均寿命只有 35 岁。

就是在这种卫生国情国力条件下,为了应对美国侵略者在我国东北、青岛等地意欲发动的细菌战,我国政务院于 1952 年 3 月 14 日召开 128 次会议,决定成立中央防疫委员会,周恩来总理任主任,下设办公室。中央防疫委员会的任务是领导反细菌战,开展爱国卫生运动。中央防疫委员会随即于 3 月 19 日向各省、自治区、直辖市发出指示,要求各地做好灭蝇、灭蚊、灭蚤、灭鼠,以及消灭其他病媒昆虫的工作。1952 年 12 月 31 日政务院发出的《关于一九五三年继续开展爱国卫生运动的指示》中指出,为了保证我国国家建设的顺利进行,为了提高我国人民的健康水平,1953 年要在全国范围继续开展爱国卫生运动,并决定 1952 年成立的各级防疫委员会,以后统称爱国卫生运动委员会。这就是爱国卫生运动的来历。

1952 年,卫生部召开第二届全国卫生行政会议,毛泽东同志题词"动员起来,讲究卫生,减少疾病,提高健康水平,粉碎敌人的细菌战争"。根据当时的实际需要,周恩来总理提出卫生工作与群众运动相结合的卫生工作方针,举国上下积极开展以"除四害"为中心的爱国卫生运动,同时大规模地治理环境,改变城乡脏乱差的状况。

广泛的爱国卫生运动在全国城乡迅速开展,仅半年时间,依靠群众力量,全国就清除垃圾7 400多万担,疏通沟渠28万余公里,新建改建厕所490万个,改建水井130余万眼,很快控制了鼠疫等烈性传染病的流行。不久,国际科学委员会派代表来中国,在对美国侵略者的细菌战争调查后,向国际社会作出报告:"中国正在进行着一个伟大的运动,以促进个人和社会卫生。这个运动受到5亿人民全心全意的支持,这样规模的卫生运动是人类有史以来所未有的。这个运动已经发生了作用,使得由于传染病而引起的死亡率和发病率大为降低。在我们看来,试想用细菌战消灭这样一个民族,不仅是犯罪,而且也是徒劳的。"

"爱国卫生运动"内容不断丰富

1956年1月,中共中央公布《1956年到1967年全国农业发展纲要(草案)》。第27条"除四害"规定,从1956年起,在12年内,在一切可能的地方,基本上消灭老鼠、麻雀、苍蝇和蚊子(麻雀后来改为臭虫)。第28条"努力消灭危害人民最严重的疾病"规定,从1956年起,在12年内,在一切可能的地方,基本消灭危害人民健康最严重的疾病。并指出爱国卫生运动的根本精神是,为了消灭疾病,人人振奋,移风易俗,改造国家。

1957年9月20日,党的八届三中全会对爱国卫生运动进行讨论,进一步明确爱国卫生运动的任务和目的是:"除四害、讲卫生、消灭疾病、振奋精神、移风易俗、改造国家"。

1960年,中央关于卫生工作的指示中强调"搞好环境卫生极为重要,一定要使居民养成卫生习惯,以卫生为光荣,以不卫生为耻辱"。

20世纪60年代,又提出在农村进行管水、管粪、改水、改厕、改畜圈、改炉灶、改造环境的"两管五改"任务,在当时取得了显著成绩。

党的十一届三中全会以后,爱国卫生运动恢复了生机,迈入了开创新局面的历史新时期。1978年重新组建了中央爱国卫生运动委员会,由中共中央副主席、国务院副总理李先念任主任,并主持制定了"加强领导,动员群众,措施得力,持之以恒"的 16 字工作方针。各地爱国卫生运动委员会及其办事机构迅速恢复起来,全国动员开展突击活动,控制"四害"滋生,清除垃圾污物,治理"脏、乱、差"。在全国开展的"五讲四美三热爱"活动中,以清洁卫生为突破口,狠抓治脏,改造环境,初步实现了治标与治本相结合,宣传教育与法治相结合的社会卫生管理。

从号召到目标管理

1989 年中共中央、国务院发布的《关于加强爱国卫生工作的决定》指出:鉴于社会卫生和除害防病任务的长期性、艰巨性、复杂性和社会性,应当把爱国卫生工作深入持久地开展下去,进一步提高群众的健康意识和健康水平。《关于加强爱国卫生工作的决定》还明确提出"政府组织,地方负责,部门协调,群众动手,科学治理,社会监督"的工作方针,在这一时期,爱国卫生工作从过去的一般号召逐步走向规范化的目标管理。1997 年印发的《中共中央、国务院关于卫生改革与发展的决定》中指出,爱国卫生运动的具体工作任务和目标是:在农村,继续以改水改厕为重点,带动环境卫生的整治,预防和减少疾病发生,促进卫生村镇建设;在城市,继续开展创建卫生城市活动,提高城市的现代化管理水平,增强市民的文明卫生意识,促进卫生城市建设;在城乡都要开展除"四害"(蚊子、苍蝇、老鼠、蟑螂)活动;深入开展健康教育,提高居民健康意识和自我保健能力,养成良好的卫生习惯和健康的生活方式。

进入 21 世纪以来,特别是党中央关于社会主义新农村建设的伟大战略决策出台后,对爱国卫生运动又提出了新的要求:"把爱国卫生运动的重点进一步放到农村,推进社会主义新农村建设。"

成就举世瞩目

回顾爱国卫生运动的历史发展,每个阶段都有鲜明的主题和具体的目标,这种动员组织群众的小投入大产出的爱国卫生运动,取得了辉煌的成就,也成为国际社会公认的典范。

国民经济恢复时期和反对敌人的细菌战争中,毛泽东同志发出了"动员起来,讲究卫生,减少疾病,提高健康水平,粉碎敌人的细菌战争"的伟大号召。全国党政军民学,上迄耄耋老人,下至中小学生,以极大的爱国热情投入气势磅礴的群众卫生运动,有力地清除了旧社会遗留下来的"污泥浊水",初步改善了城乡卫生面貌,基本控制了疫病扩大流行,振奋了民族精神。

改革开放以来,特别是1980年,联合国第35届大会决定从1981年至1990年开展"国际饮水供应和环境卫生十年活动",国务院决定由中央爱国卫生运动委员会负责我国的"十年活动",并以国家行动委员会的名义对外开展工作和宣传。从那时起,在全国农村开展了大规模改水改厕工作。20世纪80年代初开始,中央爱国卫生运动委员会引进了世界银行贷款中国农村供水与环境卫生项目,共4期,总贷款额3.3亿美元,总受益人口近3 000万。项目的引进起到了良好的示范作用,与此同时我国农村改水、改厕工作纳入了"七五""八五""九五"3个五年计划。截至2006年,我国农村居民饮水条件得到不同程度改善的人口已达到90%以上,特别是饮用自来水人口已超过50%。我国农村卫生厕所改造从1993年的7.5%提高到2006年的50%以上,对于世界人口大国这是一个了不起的成绩。这对农村预防水传播和粪-口传播疾病起到了积极作用。

健康教育工作是爱国卫生的一项基础工作。从开始的卫生宣传到健康教育,再到健康促进,在农村从"九亿农民健康教育行动"到"亿万农民健康促进行动",人民群众在改陋习、讲文明、讲卫生、爱环境、树新风的活动中,逐步养成了文明健康的生产、生活方式,提高了自身素质。

从20世纪80年代末开始的卫生城市和卫生村镇创建工作,已成为爱国卫生运动的一个"品牌"。此项活动深入人心、举国瞩目,许多省(自治区、直辖市)已将其纳入政府目标管理。截至2006年底,全国已有国家卫生城市(区)超过100个,国家卫生县城(镇)也超过100个,更多的卫生市、镇成为省级、市级卫生市、镇。这项活动使中国城镇整体卫生水平、卫生状况得到了很大变化，得到世界卫生组织（World Health Organization，WHO）高度赞扬。

成功经验被世界卫生组织借鉴

爱国卫生运动最辉煌的成就就是孕育了"社会大卫生"观念，随着社会经济的发展和人民生活水平的提高，群众不仅要求有病能及时治疗，更渴望不生病或始终保持精神上、心理上和肉体上都健康。生活实践使人们感悟到，要实现这个目标，仅靠医疗卫生部门是不行的，因为这不是单一的医学手段能解决得了的，而要取决于环境、经济、社会和生活方式等诸多因素。"社会大卫生"观念受到普遍赞同和支持。它强调了健康是人类的基本人权，并且人人都有义务参与社会的卫生保健工作；它要求国家和社会必须把卫生工作作为职能纳入政府的目标管理；它从以往卫生部门仅管医疗保健的单一、封闭的小卫生圈子里走了出来……

爱国卫生运动数十年，人们总对今天的"社会大卫生"内涵，有着似曾相识的温馨感。原来，世界卫生组织官员透露，他们向全球提出"2000年人人享有卫生保健"的战略目标和作出发展初级卫生保健的决策，确实是因为受到了中国爱国卫生运动的启示！

中国爱国卫生运动的丰富实践孕育了"社会大卫生"观念。国际农村医学会主席约·坦尼教授说："中国在推进社会大卫生、实施初级卫生保健方面作出了突出的成绩，为发展中国家树立了榜样。中国的经验不仅对发展中国家有用，对发达国家也有参考价值。"

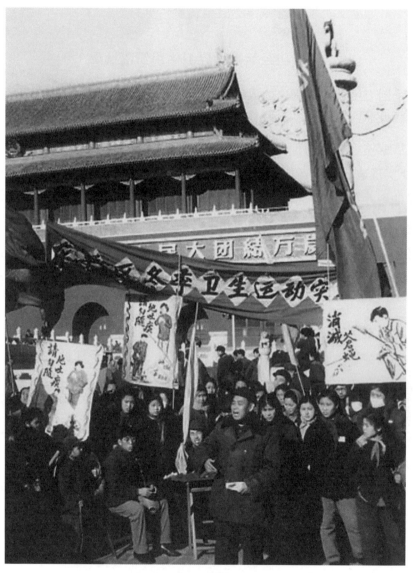

1957年，北京天安门前开展冬季爱国卫生宣传活动

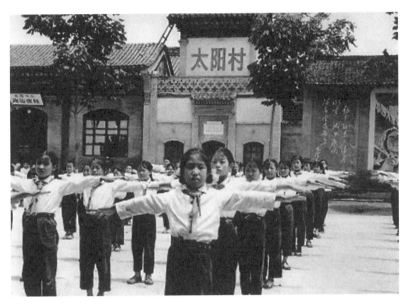

20 世纪 50 年代,山西省稷山县太阳村是闻名全国的爱国卫生先进典型

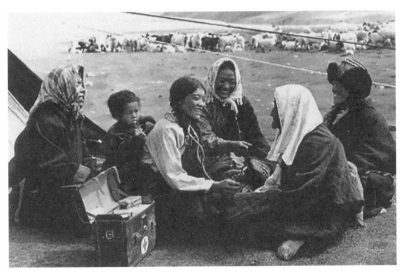

1976 年,西藏自治区藏族医务人员在高原牧区为群众巡诊治病和宣传卫生知识

(摘自 2007 年 10 月 12 日《健康报》,作者:原卫生部疾病预防控制局(全国爱卫办)副巡视员 刘家义,整理:《健康报》记者 陈飞)

在延安孕育出"中西医结合之花"

提起李鼎铭,如今很多人对他并不了解,因为早在1947年他就病逝了。然而他曾经参加过科举考试,也曾接受改良思潮,开办学校自任校长,当过乡村的中医,后来又以无党派人士的身份加入陕甘宁边区的建设之中,任陕甘宁边区政府的副主席一职。

记者采访了李鼎铭之孙李雪飞,了解这位传奇人物在基层从事医疗卫生工作的经历。

走上从医道路

1902年,李鼎铭的父亲去世。在家守孝时李鼎铭心想:家在深山远村,缺医少药,自己的父亲如果有好医生及时治疗,就不会壮年一病不起,溘然辞世。从那时起,他就决心发愤深钻医道,悬壶济世,救苦救难救命。他从舅父家借来《黄帝内经》《伤寒论》《本草纲目》等许多医书名著,每日在灵堂的长明灯前攻读医学,把药学中的药名药性一一熟记脑中,深究医理,并用针灸自寻穴位,忍受疼痛,体验针感。这为他今后成为名医储备了理论知识,打下了坚实的基础。

1930年,在友人马竹林的资助下,李鼎铭先生在米脂县东街开设长春医馆,坐堂行医。好友马竹林及《永昌演义》的作者李健侯分别送对联祝贺,一个是:长日高眠无欲虑,春风拂座有知音;一个是:医纵多方有病不如无病好,馆储良药平时预备及时需。两副对联四字分镶句首,正是长春医馆。

坐堂行医期间,李鼎铭先生同情群众疾苦,一面治病救人,一面为地方公益事业服务,立下了"穷人吃药,富人开钱"的规矩。对于穷人,他不仅不收费,而且免费送药并经常上门看病。

毛泽东的中药调理师

因为长期的艰苦斗争环境,毛泽东在长征途中得了风湿性关节炎,每次发作时都疼痛难忍,大把的止疼片吃下去也不管用。

一次,李鼎铭先生到杨家岭看望毛泽东,二人握手时,他从毛泽东的手温、手劲和肤色上感到了毛泽东的胳膊有病。

经过李鼎铭耐心细致地解释,毛泽东同意接受中医治疗。他对毛泽东说:"吃了第一剂药,你胳膊抬得起。吃了第二剂药,你的胳膊能转动。吃了第三剂药,胳膊能够活动自如。四剂药吃完,你能爬单杠。"毛泽东吃完后,疼痛果然消失,胳膊活动自如。

后来,毛泽东常在一些会议上谈中医的好处,要求人们尊重中医、支持中医,号召实行中西医结合。他还介绍李鼎铭先生为八路军的干部战士治病,中医药很快成了八路军必不可少的医疗方式。

中医科学化,西医中国化

1944年初,延安出现了严重的传染病疫情。患者的主要症状是发病突然,感觉胸闷、胸痛、眩晕,四肢麻木,出冷汗,面色苍白,口吐黄水,或伴有腹泻,不发烧,心音微弱。患者发病之初多为心痛头昏,上吐下泻,短则两三小时,长则两三天就死去。临死前,患者呼吸困难,神志清醒。死亡者大多是妇女儿童。短短5个月时间,疫情迅速蔓延,导致延安县和延安市死亡人数达742人。当地群众人心惶惶。

面对来势凶猛的疫情,陕甘宁边区政府召开紧急会议,专题研究对策,成立防疫委员会,集中人力物力,组织医生下乡,参与救治病人并指导防疫工作。身为陕甘宁边区政府副主席,同时又是陕北中医名家,李鼎铭先生清醒地认识到,在医药短缺的陕北农村,维系群众生命安全的主要医疗保障是中医。受医药条件限制,只有大量采用当地出产的中药制剂,相应地接受中医诊断理念,在群众性卫生防疫工作中实行中西医团结合作,共同对付疾病疫情,将公共卫生等西医防治组织措施与中医诊治、中药汤剂相结合,综合施策,群防群治,才能取得抗击疫情的最终胜利,维护军民干群生命健康。

毛泽东更是借助这次疫情,动员组织中西医团结合作起来。在毛泽东的支持和号召下,陕甘宁边区成立了中医研究会、中西医协会、中医保健社等组织。李鼎铭先生分管文教卫生,十分重视医务工作,根据毛泽东的指示,倡导中西医结合,对边区文教卫生事业的发展发挥了重要作用。他亲自举办中医训练班,为八路军培养了一批中医。他起草了《中医训练班一年来的教育概况》,并将数十年积累的行医经验和医学良方全部贡献出来。

毛泽东还专门把别人送的人参带给李鼎铭先生做配药使用。李鼎铭先生敦请中医世家公开秘方,由政府汇集复印,分发各地采用,使祖传秘方为广大群众服务,用实际行动印证了中西医结合的思想基础是为人民服务。李鼎铭先生还提出"中医科学化,西医中国化"的口号。他在延安时期的医疗卫生工作实践,深刻影响了中华人民共和国成立后全国卫生工作中西医结合方针的确立。

(作者:《健康报》记者 张晓东)

米山乡联合保健站

——开启全国农村合作医疗之路

中华人民共和国成立之初,城乡疫病流行,群众迫切希望疾病得到及时救治,1955年5月1日,全国第一个农村保健医疗机构——米山乡联合保健站在山西省高平县诞生。保健站成立后,第一任站长毕维忠采取了互济互助、就近医疗的政策,实行了联合保健制度,即每个社员每年只出保健费5角,便可享受预防保健服务和免除挂号、诊断、注射、小手术处置费,形成了农村合作医疗的雏形。

一人有病大家帮

中华人民共和国成立初期,中共山西高平县委敢为人先,勇于创新,带领农民群众和医生通力合作,在米山、南朱庄、下冯庄三个乡成立农业合作社联合保健站——米山乡联合保健站。当时农村缺医少药,农民看不起病。米山乡联合保健站就采取"有粮的出粮,没粮的出工"的办法,形成了当农民生病到保健院看病时,自己少出一部分钱,大部分费用由保健站负担的"一人有病大家帮"的互济互助就医模式,真正地缓解了农村看病难的问题。

在实践中,毕维忠逐渐总结了一些经验。他发现实行这种联合保健医疗制度,无论是农民、农村干部,还是医生,都比较满意。

保健站这一新生事物的诞生引起了中央和省地县各级政府的重视,得到了国务院的肯定,被誉为"农村基础保健组织的发展方向"。经周恩来总理批准后,这种经验在全国进行推广。

米山乡联合保健站成立伊始,即实行集体保健医疗制度。其主要内容是:第一,为农业社社员提供免费的预防保健服务,包括疾病普查、健康体检、预防接种等。第二,农业社社员就诊时的出诊费和门诊挂号、诊疗、注射、手术等费用,一律免收,只收药费,保健站的药费利润保持较低水平;而非农业社社员就诊时,药费诊费都自出,药费利润与卫生所相同。第三,对因公负伤者和鳏寡孤独以及特别贫困的社员,其医药费由农业社公益金支付;需要转诊卫生院、卫生所的,医药费用则由患者本人负担,若经济力量不足,视情况由农业社合理解决。

"取之于社员、用之于社员"是保健站最基本的经济制度。在自愿的原则下,农业社社员每人每年出保健费5角,其中3角由农业社公积金统一支付,另外2角折合为劳动工分(二分九厘七)在社员个人全年劳动工分中扣除。

保健站医务人员的劳动报酬,采取记工分和支付现金两种办法支付。报酬的60%按月发给现金,各人的具体数额依据服务态度、技术水平和工作成绩,每年民主评定一次,上报乡保健委员会批准后发放;其余的40%,以保证家庭生活稳定为前提,由保健站根据每个医生家庭劳动力的强弱和站内实际,分别记以工分,到秋后分给粮食。建立联合保健站后,医生由之前的"紧病慢大夫"变为"挨门逐户,田间、地边找病人"。

在工作方法上,米山乡联合保健站实行巡回医疗和责任区制度。除做好门诊外,保健站按地区划分卫生小组和责任地段,安排责任医生、保健员和接生员。各卫生区的责任医生,农闲时每3~7天要去责任区巡回一次;农忙时,除留一人在站内值班外,其余医生整日在田间、工地和责任区巡回。

保健站以社为单位,进行社员健康登记,印发保健证明,社员可凭保健证到联合保健站就诊或请求出诊,同时还与县卫生院建立了会诊、转院制度等。保健站贯彻预防为主的方针,坚持防治结合,规定每月为社员检查一次身体。由于服务地区固定、对象固定,因此医务人员能够经常了解周围情况,及时发现疫病并予以治疗。保健站还加强妇幼卫生工作,提高妇女健康水平,减少婴儿死亡。

据高平医疗集团米山镇卫生院执行院长张晓明介绍,20 世纪 60 年代,这一模式在全国农村得到普遍推广。这种在农民自愿基础上,依靠集体经济建立起来的互助互济的医疗保障制度和"赤脚医生"制度,成为农民(社员)群众的集体福利事业,缓解了农村缺医少药的矛盾,解决了广大农民无处看病、看不起病的难题。

群防群治巩固合作医疗

1958 年 11 月至 1961 年 5 月,随着高平建制的改变,米山乡联合保健站先后更名为米山管理区医院和米山人民公社医院。米山人民公社医院在巩固队办合作医疗中,常遇到的矛盾是经费超支和药品不足。为此,米山人民公社医院通过发动群众,找到解决困难的办法。

正确处理治病和防病的关系,以防病为主。公社医院不仅层层建立和健全了卫生保健组织,制定爱国卫生公约,采取按季节打针、服预防药等防病措施;而且医务人员走到哪里,就在哪里宣传卫生防疫工作的重要性,并检查落实情况,真正做到预防为主。在防病和治病中,以新医疗法为主。

张晓明院长介绍,米山人民公社医院全体职工积极推广和普及新医疗法,大搞群防群治。这种办法,既省医省药,又提高疗效,是巩固和提高合作医疗的有效措施。当时公社不少大队的群众和干部能够自己动手用针灸治病。

据《米山中心卫生院志》记载:1969 年春,公社卫生院为村办卫生所培训"赤脚医生"、接生员、卫生员 151 人,提高了他们的医疗水平;帮助生产大队开展"三土四自一新"活动。即:土医、土药、土方上马,中草药自采、自种、自制、自用创业,新医疗法开路。当年全社共种药材 75 亩,收入 18 700 元,自采药材折合 3 000 元,解决了缺医少药问题。全社 21 个生产大队中,有 7 个大队合作医疗实行了免费,14 个大队实行了半免费,合作医疗逐步形成高潮。

米山人民公社医院在用药时,如果自制药品和外购药品有同样疗效,就坚决使用自制药品。因为自制药品成本低,群众的经济负担小,有利于巩固合作医疗制度。为了充分发挥自制药品的作用和使用自制药品,医院革委会一方面积极协助大队党支部和革委会组织和发动群众,利用各种形式,种植和采集药材,解决药源问题。另一方面逐步地办起社、队制药厂(室),生产医药器械和药品。同时还将一部分剩余药材卖出,换回自己所需药品,互通了有无,扩大了资金的积累。

当时的米山人民公社医院依靠群众的力量和智慧,坚持了预防为主,新医疗法为主,中草药自种、自采、自制、自用为主的办法,既解决了药品不足的问题,又减轻了群众经济负担,普遍降低了每人每年所摊的合作医疗费,不断巩固合作医疗制度。不少条件好的大队,社员治病已经实行了免费。

60 余年过去了,经过几代人的努力,现如今,米山镇卫生院已由一个小小的保健站发展成一所医疗设施先进,医疗技术精湛,服务水平优良的一级甲等农村医疗单位,老百姓不出远门就能享受到和大医院一样的优质医疗资源。

(作者:山西省健康教育中心 崔志芳 山西省卫生健康委 郝东亮)

亲历农村合作医疗

"中国八九亿农民不能没有医疗保障,合作医疗是适合中国国情的比较好的医疗保障制度。这件事情,即使现在不办,将来也势必要办;即使我们不组织群众去办,群众也会自己起来实行互助互济。"这是"老医政"张自宽多年前写在一份报告里的一段话。

时光荏苒,在历经岁月的风雨后,一个"新"字为农村合作医疗诠释出更加丰富的时代内涵。作为国家农村卫生工作历史的亲历者、见证者,张自宽的回忆中充满了诸多感慨。

调研结果受到中央重视

1953 年东北人民政府卫生部在全国最早成立了农村医疗预防科,24 岁的张自宽成为首任科长。1954 年 8 月大行政区撤销,张自宽从东北调到中央人民政府卫生部医政司,成为国家卫生部医政司农村医疗预防科首任科长。

"那时候农村卫生很受重视,经常讲毛主席说的话——所谓国民卫生,离开了三亿六千万农民,岂非大半成了空话?"张自宽回忆说。

1950 年 3~6 月,刚参加工作不久的张自宽带领一个 6 人小组去黑龙江省哈尔滨市附近的双城县下乡"蹲点",协助当地政府采取公办、公私合办、医生联合举办和群众集资举办等多种形式建立农村基层卫生组织,并总结经验为当年 8 月第一届全国卫生会议做准备。

1954 年张自宽调到卫生部后,主要工作就是组织和推进建立健全县以下农村卫生机构。当时全国 2 200 个县中,只有 1 400 所县卫生院。张自宽说,县卫生院不是单纯的医疗机构,我们要求县卫生院医疗、防保、妇幼保健都要做。尽管他们人数很少,规模很小,但工作很多。1955年,为了适应形势发展和工作需要,中央正式下文,要求有条件的地方要逐步建立县卫生防疫站和妇幼保健站,有条件的大县还可以建立卫生学校,从此奠定了县一级医疗卫生机构发展的格局。

中华人民共和国成立初期,我国农村基层卫生组织发展很快,到1957年底,医生集体举办的联合诊所达到5万余所,农业社保健站和国家办的区卫生所各1万余所。由农民群众创造的农村集体保健医疗制度(合作医疗)也在部分地区开始出现。

1959年春,张自宽跟随卫生部副部长贺彪同志带领的调查组来到山西省稷山县,"蹲点"调查3个月,"解剖麻雀",总结农村卫生组织建设的典型经验。当时的卫生模范村太阳村采取村里公益金补助和社员个人出资相结合的合作医疗制度。从1958年开始,该村的保健站就每年给社员做一次健康体检,建立健康登记卡和档案;每月给孕妇检查胎位,进行保健指导;医生上门看病,送药到家;落实"预防为主"的卫生工作方针。张自宽说,这些做法在今天看来依然是值得我们借鉴的经验。

这次调研,带来了对我国卫生方针政策产生深远影响的"全国农村卫生工作山西稷山现场会议"和《关于全国农村卫生工作山西稷山现场会议情况的报告》及附件《关于人民公社卫生工作几个问题的意见》,受到党中央的重视,并以中共中央文件形式予以批转。

"蹲点"成了工作代名词

"要办事可不能待在家里。那个时候卫生部的干部,1/3'蹲点',1/3在面上跑,只留1/3在家(机关)里。"张自宽说,干部都要"一专多能",下去"一把抓"、回来"再分家"。"蹲点"就是组织工作队长期住在基层调查研究,与农民同吃同住同劳动,总结经验,帮助当地建立健全基层卫生组织,给群众看病送药。张自宽回忆说,"蹲点"时间最长、印象最深的就是在湖北麻城。

"蹲点"几乎是当时工作的代名词。

1965 年 6 月,毛泽东同志作出"把医疗卫生工作的重点放到农村去"的指示。为了贯彻中央指示,卫生部组织了 3 个农村卫生工作队,其中赴湖北农村卫生工作队由贺彪副部长带领,张自宽就参加了这支工作队,来到革命老区麻城县"蹲点"。

麻城县地处大别山区,是一个拥有 80 万人口的贫困山区,也是当时全国仅有的全县坚持合作医疗的一个县,这样的地方总结出的经验更有说服力。工作队的主要任务就是要帮助地方建立健全农村三级医疗卫生网,为农村培养卫生技术人才,同时研究和探讨如何改革和完善农村医疗保健制度。

麻城"蹲点"一共有 200 多人,包括一个副部长、两个司局长和两三个处(科)长,还有卫生部直属单位协和医院、人民医院、阜外医院、中医研究院的专家,以及当地武汉医学院、湖北省卫生厅、黄冈地区卫生局的人。张自宽是工作队医政工作组组长。

工作队"蹲点"不光是调查、研究、总结经验,还要帮助该县建立健全卫生机构,培训农村卫生技术骨干和"半农半医",改善对合作医疗的管理,解决群众看不上病、看不起病、吃不上药的问题。从 1965 年 8 月 15 日到 1966 年 8 月 25 日,张自宽随卫生部贺彪副部长在湖北麻城山区度过了难忘的一年。

开始,县委、县政府将工作队的大队部设在县里,但是他们仅在县招待所里住了两天,就"一竿子插到底",来到离县城 20 多公里的乘马岗区王福店。大队部设在一个乡财税所的小木楼里,占了财税所四间屋子。

楼是人走在楼梯上直晃的旧木楼。冬天,张自宽躺在床上睡不着可以数天上的星星;夜里下了雪,第二天起来被子上就是厚厚一层。这个屋子不仅四面透风,瓦跟瓦之间还有很大的缝。张自宽开玩笑说,山区挺冷,一大盆木炭整天烧,但绝不用担心一氧化碳中毒——太通风了。

省里特意给卫生工作队配了一辆吉普车,但除了去武汉开会,从来不用。在长达一年的时间里,张自宽跟着贺彪副部长,两个人经常是每人手持一根竹竿,身背一把雨伞、一个水壶,在大别山深处转,跑遍了麻城全县12个区、2个镇、103个公社。而且每到一处,事先不打招呼,不要地方同志的任何接待和迎送,不吃请,不受礼,生活上做到与社员同吃、同住、同劳动。

有一次,他们去安家畈看望医疗队眼科组的何玉兰大夫。何玉兰是武汉医学院的眼科专家,在鄂豫皖三省交界处这个偏僻的山村办起了临时眼科医院,为上百名白内障患者做了复明手术,成绩突出。两人在安家畈工作结束后,当晚就宿在农家的一个库房里,睡在稻草上。张自宽在一首诗里这样记述当时情景:

"夜泊安家畈,农家一库房。

"稻草铺其上,门板权作床。

"两人共一榻,徐徐入梦乡。

"连日多辛苦,虽苦乐融融。"

还有一次,张自宽和贺彪副部长去林店公社调研"自采自制中草药"的情况。张自宽说,当地勤俭办合作医疗,为减轻群众负担,医生出去巡回医疗时见到中草药随手采一把,老百姓来看病也自己带一把,自采、自制、自用,成本低、效果好。两人到了公社卫生所,没有住的地方,就到旁边一个中学借宿。公社同志当晚闻讯来看望,就农村卫生工作谈到深夜,同时提出天亮后来请他们吃早饭,态度很坚决。

第二天天还没亮,贺彪副部长就喊:"自宽,自宽,快起来!"两人决定趁天没亮赶紧走,逃避邀请。起来后发现学校大门还没开,无奈两个人只好翻墙而去。张自宽也有诗记述这段难忘的经历:

"借宿林店中学堂,搅扰师生心惶惶。

"又恐明日受款待,拂晓不辞学跳墙。"

麻城"蹲点"期间,工作组为老百姓建医院、培训"赤脚医生",改水、改厕、改灶,办了不少实事、好事。

张自宽说,他在东北三省的调查报告里坚定地提出:合作医疗是农业合作化的产物,是农民群众的创举;合作医疗作为医疗保健形式还是好的,尤其是中国八九亿农民不能没有医疗保障;合作医疗是适合中国国情的比较好的医疗保障制度。

（摘自 2007 年 9 月 7 日《健康报》,作者:《健康报》记者　陈飞）

选择公共卫生作为职业

陈志潜(1903—2000),公共卫生学家,初级卫生保健的先驱,中国社区医学创始人和健康教育事业奠基人,为我国和世界公共卫生事业作出了杰出贡献。

似乎没有什么人注意到这篇报道。从 2004 年 6 月 16 日起,一尊身穿旧式长袍、戴黑框眼镜的百岁老人铜像,屹立在四川大学华西公共卫生学院。有记者这样写道:"这位并不为大众所熟悉的成都老人名叫陈志潜,出生于1903 年,被誉为'中国公共卫生之父'。为了改善平民百姓的卫生状况,他一生都耕耘在基层农村。"

在另一篇文章里,这位"并不为大众所熟悉的成都老人",却被郑重地列为"成都值得记住的十个人"之一,与古今名人司马相如、诸葛亮、杜甫、巴金并列。"捧着一颗心来,不带半根草去。"华西老校长用陶行知的这句话来注解陈志潜,称他是"中国不可忘记的人"。只是今天少有人知,为何他不可忘记。

在北平协和医学院求学时,陈志潜与林巧稚、钟惠澜同班,在听过公共卫生学教授兰安生的讲课之后,陈志潜吃惊地发现,这门叫作公共卫生的课程与之前的传统课程完全不同。"我一生中许多美好的年代,是与兰安生的思想和理想紧密联系的。"陈志潜说。

1928 年,兰安生与平民教育家晏阳初相识。他邀请晏阳初来北平协和医学院,给医生们做了一次来自真实的社会课堂的演讲,内容是当时中国农村的社会经济情况。演讲之后,陈志潜深受触动。毕业后,他与新婚妻子一道来到南京郊区开设"夫妻卫生所",自己当医生,妻子当护士,为农民防病治病。

有这么一张老照片:穿长衫、戴眼镜的书生陈志潜,带着一家老小在河北定县的土房前合影。那时的定县,是晏阳初等人倡导的平民教育与乡村建设实验区,每年约有百余名怀着理想的知识分子举家迁来,从象牙塔跨进泥巴墙,穿粗布大褂,住漏雨茅屋。1932年冬天陈志潜到达定县时,驴和笨重的两轮马车是这里主要的交通工具。很快,陈志潜学会了骑着毛驴前往定县的各个村落。他眼前的现实是:全县只有一所中学,40万人口中80%是文盲;每人年均收入30元,医药费约3角;全县近500个村庄中,只有一半有传统的小草药铺和少数传统医生。在详细分析情况后,陈志潜认为,每位农民每年只能花费1角钱用于现代医疗保健。那怎么才能在1 000个农民身上仅花费100元就可以取得成效呢?陈志潜的答案是,建立农村的县、乡、村三级保健网,并从村庄中挖掘出来自村民的卫生工作者。

美国作家赛珍珠,曾用她带有浓重"中国情结"的语言如此描述:"这是一个宏伟而永恒的事业。这个事业无比正确,晏阳初、陈志潜制定的实用计划令人信服。世界上没有任何东西能像一个已经成熟的思想观念那样有力量,平民教育和乡村改造的时刻已经来临。"1932—1937年,陈志潜自认为是一生中最畅快的时期,"那时我才29岁⋯⋯能将自己的一系列想法一一付诸实践。看到它们开花结果,我心里有说不出的痛快。"

选择公共卫生,是更多的理想主义和更少的物质获得。陈志潜对学生说:"选择公共卫生作为终生职业,需要强烈的社会责任感和决心,要牺牲从事研究工作在学术上的成就,以及私人开业在经济上的收入,而且要在很困难的条件下开展工作⋯⋯"

有人说,现代知识分子的自我完善,即由"专门知识分子"转变为"公共知识分子",改变那种长年在学术隧道深处枯燥开掘的单调生活,经常爬上井沿去自由呼吸,去仰望星空,去左顾右盼,去关注、参与公共事务。陈志潜仰望的就是,改善中国民众健康的天空。

(摘自2008年1月25日《健康报》,作者:讴歌)

"六二六指示"发表的前前后后

1965年6月26日，毛泽东同志通过对其身边保健工作人员的谈话，作出了"把医疗卫生工作的重点放到农村去"的重要指示，后来人们把这次谈话称之为"六二六指示"。时任卫生部医政司农村处负责人的张自宽，结合自身的亲历体会，对那段历史进行了回顾。

"把医疗卫生工作的重点放到农村去"
是毛泽东卫生思想的重要内容

"六二六指示"的内涵是"把医疗卫生工作的重点放到农村去"，这也是毛泽东同志的一贯主张，是毛泽东同志卫生思想的重要内容。早在抗日战争胜利前夕，毛泽东在中共七大所作的《论联合政府》政治报告中就指出："农民——这是现阶段中国文化运动的主要对象……所谓国民卫生，离开了三亿六千万农民，岂非大半成了空话？"毛泽东同志的这一重要思想，是和他经常告诫我们的要一切从人民的利益出发，时时想着为大多数人谋利益，想到大多数人的痛苦，全心全意地为人民服务的思想一脉相承的。

历史证明，毛泽东"把医疗卫生工作的重点放到农村去"的指示，完全符合我国国情，符合党的基本路线，符合卫生工作的根本宗旨，对调整医疗卫生工作的服务方向、调整卫生经济政策、合理配置医疗卫生资源等方面都起到了重大的导向和引领作用。

全国掀起卫生支农高潮，15万城市医务人员下乡为农民服务

"六二六指示"之前，卫生部对农村卫生工作也是十分重视的。1965年

1 月钱信忠同志接任卫生部部长后,亲自抓的第一件大事就是贯彻落实毛泽东同志关于组织城市高级医务人员下农村和为农村培养卫生人员的指示。1965 年 1 月上旬,卫生部邀请了出席全国人大第三届首次会议的卫生系统代表,以及出席全国政协第四届首次会议的卫生系统委员共 40 余人召开座谈会,着重讨论了卫生工作如何面向农村,更好地为广大农民服务的问题。与此同时,卫生部党组还向中共中央作出了《关于城市组织巡回医疗队下农村配合社会主义教育运动进行防病治病工作的报告》。该报告提出:"城市卫生人员到农村防病治病,开展巡回医疗,今后应该像干部参加劳动一样,作为一种制度。凡主治医师以上的高级医药卫生技术人员,除年老体弱多病者外,都应该分期分批轮流参加。"此后不久,卫生部即发出《组织巡回医疗队有关问题的通知》。

卫生部的通知发出后,各地行动很快。北京市医疗队于 2 月初即组建完成。2 月 9 日,春节刚过,北京市第一批农村巡回医疗队出发,其中包括中国医学科学院、北京医学院、中医研究院、友谊医院、同仁医院、中医医院等 12 个队 112 人,分别到湖南省湘阴县和北京郊县开展巡回医疗。许多著名医学专家均自愿报名参加了巡回医疗队,其中包括外科专家黄家驷、吴英恺、曾宪九,内科专家张孝骞、钟惠澜、吴朝仁、王叔咸、刘士豪,妇产科专家林巧稚,儿科专家周华康,眼科专家张晓楼,耳鼻喉科专家徐荫祥,皮肤科专家胡传揆、李洪迥,公共卫生学专家叶恭绍,著名老中医朱颜、赵炳南等。

在首都医务界的带动下,全国各地纷纷响应,迅速掀起了声势浩大的城市医疗队下乡的高潮。到 4 月初,全国各地有 1 500 多个医疗队,近两万名城市医务人员下到农村。到 1965 年末,全国有 15 万城市医务人员下乡为农民服务,形成了卫生支农的空前壮举。

部领导亲自下农村"蹲点",6 个农村卫生调查团下乡摸情况

当年卫生部党委贯彻"六二六指示"行动迅速,态度坚决,措施有力。在诸多措施中,最为有力的措施是部长、副部长亲自下农村"蹲点"。在中

央领导的亲切指点下,钱信忠、贺彪、崔义田同志各带一个农村卫生工作队,分赴北京市通县、湖北省麻城县、江苏省句容县"蹲点"。农村卫生工作队的主要任务是:通过调查研究和农村防病治病的实践,把一个县的卫生工作整顿建设好,总结经验,认真解决农村卫生工作中一系列重大问题,以便更好地指导全国农村卫生工作,为广大农民服务。在一个县"蹲点"的时间,原计划为两年,不达目的,决不收兵。当时的卫生部机关各业务司局约有2/3的人员参加农村卫生工作队下乡"蹲点",或深入各地进行面上的调查研究工作。

在派出三个农村卫生工作队下乡"蹲点"的同时,卫生部还组织了6个农村卫生调查团,由副部长和司局长带领,分赴6个大行政区进行面上的更为广泛的调研,以便摸清全国各地农村卫生工作的实际情况,为党中央召开全国农村卫生工作会议做准备。

(摘自2006年6月26日《健康报》,作者:中国农村卫生协会第三届理事会会长 张自宽)

讲述湖北省乐园公社创办农村合作医疗

追随老师坚定不移推进农村合作医疗

我叫李兴成,1966年我14岁,刚上初中,我们大队召开群众会,我的父母参加了会议,庆祝乐园公社杜家村大队合作医疗正式开业。当时我们每人每年交1元钱,以后每次看病吃药只交5分钱的挂号费。我们当时非常高兴,因为再也不会为看不起病吃不起药的问题而犯愁了。1968年12月初,听到大队通知,要所有村民4日晚上注意收听广播。当时村民们非常高兴,都相互转告,说乐园公社的合作医疗得到毛主席的批示,《人民日报》和中央广播电台都要报道我们乐园的合作医疗了。那个时候我们没有收音机,也没有广播。没过几天就通知我们到大队参加庆祝会,会上学习了《人民日报》头版头条报道乐园合作医疗的文章《深受贫下中农欢迎的合作医疗制度》。当时我也参加庆祝会了。

1969年1月,大队通知我到大队卫生室上班,我当时初中还差半学期毕业,可是卫生室等着要人,我只好放弃最后半学期来到卫生室。一到卫生室,大队安排我跟随覃祥官学医,跟随廖玉阶学药。

我进卫生室工作一段时间后才知道,我们杜家村大队是乐园公社合作医疗试点村,是最先开始办合作医疗的。其余5个大队都是1967年才开始办的,乐园公社又是全县合作医疗的试点。我的老师覃祥官原先在联合诊所当医生,1966年参加县卫生学校进修回来以后,为了响应乐园公社推行合作医疗的号召,与大队党支部书记覃祥成商定,设立大队卫生室。他回大队当医生,不拿工资,和村干部一样记工分。实行"三个一点"的办法:即大队积"一点",群众凑"一点",不足的部分卫生室自己种药材补"一点"。管理办法归纳为:"预防为主,群防群治,三土(土医、土药、土洋结合)四自(自采、自种、自制、自用中草药),群众看病只交 5 分钱的挂号费,药费在合作医疗基金里报销"。确定好后,大队迅速组织干部群众筹集合作医疗基金,干部带头集资,社员群众积极参与,没有几天就筹集到 400 多元,大队从公积金中拿出部分资金购买了药柜和器械,并分给卫生室半亩田种植药材。合作医疗于 1966 年 8 月正式开业。

我最初主要跟随廖玉阶学药。廖玉阶是一位老医生,当时就已快 80 岁了,一直卧病在床。我一边跟他学药,一边照顾他的起居。约两年后,廖玉阶因无人照顾,就到恩施建始县与他儿子在一起居住了。卫生室就只剩下覃祥官和我两个人。由于确实忙不过来,后来村里又新增加一名女同志叫黄家秀。

《人民日报》头版头条报道乐园合作医疗以后,全国各地到我们这里来参观学习的人络绎不绝。1969 年 2 月,武汉空军医疗队来我们乐园巡回医疗,支援帮助我们,并开办了培训班,大队安排我去学习了 3 个月,使我学到了不少医学理论知识,医疗技术水平有了很大的提高。

覃祥官是远近闻名、有口皆碑的好医生。在跟随覃祥官学医的这几年中,我受益匪浅。在他身上我不仅学会了医疗技术,而且我懂得了如何做一名合格的医务人员,如何做一名合格的共产党员。

"五保户"覃菊香,与老师非亲非故,但老师经常把她的身体健康放在心上。一次覃菊香得了重感冒,老师在她床头守护了几天几夜,直到老人好转才离开。

那个时候,条件很差,没有公路,不管去哪里全部靠步行。老师有时一天出诊好几户人家,到晚上还顾不上吃饭。有一天晚上,他刚出诊回家,端起饭碗要吃饭,听说社员覃发望病重,他把碗一丢,一路小跑来到病人家。只见病人面色蜡黄,嘴唇青紫,脉细欲绝。老师赶紧取下出诊包,给病人注射了急救药,喂服了中药,并用火烤暖了病人的手脚,直到半夜病人清醒后,才想起自己一整天没有吃饭。第二天清早他又赶到病人家中,查看病人恢复得怎样了,这让病人家属感动得热泪盈眶。

这样的事例太多了,三天三夜也讲不完。老师创办合作医疗,全心全意为病人服务的事迹被多家媒体报道后,他很快成了家喻户晓的人物。他后来当选为省人大代表、全国人大代表,去菲律宾出席世界卫生组织区域会,还先后出任公社革委会副主任、县委常委、县革委会副主任、湖北省卫生局副局长。他的地位变了,但他那勤劳朴实的劳动人民本色没有变,只要一回村就坚持在杜家村卫生室上班,直到 20 世纪 80 年代末上级组织照顾,给他恢复国家医务人员身份后才到乐园卫生院工作。1993 年退休后,他又回到他的老家杜家村,2008 年因心脏病在家中去世,享年 75 岁。

我认为老师一辈子最突出的贡献还是始终坚定不移地坚持农村合作医疗制度,他的这种坚强信念深深地激励了我。后来合作医疗受到家庭联产承包责任制的冲击,面临的处境十分艰难。老师经常鼓励我,和我一起想办法,最终把合作医疗坚持下来了。合作医疗创立之初,基金收缴还比较容易,但到后来,就诊病人越来越多,基金入不敷出,往往一个病人就把全年的基金用完了。1983—1989 年,农民共交合作医疗基金 10 807 元,药费开支 13 896 元,收支相抵,累计超支 3 089 元。超支的缺口怎么办?我们主要采取 4 个办法:一是,经营好 2 亩药田,我们种植了党参、黄柏、当归、独活、芍药等,可增加一部分收入。平时我们只要有时间就到药田劳动,曾经成功栽培藏红花、杜仲、厚朴、丹皮等 20 多个品种,20 多年累计收入近 5 000 元。二是,我们经常上山采药,自己用不完的可卖一点赚一些钱。三是,凭借我们的技术吸引外地病人来看病,来增加卫生室的收入。四是,发扬无私奉献的精神,我们经常把大队付给我们的劳务报酬补充到合作医疗基金中。我们用这 4 笔收入填补缺口,略有些节余。要做到这一步,如果医务人员没有责任心、没有奉献精神和吃苦的精神是很难办到的。

1990 年我到卫生所工作后,村卫生室又增加一名年轻同志——李发丛。卫生室医生一直保持在两人以上,能够满足全村的医疗需要。这些措施使我村合作医疗一直坚持到2003年新型农村合作医疗实施。在合作医疗进入最低谷的时期,全县仅我们杜家村一个村仍在坚持办合作医疗。就是凭着一颗为人民健康服务的初心,坚定不移地把合作医疗办好,乐园合作医疗这面红旗才能够永远飘扬,这也是我跟随老师学艺获得的最大收获。

全程见证合作医疗创办

我叫钱继文,是1965年跟随肖光照开始学医的。1966年2月,原县卫生局下派工作组到乐园公社,准备在乐园公社创办合作医疗试点。1966年8月乐园公社合作医疗第一个试点在杜家村大队创办成功。公社决定其余五个大队必须在1967年1月开业。当时我被安排到大队卫生室开始筹办合作医疗。我们当时主要推广杜家村的做法,农民每人每年交1元合作医疗费,大队再从集体公积金中人均提取5角钱作为合作医疗基金。经过认真的筹备,合作医疗成功开业。

1968年12月,接公社通知,12月4日晚,中央广播电台播放乐园公社合作医疗的报道,要求组织全体村民听广播。我们大吉岭只有生产队保管室才有广播,那天下午,我们都来到保管室,当时,村民们都非常激动,后来大队又召开庆祝会,集中学习《人民日报》头版头条报道乐园公社合作医疗的文章。

从此,我们大吉岭变得热闹起来,经常要接待外地来学习的参观人员。记得1969年武汉空军医疗队到我们这里搞巡回医疗,还办了两期培训班,我参加了第一期。我不仅学到了解放军的好技术,也学到解放军的好思想好作风。由于来乐园公社参观的人员越来越多,县政府拨款在我们大吉岭修建了招待所。

我以前跟随老师主要是学的中草药治病方法,在培训班里我又学到不少现代医学知识。我从培训班回来以后,与公社卫生所医务人员一起,参与研制中草药的膏、丹、丸、散,获得成功。我们大吉岭卫生室后来成为全公社中草药改革剂型、开发中草药资源的科研阵地。

　　我行医五十余年,一直在大吉岭这一带。我对当地的村民都有了很深的感情,他们也十分信任我,我也治好了一些疑难病症,他们还给我送来了锦旗。合作医疗也确实为广大农民解决了看不起病、吃不起药的问题。在那个时候,合作医疗要长期坚持下来,确实不容易,村民每年集资 1 元,村集体公积金解决一部分,但数量非常有限,合作医疗基金经常出现缺口。为弥补基金缺口,我们经常上山采药,每次都是早出晚归,中午吃干粮、喝山泉。后来我年纪大了,行动不便了,也就很少上山了。到 20 世纪 80 年代初期时,合作医疗很难维持下去,农民来看病我们只能减免部分劳务费,药费需要他们全部自己出了,那个时候整个乐园公社就只有杜家村一个村仍在坚持。这也说明,合作医疗必须依靠国家资金的支持。

　　(口述:曾为湖北省长阳土家族自治县杜家村卫生室乡村医生　李兴成曾为乐园村大吉岭卫生室乡村医生　钱继文,整理:湖北省宜昌市长阳土家族自治县卫生健康局　李书波)

从缺医少药到小病不出村

——回忆江苏农村合作医疗 50 年

　　1968 年高中毕业,他响应国家号召来到农村。出生于医学世家的他,面对当地缺医少药的农民,拿出耳濡目染学到的本领,在苏北农村当起了"赤脚医生",此后又进入医科大学深造。年过而立,他被调入江苏省卫生厅(现江苏省卫生健康委员会)负责农村卫生工作,从此跑遍了全省所有的市、县及绝大部分乡镇。与基层卫生工作打了大半辈子交道的他,见证了江苏农村合作医疗的变迁。他就是江苏省基层卫生协会会长、党支部书记夏迎秋。怀着对基层卫生深厚的感情,促使他主导编辑了《江苏农村合作医疗五十年纪念册》,梳理了江苏农村合作医疗的发展历程。

萌芽期:三位村医点燃江苏农村合作医疗的"星星之火"

　　长期以来,江苏农村合作医疗一直走在全国前列,可以将其分为五个时期,即萌芽期、发展期、波动期、改革期和创新期。

　　1955—1967 年是萌芽期,他们在编写时查阅历史资料,深入农村走访,对江苏农村合作医疗的萌芽有了全面了解。

　　王云臻、钱雄才、吴佐民,常熟 3 位乡村医生就是他走访的对象。当时已经白发苍苍的 3 位老人家,在 1955 年正值农业合作化高潮时期点燃了江苏农村合作医疗的"星星之火"。3 位村医所在的常熟县归市乡(现常熟市董浜镇归市村)新民农业生产合作社为提高社员福利,与乡诊所签订了医疗保健合同,社员在乡诊所看病,可在合作社公益金中报销 40%~60% 的医药费。到 1958 年该县东张乡正式将此形式取名为农村合作医疗。

起步后的农村合作医疗,经历了起起伏伏。1958 年,农村人民公社化运动中,全省实行全民免费医疗制度,实行两三个月后,因社、队无力支付医药费而取消。但有近 1/3 的生产大队改为全统筹或半统筹医疗。同年 10 月,常熟市东张公社率先制定出较为完整的全统筹医疗章程,规定每人每年交保健费 3 元,建立统筹基金。凡到本公社卫生院就诊者,除住院费、输血费以及转市级以上医院就诊时的常规化验费、透视费需自理外,其余医药费均在统筹基金中支出。农民全统筹医疗由于群众集资数目较大,主要集中在苏南地区。至次年,全省实行全统筹医疗的大队有近 500 个,占生产大队总数的 2.1%。

1958 年 12 月,江苏省卫生厅在总结全省基层卫生工作时提出,农村医疗制度应以半统筹医疗为主要形式,半统筹医疗即是社员每人每年交保健费 5 角,作为卫生人员工资开支,就诊时除药品费外,其他一切费用免收。由于这种制度群众出钱少,收益大,且较好地解决了卫生人员报酬,有效地保证了预防为主方针的落实,从而在全省范围内得到了推广。截至 1959 年,全省实行统筹医疗制度的生产大队达 6 000 余个,占生产大队总数的 23.5%,对改变广大农村地区缺医少药的局面发挥了积极作用。

发展期:每个生产大队配备合作医疗站和"赤脚医生"

1968 年,全国推广和普及合作医疗。自此,江苏省农村由点到面地推行合作医疗制度。

然而,当时的农村还是严重缺医少药。1969 年 3 月 25 日,夏迎秋至今仍清晰地记得这个日子,他响应党的号召,离开南京老家,前往连云港东辛农场插队务农。家中祖辈 6 代行医的他,下农村前,家人给他准备了一些常用药,以备不时之需,没想到的是,这些药在当地帮助了不少人,也改变了夏迎秋的工作轨迹。

"当时我帮助的第一个人是农场的农民,他胃不好,吐酸水特别厉害,但是到医院要走十几里路,所以他一直挨着,我就把带的药给他吃,就这样很快缓解了。"夏迎秋回忆道。他经常出手帮助有需要的人,比如有腰腿痛的患者,他会将携带的银针取出来,帮他们针灸;急性腰扭伤的患者,通过指压穴位治疗,效果立竿见影。不过,真正让他在当地声名远扬的,是治好了一位患中耳炎的孩子。孩子耳朵里流脓,为了防止脓流出来,小朋友自己塞了东西,家长浑然不知。听说有位知青会看病,家人带他专程找来。经初步检查后,发现耳朵里有一小块儿塑料膜,随即取出来,用双氧水冲洗,再给他上了自己带的家传外用中药,果然孩子耳朵流脓的病就这么治好了。

无偿帮助了不少患病农民的他,插队6个多月就被派到医训班培训,此后,他被调到江苏生产建设兵团一师师部当卫生员。

与此同时,农村合作医疗也在发展。在1968—1980年的发展期,每个生产大队建立了一个合作医疗站,配备2~3名半脱产的卫生人员,也就是"赤脚医生"。合作医疗的经费采取自筹公助的方式,通常参加者交纳50%,社、队补助50%,平时在合作医疗站看病只收挂号费。凡经"赤脚医生"批准转送医院诊治的患者,凭医药费收据回合作医疗站报销医药费和手术费。许多"赤脚医生"采取自种草药,利用草药、针灸、民间验方和少量常用药品治疗小伤小病,开展预防保健工作,较好地解决了农民的基本医疗保健问题。

为使合作医疗制度能够稳步发展,1978年江苏省卫生厅制定了《江苏省农村合作医疗章程》。由于这种医疗制度与当时农村经济相适应,加之政府大力提倡,因而发展得很快,全省农村实行合作医疗的生产大队(行政村)达到99%,截至1980年,全国农村约有90%的生产大队(行政村)实行了合作医疗制度。

波动期:农村合作医疗有五种形式供农民选择

1981—1988年江苏农村合作医疗进入了波动期,这是因为进入20世纪80年代,随着农村经济体制改革的深入,农村实行了家庭联产承包责任制,经济结构发生变化,在大多数地区,集体经济作为合作医疗主要经济来源的支柱地位严重削弱,同时又忽视对农民自己健康投资的引导,合作医疗缺乏相应的经济支持,因而受到挫折。有的地方合作医疗管理组织流于形式,管理松懈,甚至挪用合作医疗资金办工业、办副业,规定报销范围内的医药费不能及时兑现,挫伤了农民的积极性。合作医疗出现了较大面积的滑坡,全国合作医疗行政村覆盖率一度下滑到 5% 左右。到 1983 年,江苏省只有苏州、金坛、丹阳等少数地方坚持举办,全省合作医疗行政村覆盖率一度下滑到 30%。

当时,农村医疗分为五种形式:一是,合医合药,基本特征同原来的合作医疗。二是,合医不合药,即每人每年缴保健费 2~3 元,解决乡村医生工资报酬,就诊时免收诊疗费、注射费、出诊费,药品费自理。三是,合防不合医药,即集体办卫生室,每人每年缴保健费 3~5 角钱,解决乡村医生预防保健劳务费,看病吃药均为自费。四是,合作医疗保险(劳保),即在合作医疗基础上,建立大病医药费专项补偿基金,用于防止农民因病致贫。五是,自费医疗。

为了实现农民"小病不出村",有地方看病,20 世纪 80 年代开始,江苏用了 10 年时间政府加大投入,加强农村医疗水平的提升,确保每个行政村都有一个集体举办的卫生室,省政府每年拿出 500 万资金用于村卫生室建设和对乡村医生进行培训,确保每个村都有一个持证上岗的合格村医。

改革期:政府出引导资金和政策,保障合作医疗推行

传统合作医疗产生于计划经济体制和较低生产力水平时期,由于缺乏明确的指导思想,干部群众的认识不一致,缺乏有效的资金筹措机制,资金筹集标准较低,大多数地方是在村卫生室就诊时减免"三费"(挂号费、注射费、出诊费),难以支付药品和大病、重病患者的费用补偿,难以有效地缓解农民"因病致贫"和"因病返贫"现象。1994 年江苏省卫生厅和省委研究室在南京、常州、苏州、无锡、南通、镇江、淮阴、盐城、扬州等 9 市 20 个县(市)为期 3 个月的调研发现,50% 以上的农民存在"因病致贫"和"因病返贫"

问题。

发现问题，就要解决问题。面对农村合作医疗存在的不足，改革势在必行。1994年，江苏农村合作医疗吹起了改革的第一股东风。吴县人民政府在全国率先提出了"县乡两级大病医疗统筹"的思路，县级大病医疗统筹基金每人每年1.5元，由县财政按每人每年0.5元划拨，乡财政按所辖人口每人每年1.0元上划县基金专用账；乡级大病医疗统筹基金每人每年5元，由乡财政、村集体、个人共同筹集。参加合作医疗的农民患病后，医药费在500~6 000元的在乡级大病医疗统筹基金中按规定比例补偿；6 000元以上的在县级大病医疗统筹基金中补偿，6 000~10 000元报60%，10 000~20 000元报65%。此后，苏州郊区、太仓、昆山、常熟、吴江、张家港等地都陆续建立了以县为统筹单位的农村大病风险型合作医疗。这无疑为解决农村居民"因病致贫"和"因病返贫"提供了保障。

1997年2月，江苏省政府下发《关于进一步加强农村初级卫生保健工作的通知》提出，要引入保险机制，完善合作医疗保健制度。

这又是一次农村合作医疗发展征程中的创新。20世纪90年代开始，江苏省农村合作医疗的发展步伐越来越稳健，创新举措接二连三，政府的财政支持更是增强了农民参加合作医疗的信心。江苏省每年从初保专项资金中安排200万~300万元作为合作医疗扶持资金，支持经济欠发达地区发展合作医疗。2000年起，江苏省政府又设立了农村居民大额费用合作医疗保险扶持资金，每年2 000万元，主要对经济欠发达地区合作医疗进行补助。全省约有50个县（市、区）政府安排了合作医疗引导资金。这一强大的财政支持在全国各省、市中也属于第一家。

除了引导资金的支持外，各级政府也出台了一系列条例、法规，保障农村合作医疗的推进。1999年，江苏省委省政府批准实施的"江苏省小康县建设评价指标体系"，把合作医疗保险纳入考核范围。此后，苏州市政府出台《农村合作医疗保险管理办法》，要求把合作医疗作为"民心工程""德政工程"办好办实。2001年2月10日，江苏省人大常委会审议通过了《江苏省农村初级卫生保健条例》。

创新期:新型农村合作医疗提供更全面保障

"'救护车一响,老母猪白养';'小病拖,大病挨,重了再往医院抬。'……"二十世纪六七十年代,农民中流传着这些顺口溜。如今农民的医疗保障越来越好了,不但大病住院能报销,就连门诊也能减免费用,在当地乡镇住院,报销比例高达 80%~90%,这得益于 2002 年党中央国务院决定进行试点的"新型农村合作医疗"。这一由政府牵头保障的新农合,起步时个人、中央财政和省市县地方财政各出资 10 元,现在出资标准达到近千元,个人出资二三百元。我国的新农合覆盖了 9 亿农村居民,是全球最大的基本医疗保障。除了出资标准的提高,报销比例也在提升。为了保障农民就近看病,江苏在改善乡镇卫生院基础设施、加强村卫生室建设、提升基层医疗卫生机构服务能力等方面每年都投入上亿元资金。乡镇卫生院面貌发生了很大变化,基础设施得到改善,基本设备配备齐全,服务能力有了明显提升。过去村卫生室的三大件是听诊器、血压计和体温计,现在则被心电血压血糖一体机和计算机所取代,乡村医生也都经过了规范化培训,党和政府每年都安排资金定向委培大专毕业生补充乡村医生队伍。2011 年《江苏省新型农村合作医疗条例》正式实施,这是全国第一部新农合地方法规。

"县乡村三级医疗网是农民的生命之网,为了保证生命之网的牢固,如今江苏推行卫生院医生由县聘镇用,村医由镇聘村用,乡村医生基本都参加了企业职工养老保险。"夏迎秋对基层卫生有着割舍不掉的感情,在他看来,新农合是全民医保的基础,也是传统合作医疗的继承和发扬,没有传统合作医疗起源、挫折与发展,就很难有新农合制度的诞生,也就没有今天的全民医保。

(作者:《南京晨报》记者 华琳月)

农民开创的"卫生革命"

"逼"出来的奇迹

合作医疗,一种由农民和基层卫生工作者创造的农民医疗互助共济制度,也是被农村缺少医疗保障的状况"逼"出来的奇迹——50多年前,农民每人每年出5角钱,每次看病挂号5分钱,集体代扣代缴合作医疗费用。虽然有一定强制性,但它为农民提供了当时条件下尽可能的医疗保障。

在1974年5月召开的第27届世界卫生大会上,中国的这种做法引起了与会各国的关注和极大兴趣,甚至被世界银行和世界卫生组织誉为"发展中国家解决卫生经费的唯一典范"。"合作医疗"从此在国际上扬名。

20世纪80年代,伴随农村经济体制改革,传统的合作医疗走向衰落。但它为我国农民提供的最初级的医疗卫生保障,仍被世界银行认为是"开创了发展中国家、人口大国较好解决农村卫生问题"的"卫生革命"。

在诞生地的起落沉浮

1966年下半年,湖北省长阳土家族自治县乐园公社杜家村大队的"赤脚医生"覃祥官在村里搞起了"农村合作医疗",在中华人民共和国历史上画下了深深的一笔。

"解放初期,长阳农村曾经流传着这样的顺口溜:'小病拖,大病扛,重病等死见阎王'。"胡振栋,长阳土家族自治县作协会员,覃祥官的好朋友,被称为"宣传合作医疗的专业户"。他说,是较差的医疗卫生条件和一家一户禁不住看病的负担,迫使农民不得不采用互助合作的方式为自己提供医疗保障。当时,乐园公社有 97.3% 的农民参加了这个叫作合作医疗的制度。

乐园公社合作医疗的经验迅速在全国宣传推广。在此后的几年里,全国 95% 以上的农村生产大队在本地推行了合作医疗制度。

这种在人民公社集体经济背景下的合作医疗制度一直持续到 1979 年。随着农村体制改革,集体经济萎缩,合作医疗也出现了滑坡。"公社的 500 亩药田也分到户了,集体没钱了,合作医疗制度陷入低谷。"胡振栋说。那是覃祥官最苦闷的一段日子,有人问他过得怎样,他回答道:"工资照发,馒头照拿;喂猪带打杂,忙得没得法。"急归急,气归气,但覃祥官依旧同大队卫生室的几名医生一起,在大队党支部的支持下,勉力维持合作医疗制度。

据胡振栋回忆,1992 年前后,在县政府支持下,长阳农村先后出现了"合医又合药""合医不合药"等多种合作医疗形式。但由于机制不健全、保障能力弱,合作医疗难有大的起色。1997 年,长阳开始实施农民大病住院保偿制,县政府每年拿出 8 万元,农民每年人均交费 3~5 元,但是由于经费太少、保障水平过低,这一制度办办停停,生存艰难。

2003 年年初,长阳土家族自治县被纳入全国新型农村合作医疗首批试点县。和全国广大的试点地区一样,在保证政府投入的基础上,长阳土家族自治县的基层医疗保障制度再次焕发了活力。到 2009 年 6 月,长阳土家族自治县共有 164 万人次享受到新农合补助,补助基金达到 8 227 万元。农民参合的积极性逐年上升。新型农村合作医疗实施以后,广大农民抵御疾病风险的能力明显增强。2008 年,长阳土家族自治县农民住院率上升到 6.8%,贫困人口因病致贫的比例下降到 10% 左右。

2009 年 7 月 31 日,湖北省第十一届人民代表大会常务委员会第十一次会议批准《长阳土家族自治县新型农村合作医疗条例》,由长阳土家族自治县人民代表大会常务委员会公布施行。这是全国第一部关于新型农村合作医疗的地方性法规。

(摘自 2009 年 9 月 4 日《健康报》,作者:《健康报》记者　曹政)

"赤脚医生"的来龙去脉

"30多年前,我在农村做过'赤脚医生'!"2007年9月,新任卫生部部长陈竺在国务院新闻发布会上,表达了自己对乡村医生的特殊感情,并向扎根基层、扎根边疆、无私奉献的乡村医生表示敬意。

今天,"赤脚医生"这个词已经逐渐被"乡村医生"取代,用来称呼在最基层的农村地区为农民防病治病的医务工作者。当"赤脚医生"这个形象而亲切的称呼即将成为历史的时候,很多人对它的由来产生了兴趣和争论。为此,《健康报》记者采访了在卫生部医政司工作近40年的原医政司司长张自宽同志,请他回顾了他所了解的半个多世纪来,包括"赤脚医生"在内的农村基层卫生工作者的发展历程。

"赤脚医生"在1968

"'赤脚医生'向阳花,贫下中农人人夸,一根银针治百病,一颗红心暖千家。

出诊愿翻千层岭,采药敢登万丈崖,迎着斗争风和雨,革命路上铺彩霞。

'赤脚医生'向阳花,广阔天地把根扎,千朵万朵红似火,贫下中农人人夸。"

这是20世纪70年代,一部名叫《红雨》的电影的主题歌,它概括了当时作为农村最基层医务工作者的"赤脚医生"的工作状况和社会影响。在同一时期,还有一部更有影响力的同类题材电影《春苗》,取材于上海市川沙县江镇人民公社一名农村医务工作者的先进事迹,在1970年就曾以《赤脚医生》为名搬上了话剧舞台。

在话剧、电影宣传"赤脚医生"之前，1968年《红旗》杂志第三期曾经发表过《从"赤脚医生"的成长看医学教育革命的方向——上海市的调查报告》，并被《人民日报》转载。报告开篇头一句话就说："赤脚医生"是上海郊区贫下中农对半农半医卫生员的亲热称呼。这被认为是"赤脚医生"第一次正式出现在中央级刊物上。

至于为什么叫"赤脚医生"，这个称呼起源于江南地区，有一种说法是，这些医务人员平时要一边劳动一边随时准备为社员看病。南方水田多，他们经常要"赤脚"在稻田中看病，有别于医院里坐诊的医生，所以被农民叫作"赤脚医生"。由于来自上海的这篇以"赤脚医生"为题目的报告得到毛泽东主席的肯定并亲自批示，"赤脚医生"这个称呼也随之在1968年的中国开始传遍大江南北。

"赤脚医生"的出现，是与县乡村三级医疗卫生网、合作医疗制度紧密相连的，他们并称为我国农村卫生工作的"三大法宝"。"赤脚医生"就是农村中不脱产的基层卫生人员。他们的历史定位是在村一级卫生机构（卫生室或卫生站）内工作的初级卫生人员，具有一定的医疗卫生知识和技能，一边参加集体生产劳动，一边为社员防病治病。

"赤脚医生"在当时的农村卫生工作中，有三个突出的优点。首先是和农民关系密切，很多本身就是农民，即便不是农民也生长在农村，对农村和农民的情况很熟悉，被农民看作自家人。其次，这些卫生人员能防能治、预防为主，中西医结合防治小伤小病，专业技术水平不高但作用很大，非常适合当时中国农村的实际。第三是廉价，"赤脚医生"待遇不高，在合作医疗条件下，服务收费很低，使用的治疗方法也是廉价的，如针灸、中草药等，农民负担得起。根据当时对上海市川沙县江镇人民公社"赤脚医生"的调查报道，他们平时有一半左右时间参加劳动，生产大队对他们的补贴并不多，平均到每个农民头上一年才四五分钱。

在鼎盛时期，全国"赤脚医生"的人数估计在100万以上。有了这支队伍，基层卫生组织在贫困落后的农村地区得以很快建立，初级卫生保健工作有人来做了,国家的卫生方针政策也才能够得以落实到农村最基层。

"赤脚医生"的前身

"能够出现这么一支队伍,不是偶然的。"张自宽说。"赤脚医生"这个群体在中国很早就有。

在中华人民共和国成立之前,全国共有中医40多万人,其中真正专业全脱产的只有10多万人,主要分布在大中城市、县城和大的乡镇。另外30多万人都是农村中的"半农半医",就是一边行医一边务农,有的还走村串户,被人们称为"走方郎中"。自古以来,我国就有"学而优则仕,仕不成则教、则医"的传统,许多读书人都读医书,比如《黄帝内经》《伤寒论》《本草纲目》等,也能给人看一般常见病,在农村地区起到了一定的作用。

中华人民共和国成立前,部分地区已开始了农村卫生员的培训。早在20世纪30年代初,我国公共卫生先驱陈志潜教授就曾接受宴阳初先生的邀请,到河北省定县搞农村卫生实验区,开创了建立农村卫生保健网、培训农村卫生员的先河。抗日战争和解放战争时期,在中国共产党领导的解放区,也有过这方面的实验。例如,1948年在华北解放区的河北省正定县本笃庄,就曾由中国解放区救济总会与联合国儿童急赈基金会合作举办过"华北公共卫生人员训练班"。

中华人民共和国成立后,"半农半医"和乡村卫生员纳入整个医疗卫生体系,成为基层卫生组织的重要组成部分。1950年8月召开的第一届全国卫生会议,确立了卫生工作的三大方针:"面向工农兵、预防为主、团结中西医"。同时通过了一个《关于建立和发展农村基层卫生组织的决议》,提出了区设卫生所,乡设卫生站,村设卫生室,培训和配备乡村卫生员的要求。当时,此项工作先在中央、大行政区和省市自治区设立的乡村卫生实验县(区)开展。

1955年兴起的农业合作化高潮,对农村基层卫生组织的发展和卫生员的培训是极大的促进。在短短2~3年的时间里,全国5万多个乡镇都设立了联合诊所或区卫生所,多数农业合作社都设有卫生室(站),配备有不脱产的卫生员、接生员。

张自宽印象最深的是,1955年冬天,他随卫生部部长助理漆鲁鱼同志到湖南省醴陵县板杉铺乡联合诊所调研,了解他们培养不脱产卫生员的情况。诊所主任刘力行是一个略懂现代医学知识的老中医,培训了五六名卫生员,其中有两名女卫生员表现很突出,一个叫兰秋水,一个叫高湘娥。她们参加完培训后,一有空就去诊所实习,还到药房去看医生怎么看病配药,怎样做卫生宣教,怎么接种牛痘,怎么消毒等。后来农业合作社给她们每人配备了保健箱,不管刮风下雨,她们都背着保健箱到农户去巡诊,进行卫生宣教。生产队集体出工时,她们也背着药箱到田间地头一块干活儿,遇到小伤小病及时救治。

"赤脚医生"队伍的壮大

到1959年全国农村卫生工作山西稷山现场会议时,我国的农村卫生体系和人员队伍已经基本形成。那时的农村人民公社,生产大队一级的卫生人员主要有三部分来源,包括解放前留下来的"半农半医"、几年间培养的卫生员、部队转业回乡的卫生员等。"队伍虽然形成了,但水平不高。"张自宽说。虽然经过了培训,但由于时间短,学的知识少,真正能够达到要求的为数不多,大多数都还是很低的水平,农村卫生大的问题他们还是解决不了。

1965年,毛泽东同志对卫生部提出,要组织城市医疗队下乡,为农村培养卫生人才。并且强调,知名的高级专家带头,卫生部直属单位带头,首都北京带头。从此,卫生部和各级卫生部门都把这件事情作为头等大事来抓,短期内有几十万城市医务人员下乡,形成了城市医务人员下农村,为农村培养"半农半医"和不脱产卫生员的高潮。

对于如何改革医学教育,加快培养农村卫生人才,1965年6月26日毛泽东同志在同他身边的医务人员谈话时也曾做过明确的指示。遵照毛主席的指示,卫生部提出了用"半农半读,农忙不学,农闲多学,边学边带,分段培训,两三年毕业"的办法培训农村"半农半医"和不脱产卫生员的方案。方案报中央同意后,钱信忠部长、贺彪和崔义田副部长等都亲自带卫生工作队下农村"蹲点",主要任务之一就是为农村基层培养"半农半医"和不脱产的卫生员。

张自宽当时就参加了由贺彪副部长带领的卫生部湖北农村卫生工作队,在大别山区麻城"蹲点"达一年之久。在此期间,卫生工作队协助当地卫生部门培训"半农半医"732人,达到全县97个公社的723个生产大队每个大队配备1人,个别大山区每队配2人的标准;此外,还为半数以上的生产队培训不脱产的卫生员4 108人。这些学员回队后,既参加农业生产劳动,又积极开展防病治病工作,深受广大农民群众的欢迎。

"文革"开始后,大概有1/3的城市卫生人员下到农村去,总数在几十万,他们帮助培养了大批在1968年之后又被称为"赤脚医生"的农村卫生人才队伍。

1964年,苏州医专毕业的黄钰祥被分配到上海市川沙县江镇人民公社卫生院当医生,他在1965年12月办了一个"亦农亦医"的卫生员培训班,其中一个学生叫王桂珍,通过不到2个月的学习成为不脱产的卫生员,回队后由于积极工作,热情服务,很受农民群众的欢迎。以王桂珍为原型的故事,后来被改编为话剧《赤脚医生》和电影《春苗》。

改称"乡村医生"

从1968年到20世纪80年代,"赤脚医生"这个称谓一直沿用了近20年。改革开放以后,随着农村联产承包责任制的实施,农村基层卫生组织和"赤脚医生"队伍也发生了很大变化。在新形势下,村级卫生组织和"赤脚医生"队伍应如何进行改革和调整,在当时的卫生部乃至全国卫生系统存在很大分歧,但在要改变"赤脚医生"称谓这个问题上很早就取得了共识。

为什么要改变"赤脚医生"的称谓呢?张自宽认为:"赤脚医生"原来的

定位是不脱产的初级卫生人员,现在经过几十年的发展,情况发生了很大的变化。

用什么名称来代替"赤脚医生"呢? 1981年2月27日,国务院批转《卫生部关于合理解决赤脚医生补助问题的报告》。这个报告提出:"凡经考核合格、相当于中专水平的赤脚医生,发给'乡村医生'证书。"这是第一次提出了用"乡村医生"代替"赤脚医生"的问题,而且是用国务院批转的红头文件予以肯定的。但鉴于当时的具体情况,并没有急于停止使用"赤脚医生"的名称。

直到1985年2月,全国卫生厅局长会议闭幕大会上正式宣布:卫生部决定停止使用"赤脚医生"这个名称。今后凡经过考试、考核,已达到相当于医士水平的,称为乡村医生;达不到医士水平的,都改称为卫生员。从此,"赤脚医生"这个名称开始淡出人们的视野。

(摘自2007年11月9日《健康报》,作者:《健康报》记者　陈飞)

"赤脚医生"陈列馆里的故事

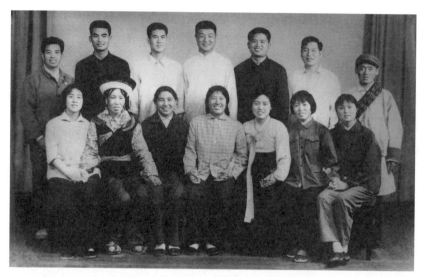

在纪念毛主席"六二六指示"十一周年座谈会上全国"赤脚医生"代表于上海江镇合影,前排(中)为王桂珍、后排(右二)为覃祥官

2021 年五一前夕,60 多名年轻的医护人员来到王桂珍自建的"赤脚医生"陈列馆,听她讲述陈列馆里的历史故事。一位医护人员在留言簿上写道:"从前辈走过的路中汲取奋斗的力量,不忘初心,继续前行!"

精气神十足、操着"上海浦东话"的王桂珍说:"类似这样的留言,已记满了厚厚的 6 大本。"

77 岁的王桂珍,是原上海市川沙县江镇人民公社大沟大队的"赤脚医生",被誉为中国"赤脚医生第一人"。她代表中国参加在日内瓦举行的第 27 届世界卫生大会,并作大会演讲和讨论发言;她当年为村民送医送药的照片,在北京展览馆"伟大历程 辉煌成就——庆祝中华人民共和国成立70周年大型成就展"中展出。

"一根银针、一把草药,当年是我们'赤脚医生'手中的两件'法宝'"

走进陈列馆,迎面就看到毛主席遒劲的题词:"赤脚医生就是好"。

王桂珍说:"'赤脚医生'是指我们经过短期训练,能治小伤小病,并做一些公共卫生工作的'半农半医'医务工作人员。我们乡下多为水田,种水稻,只能赤脚下水田,所以'赤脚'就是劳动的意思,'赤脚医生'就是既要劳动也要当医生。"

进门右侧的墙上,是一幅曾在《人民画报》刊登、放得硕大的漂亮照片:一片黄澄澄油菜花盛开的村头,身背小药箱的王桂珍和蔼地关心着一位七八十岁的阿婆。王桂珍清晰地回忆:"我们浦东川沙县江镇公社的'赤脚医生'培训班开课比较早,公社从21个生产大队挑选了28个人参加培训。1965年12月,我才21岁,已是大队的团支部书记、中共预备党员,乡亲们就推选我当'赤脚医生'。"

"我只有小学文化程度,说实话,一开始真弄不懂培训的知识。但那时我特别能吃苦,学习也特别认真。老师让晚上9点熄灯,我自己买了个小手电筒,每夜坚持在被窝里看书看到12点。"

"当时生产大队里气管炎患者比较多,老师手把手教我们使用听诊器。这种声音叫湿啰音,那种声音叫干啰音,把书本上讲的知识和症状结合起来,让我们听得懂、记得牢。在学习针灸时,我就跟着老师在一沓厚厚的草纸上练习扎针,还在自己身上练习扎针。"

王桂珍说:"就这样,经过4个月的培训,1966年3月我结业了。回到生产大队后,我一边劳动一边给村民看病,还承担着普及卫生防疫知识的工作。

"一开始就有人质疑,做一个医生要学好几年,这个黄毛丫头只学了4

个月就当医生，能行吗？"

"一根银针、一把草药，是当年我们'赤脚医生'手中的两件'法宝'，村边一块坡地种上了一百多种中草药，村里还专门建了土药房。我们利用自己有限的医疗知识，想出各种土洋结合的办法，让身边的村民少花钱也能治好病。"

在陈列馆里，王桂珍饶有兴味地讲述她当'赤脚医生'的几个小故事：

——白天，我正在水稻田里插秧，有位村民叫我出诊，我赤着脚背起药箱就赶到他家里。原来是6岁的孩子发热、呕吐，眼睛发黄，面色也发黄，我很快诊断为急性病毒性肝炎，必须立刻送县传染病医院隔离。那时交通不便，我赤着脚背起孩子走了十几里地，浑身都湿透了。现在这个'孩子'已经50多岁了，每次见到我就说"是王医生救了我的命"。

——深夜，村民杨林祥来敲门叫我出诊。外面刮着台风，风大雨大天又黑，我赤脚走在烂泥路上，总算深一脚、浅一脚地走到他家里。进门一问，才知道产妇生下宝宝才10天，大便一直拉不出来，肚子胀得难受。那时，我不怕脏、不怕臭，用手指帮她慢慢地一点一点挖了出来。

时隔47年，王桂珍谈起出席世界卫生大会，还是一脸的兴奋

在陈列馆的西墙上，镜框里贴着好几张信笺纸，时间久了，字迹明显有些淡化。而标识却清楚地告诉参观者：这是1974年5月在瑞士日内瓦，王桂珍在第27届世界卫生大会上两次演讲与发言的原稿。

王桂珍说："会议筹办方一次安排我作15分钟的大会演讲，一次安排我就'卫生服务在保持或恢复促进健康的人类环境社会效能中的作用'作讨论发言。"

"在演讲中，我讲述了中国'赤脚医生'是怎么接受培训的，是怎样给农民看病的。演讲频频得到与会代表的热烈掌声，许多外国代表纷纷赞扬中国的'赤脚医生制度'，并表示要走中国'赤脚医生'的道路。"

王桂珍还回忆起做完演讲后，"台下有外国代表向我提问。其中一个问题是：如果一个病人的手被砍断了，你怎么办？"

"我当即回答：'我会找干净布条帮他扎住，隔 15 分钟松一次，同时给区级或市级医院打电话，尽快送病人去能接收的医院。'我的回答不带一点儿犹豫，这都是来自我平时的经验。当时我看到台下的外国代表都给我竖起了大拇指！"

记者在陈列馆里，还看到了王桂珍赴日内瓦参加第 27 届世界卫生大会的代表证、来回机票，以及拍摄于 1974 年的纪录片《赤脚医生好》的有关报道。那时，"赤脚医生制度"这个涵盖数亿人口、行之有效的服务体系，被世界卫生组织和世界银行誉为"以最少的投入获得了最大的健康收益"的"中国模式"。

十多年后的 1985 年，卫生部决定停止使用"赤脚医生"这个名称。1987 年，王桂珍通过考试取得了医师资格证书，被安排到江镇卫生院，成为卫生院的正式职工。

"无论是以前的'赤脚医生'，还是现在的家庭医生，我们的目的只有一个"

在陈列馆东墙上挂着的一个镜框里，有一张一开纸大小、簇新的宣传画《为贫下中农背一辈子药箱——记江镇人民公社赤脚医生》。记者问王桂珍是如何收集到这幅宣传画的？王桂珍指了指身旁的一位老人，"是我老伴儿当年在兰州买了保存下来的。"

王桂珍的老伴儿邱水兴当时在甘肃煤矿第二工程处工作。王桂珍出名后，他平日里或者回沪探亲时，就千方百计地收集整理有关王桂珍的报纸、图片，包括王桂珍赴日内瓦参加第 27 届世界卫生大会的代表证、来回机票，都一一收集，保存得妥妥帖帖。

邱水兴说："1973 年 2 月，我在兰州逛新华书店时，突然看到了这幅宣传画中的'江镇'二字，心想，这不是我的家乡吗？定睛再看，就看到了图片中背着小药箱的王桂珍,于是掏出 2 角钱,买下了这张宣传画。"

"48 年了,保存得像新出版的一样,难能可贵啊!"听了记者的感慨,王桂珍、邱水兴一起笑出声来。

王桂珍说:"现在年纪大了,常常想起自己年轻时的事。其实啊,无论是以前的'赤脚医生'、乡村医生,还是现在的全科医生、家庭医生,我们的目的只有一个:为老百姓更好地服务,做好老百姓的健康'守门人'。"

"以自家收集、整理的资料创办一个'赤脚医生'陈列馆,把'赤脚医生'的精神传承下去,让后人了解这段珍贵的历史。这是我创办陈列馆的初衷。"

2018 年 9 月 14 日,在有关部门的帮助和支持下,'赤脚医生'陈列馆在王桂珍居住的旧址、现在的上海市浦东新区江镇大沟村东李家宅 42 号开馆。王桂珍说:"我和老伴儿就住在陈列馆隔壁,守着陈列馆,只要有人来参观,我就尽心尽力地解说好。"

"曾有外国人给我打电话,让我把这些东西卖给他。这个我肯定不会答应,出多少钱我都不卖。"胸前佩戴着党徽的王桂珍说:"陈列馆开馆以来,参观者络绎不绝。在以后的日子里,我这个有着近六十年党龄的老党员一定不忘初心,继续解说好'赤脚医生'的故事。"

(作者:《健康报》记者　胡德荣)

徐州医科大学"赤脚医生"博物馆建设钩沉

为了纪念"赤脚医生"的贡献,徐州医科大学历经艰辛,建成了中国第一家"赤脚医生"博物馆。博物馆系统回顾了中国农村医疗卫生事业的发展变迁,搭建了基层卫生事业交流发展的平台,构建了开展医学生培养和医务工作者思想政治教育的阵地。

近2 000件珍贵藏品再现"赤脚医生"鲜活形象

"赤脚医生"是中国基层医疗卫生事业发展进程中产生的重要符号。中华人民共和国成立之初,他们扎根基层,防疫治病保健康,为中国农村医疗卫生事业作出巨大贡献,为世界初级卫生保健提供了成功的典范。

为了纪念"赤脚医生"的贡献,徐州医科大学相关工作人员走遍全国,历尽艰辛,广泛征集文物史料,建立了中国第一家"赤脚医生"博物馆。目前,收有藏品近2 000件,涵盖"赤脚医生"工作生活的全部过程,具体包括方针政策、合作医疗、卫生防疫、救护治病、制药采药、培训教育、劳动用具等。其中,珍贵藏品有"赤脚医生第一人"王桂珍、"合作医疗之父"覃祥官、原卫生部医政司司长张自宽等人的工作和生活用品。这些藏品敝帚千金,见证了"赤脚医生"在中国卫生史、世界卫生史上的重要一页。

"赤脚医生"博物馆以中国基层医疗卫生史为轴,以实物为笔,以史料为墨,从"赤脚医生"、合作医疗、农村三级医疗预防保健网三个层面,真实再现了"赤脚医生"的鲜活形象,细致梳理了合作医疗制度的产生发展,系统回顾了中国农村医疗卫生事业的发展变迁。通过展陈艺术,让人们触摸到历史的真实细节,感受到"赤脚医生"的温暖情怀,带领人们走进"赤脚医生"闪闪发光的记忆和精神,从中汲取不竭的向上力量。

馆藏"小空间"成为文化传播大平台

以"赤脚医生"为代表的"三位一体"中国农村卫生事业发展模式,初步实现了世界卫生组织的初级卫生保健目标,为世界卫生组织制定全球卫生战略和政策提供依据。1978 年,"赤脚医生"的宝贵经验被世界卫生组织总结进了著名的《阿拉木图宣言》,首次概述了初级卫生保健的原则,这是全球卫生的一个重要里程碑。徐州医科大学"赤脚医生"博物馆全面展陈了这段历史成就,契合了世界卫生组织全民健康的美好愿景,促进了全民健康理念的传播,弘扬了世界人类健康文化。

"赤脚医生"博物馆的建设得到了世界卫生组织、世界家庭医生组织以及我国各级政府和部门的帮助和支持。世界卫生组织驻华代表处向博物馆发来贺信,高度肯定了"赤脚医生"的贡献和博物馆建设的积极作用。世界家庭医生组织农村工作组代表参加博物馆开馆仪式,并作了《国内外农村医学发展简介》的主题发言。

博物馆的核心功能是教育和传承,"赤脚医生"博物馆作为国史文化的载体,将成为普及我国卫生史相关知识、形塑正确史观的平台,以及医学文化传承的主阵地。通过常态化的参观,吸引更多的参观者关注卫生史、关注国史、热爱国史,引领观众树立正确的国家观、历史观、价值观,展现家国情怀、中国道路、中国医学精神,为国家为社会凝心聚力。自 2020 年 12 月 5 日开馆至 2021 年 4 月 30 日,博物馆已接待参观五千余人。

有"流量"又有"留量",打造师生教育"活教材"

"赤脚医生",是受命于国家困难时期,肩负起"一切为了人民健康"的重任,为国家医疗卫生事业作出了特殊贡献的群体。"赤脚医生"不惧艰难,全心全意为人民服务,不管风霜雨雪、黑夜白昼,坚持送药到手、看服到口,与老百姓建立了亲如家人的医患关系,体现了高尚的职业道德和无私奉献的精神。

"赤脚医生"扎根大地、无私奉献的精神与今天提倡的"敬佑生命、救死扶伤、甘于奉献、大爱无疆"的职业精神一脉相承,在如今的医务工作者身上,我们同样能感受到他们甘于奉献、大爱无疆的精神。"赤脚医生"博物馆的建成,为医学生的培养和医务工作者的思想政治教育构建了教育阵地。徐州医科大学将"赤脚医生"博物馆的场馆教育纳入学校党史学习必修课,充分发挥博物馆的育人功能,在博物馆内开展实景党课教学,并将博物馆参观作为学生教育必修课。通过参观和学习,学生们纷纷表示,他们更深刻地感悟到了广大"赤脚医生"视病人为亲人,不计个人得失,全心全意为百姓服务的无私奉献精神;他们将汲取榜样的力量,牢记使命,更好地规划自己的学业和事业,为建设健康中国和建设社会主义现代化强国而奋斗。

今后,"赤脚医生"博物馆将积极开展交流展览活动,为医务人员提供教育场所,为学者提供研究平台,为市民提供观展场馆,为传承"赤脚医生"精神、促进医学文化发展作出更大贡献!

(作者:徐州医科大学档案馆　焦勇　李文文)

当年,我也是"赤脚医生"

1974年,我高中毕业,作为知青来到京郊农村插队。没多久,村里那位"赤脚医生"被抽调到公社卫生院,于是会些针灸、懂些医药知识的我,就这样被推荐接了班。几年后,我考上医学院、当了"穿鞋的"医生,之后又从事卫生行政管理工作,退休后到北京市社区卫生协会,推进社区卫生服务和全科医学工作。然而那3年的"赤脚医生"工作经历,令我始终难以忘怀。

从当年"赤脚医生"在基层医疗卫生体系中发挥重要作用,到今天持续推进家庭医生签约服务,"医防融合"理念的推广和实践……我深感党和国家深化医改的政策之正确,推进社区卫生服务和全科医学的历程之艰辛。在庆祝建党一百周年之际,在全面推进健康中国战略实施的过程中,在大家讲述中国基层卫生故事时,我拙笔记下几段当年的经历。

惊 险 雨 夜

已是夜深,有人急匆匆地敲门,是刘家二小子的声音。"王先生,我妈又犯病了,你给看看去吧!"一阵焦急的哀求。我起床一看,凌晨3点半,外面黑漆漆的,没有一丝光亮,还飘落着星星点点的雨点儿。背起药箱出了门,我才看见坡坎儿下面的那条路已经不见了,代之的是湍急的水沟。我诧异地问:"这是怎么回事?"二小子说:"昨晚那场雨太大了,村里低洼的地方全是水了。"于是,我把鞋脱了放在坡坎儿上,把药箱顶在头顶,蹚着齐腰深的水跟着二小子赶往他家。

进了刘家,便见刘婶半躺在炕上,后面靠着被垛,艰难地喘着气。一看这样子，便知她的风湿性心脏病合并心力衰竭又犯了，需要紧急采取措施。我一只手为刘婶数着脉搏，一只手慢慢地推药……药推完了，刘婶也缓过来了。这时，她家人才顾上招呼我坐下。我觉得腰酸酸的，往炕沿挪挪身子刚要坐下，咦？怎么挪不动脚步？脚底下就像有胶水粘住了。低头一看，右脚下的地面上有脸盆那么大一片暗红色的血，将那黏土地面浸透了。我双手抱着膝盖才把脚拔起来，这才发现前脚掌有一个大三角口子，像小孩嘴一般翻着，泥和血混在一起，怪不得能像胶水似的把我的脚粘在地上。

看到刘婶已经可以躺平，心率也恢复到正常范围了，我赶紧告辞，又蹚过了那条"河"，回到合作医疗站。清洗、消毒、清创、缝合、包扎，配破伤风抗毒素（TAT）皮试液，经皮试阴性后注射 TAT……一通忙活，我再次躺下时天已经蒙蒙亮了。庆幸的是，伤口没有感染，我也没得破伤风，只是踮着脚走了好些日子。

震 后 大 棚

至今，我还清晰地记得 1976 年 7 月 28 日，大约凌晨 4、5 点，"咵咵咵、咵咵咵……"我被一种有节奏的奇异声响惊醒。因晚上出诊，凌晨 2 点才睡的我正愣怔着，听到外面一阵带着颤音的呼喊："王先生，快出来，地震啦！"我一骨碌翻身下床，像喝醉酒一样歪歪斜斜地跑出房间。一丝清凉的小风让我彻底清醒过来，我反身跑回屋里，两只手扯着出诊箱、急救箱、氧气袋，还有一面红十字小旗子，又跑了出来。

站在院子里，看到屋顶上面的瓦片像颠簸箕似的，哗啦一下颠翻到东边，又哗啦一下颠翻到西边，大门门框上面的砖头也掉落下来，我暗自庆幸自己早出来了一步。回想刚才把我吵醒的声音，原来是药柜里面那几排玻璃药瓶发出来的，还真要感谢它们给我"报警"呢。

大约十几分钟后，就有一个村民捂着被砸伤的头跑来了。这时天已经亮了，我就在院子里给他缝合头上的伤口。接下来，在合作医疗站的小院子里，我们搭起地震棚，插上那面红十字小旗子。两个多月来，看病、发药、打针、静脉点滴、输氧、缝合、换药……都在这个"合作医疗棚"里。

10月份，县里召开总结表彰大会，我作为"赤脚医生"和"知识青年"双重代表，以"县抗震救灾先进个人"的身份，上台发了言。会前，领导一个劲儿地问我反身跑回屋里取药箱时，脑子里想起了什么，为什么就不怕房倒屋塌的危险？我回答：什么都没想，可能就是出于本能，下意识地就跑进去了。

"智取"水井

那一年夏天流行甲肝，周围几个村子有不少人发病，公社卫生院召集各村的"赤脚医生"开了紧急会，发了漂白粉，要求我们做好井水消毒。我回去在村里的几口水井里都投放了漂白粉，又忙着往各家的厕所里播撒生石灰。这时大队书记找到我，说村民反映井水变得太难喝，让我不要再往水井里投放漂白粉了。我不好直接驳书记的面子，就虚应了下来。

第二天，我拿着漂白粉又来到村中央的那口四眼水井，这是村民饮用最集中的水井。这时，看到民兵小队长小张在井台上溜达，我走过去问他："你在这儿干什么呢？"没想到他的回答竟然是："王先生，你不知道，书记让我在这儿看着，就是不让你又往井里撒药！"我懵了一下，明明是为了预防疾病，为了大家好，可是竟然遭遇这样的防范。

好吧，看来明着投放漂白粉是行不通了，不能强攻，那就智取。我先是假装若无其事地向远处走去，找了个僻静地方，把装漂白粉的塑料袋扎口带解开，袋口向上托在手心，上面有袖子套着，从外面还真是看不出来。随后，我又慢慢地走回到四眼井，招呼还在那里"值勤"的小张："还在这儿呐，我正想问问你爷爷的病情呢。"在闲聊中，我刻意将身子慢慢转到背对着井口的位置，手向下一翻，漂白粉就这样神不知鬼不觉地被我撒进了水井。

听说第二天大队书记找了小张，了解怎么井水还有味道，小张还替我辩解，说我只是跟他聊天，绝对没有撒药。随着我在大队广播大喇叭里反复讲甲肝的危害和预防的重要性，以后再没有人来水井"值勤"了。尽管当时预防传染病是我们"赤脚医生"的职责，但还需要"斗智斗勇"啊！

正 确 用 药

那是一个仲夏的中午，酷热难耐，我正在合作医疗站看书，只听一阵焦急的喊声，"王先生在吗？"我抬头一看，是任家的大儿子。"快去我家看看我那小子吧，突然就不行了。"一听这话，我抄起药箱就跟他出了门。到了他家一看，他10岁的儿子平躺在炕上不省人事，脉搏还好，呼吸浅促。我忙询问是怎么回事，他爸给我讲："我刚才在地里干活儿，这孩子放学了来叫我回家吃饭，我让他等我一会儿，他就到地头儿坐着。等我干完活儿，他怎么叫也叫不醒，抱回来就这样了。"

我给孩子做了细致的检查，阳性体征包括：体温接近40℃，呼吸接近每分钟50次但是很浅，瞳孔对光反射消失。同时，肺部听诊没有啰音，颈部没有僵直。肺炎、乙脑……一个个病名在脑海里闪过，我一时难以做出确切的诊断，只得先采取对症处理，当即为孩子用安乃近点鼻子，擦浴退热。呼吸衰竭怎么办？我经过仔细的剂量计算，为孩子注射了毒毛旋花子苷K，同时打电话叫了县医院的急救车。

急救车到了，下车的是县医院的儿科主任，当她听说我给孩子注射了毒毛旋花子苷K时非常惊讶，并问我用的多大剂量。听到我回答的剂量和计算方法后，她深深地点点头说："没想到你这个'赤脚医生'还能针对这样的呼吸衰竭病情恰当地使用这种药，而且剂量还用得这么合适。"

我陪着家属将这个孩子转到县医院又转到市儿童医院，孩子被诊断为中毒性脑病。遗憾的是，孩子最终没能抢救过来，但各级医院和医生都肯定了我之前采取的救治措施。这次经历对我日后进一步认真研习、掌握医疗技术起到了很大的激励作用。

兼 职 教 师

当"赤脚医生"的第二年，村旁那所中学的校长找到我，邀我做学校的

"兼职教师",其任务是培养即将回到农村的高中毕业生具备一些适宜技术。我所在的"红医班"有十几位同学,普遍比我这个 19 岁的老师还大上一两岁。第一天和同学们见面时,我就坚定了信念:一定把我所掌握的医学知识全部"掏"给他们,帮助他们毕业回到村里也能成为一名合格的"赤脚医生"。

没有现成的课本和教材,我就回城里到专门卖旧书的书店,搜到几本中等卫生学校用的教科书,有解剖学、生理学、药理学等基础课的教材,加上我常备的《赤脚医生手册》《农村医生手册》,就走马上任了。自此,我常常是前一天"充电",第二天就站上讲台娓娓道来。

最难的还是针灸课程的学习,有的同学胆小怕疼,不敢在自己身上扎针练习,我就让他们拿我做"模特"。后来,大概是我身上那些密密麻麻的针眼让他们实在看不过去了,那些胆子小的同学也开始在自己身上练习了,最终全体同学都掌握了针灸技术。

一年中,在学校的教室里,在合作医疗站的诊室里,在我们种植中草药的园地里,在我们开着手扶拖拉机去采药的大山里,都留下了一串串辛勤汗水和一阵阵欢声笑语。好几位同学毕业后都当上了村里的"赤脚医生",还有一位同学参了军,当了部队的卫生员。

自 制 丸 药

我从公社卫生院进修中医后回到村里,就开始应用中草药给村民治病了。我们合作医疗站用的中药饮片来源为自种、自采和从药材公司购买。像板蓝根、白芍、瓜蒌之类是我们自己种的,黄芩、柴胡、知母之类的则是我带着学生到大山里去采集来的。

在看到其他合作医疗站自制中药饮片和中药丸后,我有些羡慕。中药压片机比较贵,我们村比较穷就算了,但是制作中药丸还不是很复杂。于是,我认真记下了制作中药蜜丸的方法,问明白蜡纸、蜂蜜这些材料都从哪里采购,准备回去就干起来。

回到村里,我把学生叫到一起分了工,从《中华人民共和国药典》里选出几个常用的方子,把种的、采的、买的药材凑齐,分配大家加工处理,加上蜂蜜,在案板上像做饺子和面似的揉成团、搓成条、切成剂儿、团成丸,最后包上蜡纸。银翘解毒丸、通宣理肺丸、大山楂丸……就这样一枚枚中药蜜丸就做成了。

要说药效还真是不错,我用这些自制的丸药,治好了不少病人,也节约了不少开支。不过,美中不足的是,用药碾子手工碾得不如机器碾得细,吃起来有些粗糙,而且药丸放一段时间就裂口了,应该是舍不得放更多蜂蜜的缘故吧。

这些故事虽然发生在我身上,但是展现了当年一代"赤脚医生"重视学习、钻研医术、开展预防的经历。他们在艰苦简陋的条件下也能做到药到病除,也能抢救重症病人,也能用中医药为百姓提供医疗和预防服务。时代在变迁,但医生的职业精神没有变。希望通过这些故事,带给年轻一代基层卫生人一些思考和创新。

(作者:北京市社区卫生协会　王力宇)

我的青春，我的支农医疗

第一次奔赴河西走廊，留下"医疗队让哑巴开口了"的佳话

1967 年秋天，还在北京医学院读大学的我参加卫生部组织的第二批"六二六西北医疗队"，从北京出发一路向西，奔赴千里之外的甘肃省河西走廊，在甘肃省高台县工作了 3 个多月。

河西走廊的冬天冷得出奇。医疗队按照部队的武装，每个人都有一件皮大衣，一双毡靴，一条棉裤，一顶皮帽。尽管这样，仍然不能抵御凛冽的寒风。有一次，我们去甘肃省酒泉地区的阿拉善左旗的盐池巡诊，坐在拖拉机车厢里，等到了目的地，硬是下不来了，原来，我们的双腿全部冻僵了。

那段时间，我们还在甘肃省临泽县和肃南裕固族自治县巡回医疗，帮助农村改水、改厕，开展卫生宣教和地方病调查……那时的高台县农村非常贫困，农民的孩子冬天连裤子都没得穿，站在场院的向阳处靠晒太阳取暖。

让我颇觉有成就感的是，在我的针灸治疗下，两个神经性耳聋的孩子听力得到提高，还可以跟着牙牙学语。这在当地被传为佳话，说是"医疗队让哑巴开口了"。

1968 年元旦的那一天，我们回到了北京，不少医疗队员都表示以后要到西北扎根，因为我们看到那里实在是太缺医少药了，群众打心眼儿里欢迎医疗队。

在甘肃省平凉行医的 10 年，"一不怕苦，二不怕死"

1968 年 9 月，我告别北京大学医学部的 5 年大学生活，履行当年的承

诺,再次踏上奔赴甘肃的征程。这一次,我去的是平凉地区。一个帆布箱子装衣服,一个纸箱子装书,一个铺盖卷儿,是伴我而行的所有家当。

刚到陕西省宝鸡市,就遇到了困难,由于托运行李的列车在郑州停运,我只能暂时居住在宝鸡的一个小旅馆。后来,打听到了平凉778厂宝鸡办事处,一位姓舒的工作人员接待了我。"你把行李、票给我留下,你去平凉吧,等行李到了我给你取了,厂里有车,我给你拉回去就行了。"很平淡的一句话,却让我感到无比的温暖,也更加坚定了我支援西部医疗事业、认真落实毛主席"六二六指示"的信念。

在宝鸡住了一宿后,我于第二天一早赶到长途汽车站,坐上了开往平凉的长途汽车。平凉的艰苦和落后,超出了我的想象:没有一条柏油路,下雨满街都是泥,不下雨全都是土。我要去的虹光电子管厂在平凉县城里算是最大的单位了。按照当时四机部的统一编号,虹光电子管厂,又叫778厂,生产雷达上用的磁控管、开关管等军工产品。厂里有一批清华大学和西安军事电信工程学院的毕业生,还有一批北京无线电专业学校和南京无线电专业学校的中专毕业生,也算是知识分子成堆的地方了。

虹光电子管厂的医务室有3个大学生、3个中专生。在这里,我正式开始了自己的行医生涯。在甘肃省10年的卫生工作经历,至今想来仍历历在目。

当时,厂里的医务室仅有两排干打垒的平房,设施简陋,条件艰苦。后来才盖了一座砖混结构三层楼的厂医院,开设了西药房、中药房,买了X线机和化验设备,设立了放射科、检验科。在医务室,我除了搞内科,还承担儿科、卫生防疫、职业病等工作任务。庆幸的是我们上学时医院分科不细,而且在实习时动手多,许多技术都掌握得不错,所以,我不久就成为业务骨干。厂里有近2 000名职工,我很快就能把他们的名字都叫得上来,厂里职工的孩子属于计划免疫范围的400多名儿童我也可以一一数出来,并全部建立了免疫记录。

每年,我都要参加由省里或地区组织的职业病普查,先后去过兰州、西安以及平凉地区的其他县。我们还有下乡的任务,平凉、庄浪、静宁、泾川等县的农村我们都去过。

1971年春天,我和孙连生、姚赓娣、陈国真到平凉北塬开展巡回医疗。北塬的农民靠天吃饭,非常苦。看病,对这里的老乡来说更是难上加难。村里有个"赤脚医生",只能看点儿小毛病,如果大病,只能往县城送。"小病挨,大病扛",就是他们的真实生活。我们带了不少的常用药,免费送给老乡,深受欢迎。下午,我们就随着"赤脚医生"到老乡家里巡诊。

1974年,平凉地区进行结核病普查,我和肖根海、董秀云、张凌枝一起,带着一台汽油发电机和一台30mA的X线机深入庄浪县开展了为期1个月的普查。庄浪是有名的贫困县。我和肖根海轮流进行透视检查,每天平均要查300多人,却只有一条铅围裙作保护,更谈不上什么营养了,真可谓"一不怕苦,二不怕死"。就这样,我们发现了10多名空洞性肺结核患者,还有不少活动性肺结核患者,为当地的防痨工作提供了第一手的资料。

在农村,我们见到了最贫困的人家,全家财产加起来不足10元钱。尽管那时平凉很贫穷,可是那里的老百姓很善良。老乡对我们特别好,拿出准备换盐的鸡蛋给我们吃,还说:"补点儿营养吧,你们真不容易!"晚上,村里的老人们把我们请到家里,坐在炕上喝罐罐茶。

如今,每当我想起那时的苦日子,想起老乡们对我们的关心,真是再难的事也不觉得难、不觉得苦了。

(作者:北京大学研究生院原副院长　李春英)

从全国第一张"家庭病床"谈起

伴随着清晨第一缕阳光,天津市河东区中医医院病房主任程学智开始了一天的工作。她每天早上 7 点准时到达医院,换上工作服,与"家庭病床"护士一起列明出诊名单,准备好出诊必备的听诊器、输液器等,整装出发。他们挨家挨户到患者家中为其进行输液治疗、家庭护理,了解每名患者的病情变化,开具医嘱,对症处理、治疗。他们数年如一日地奔波在医院与患者家之间的路上,无论刮风下雨,从无懈怠。

在安置好每一名患者之后,回到医院,已过中午,程主任坐下来开始记录、完善每名患者的病历。遇到需要特别注意的,她就在专用的笔记本上特别标注一下,这早已成为她的工作习惯。在她心中,这是一笔宝贵的财富,更是一种医者仁心的薪火传承。她不禁想起了大学刚毕业时初出茅庐的自己,想起了将自己毕生奉献给卫生事业的前辈,想起了天津市"家庭病床"事业的开创者——冯武功……思绪瞬间被拉回到那个波澜壮阔的年代。

关山重重路漫漫　攻坚克难勇争先

1958 年 3 月 12 日,在天津市河东区中医医院的前身——唐家口街第一门诊部主任冯武功的带领下,天津市首张"家庭病床"诞生了。"家庭病床"收治的第一名患者是患有肺结核的赵翠兰(化名)。

当时,因医院没有床位,赵翠兰暂时无法住院,只能在家长期自行疗养,但她需要每天注射 1 次链霉素和 2 次盘尼西林。因此,赵翠兰的丈夫不得不每天上午和下午各请假一个半小时,背着她到门诊部来打针,而她每往返一次,就累得两个小时也恢复不过来。同时,在家疗养不能及时获得科学的营养健康知识,严重地影响了治疗效果。对此,门诊部的医务人员,尤其是作为门诊部主任的冯武功看在眼里,急在心上。他们在工作中不断摸索,坚持"一切为了病人""勤俭办卫生事业""全心全意为人民服务"的工作理念,创新开展了出诊服务,建立了第一张"家庭病床"。

那时的"家庭病床",一般以慢性病、有特效疗法的急性病、恢复期疾病患者等作为服务对象,以患者的家当作"病房"。患者"入院"后,门诊部医护人员就像平时对待住院患者一样,上门给他们进行全面地治疗、护理。医生每天到患者家进行"查房",就地进行治疗;护理人员按时对患者进行常规地护理、打针、送药等;如需化验,化验人员到患者家中取走标本,进行化验。为保证医疗质量,区级医院分片负责,协助门诊部解决医疗中的疑难问题,并安排巡查、会诊等工作。

为进一步满足群众的住院需求,1958 年,河东区人民委员会卫生科在唐家口街第一门诊部举行了现场会议,在全区范围内推行"家庭病床"这一简单易行、不需投资却收效很大的办法,并在全区 15 个有条件的医院门诊部通过"家庭病床"收治患者 248 名。

这一创造性的做法为进一步挖掘医疗潜力、扩大住院医疗服务范围开辟了新的途径。"家庭病床"迅速在天津市推行开来,得到人民群众的好评。

1958 年 6 月,卫生部在天津市召开现场会议,总结医院工作中的好经验。会上,唐家口街第一门诊部主任冯武功介绍了创办"家庭病床"的经验并做会议交流。各地代表对天津实行"家庭病床"的经验表示认同,一致地认为这是医疗卫生工作中的一项创举,是预防和治疗相结合的一种新形式。当年 4 月初到 7 月,天津市 80 多个基层门诊部和联合诊所共开设 1 000 多张"家庭病床"。

雄关漫道真如铁 而今迈步从头越

时间推进到 20 世纪 90 年代,天津市河东区在全国率先引进全科医学的理念,建立全科医疗站,试点家庭卫生保健服务,产生了全市第一位全科主任医师,多位领导先后到河东区视察社区卫生服务及"家庭病床"工作。

当时,家庭卫生保健服务是以家庭为单位,以合同为保证,为家庭成员提供多种形式、多项内容的保健服务,旨在满足社区居民多层次的卫生保健需求,促进家庭成员身体健康。

经过多年的积极探索,此时的程学智已成长为一名经验丰富的全科医疗站负责人,主要为辖区居民提供家庭卫生保健服务。她每天为有医疗需求的居民办理家庭病床,按照《家庭卫生保健服务合同书》规定的服务项目,进入居民家中开展治疗、护理等医疗服务。入户时,她为居民发放"家庭卫生保健服务宣传提纲",并提供健康咨询、健康查体、对接住院治疗、代请出诊会诊等医疗保健服务。年轻的程医生迅速成长为全科医疗站的中流砥柱,经过她的治疗,社区居民再也不用担心需要治疗但无法住院的问题,也不再因不懂护理久拖成疾而犯难。在社区居民的眼中,程医生虽然年轻,但经验丰富,虽然不是一家人,却胜似一家人。程学智也对自己身为一名医师感到无比光荣,对自己身为一名"家庭病床"医师更是充满自豪,并为自己肩上这份平凡而又伟大的事业满怀期待。她相信,"家庭病床"工作是社会所需、民心所向。

乘风破浪争头渡　未待扬鞭自奋蹄

"叮铃铃,叮铃铃……"一阵急促的电话铃声把程学智从回忆中拉回到现实。如今,程学智已从社区卫生服务中心全科主任医师的岗位退休,但她惦记着社区的居民们,放不下"家庭病床"的患者们,继续坚守在家庭医生的岗位上勤勤恳恳、兢兢业业地工作着。

程学智接起电话,这是一名患者家属打来的电话,他想让患者在家中接受一些康复治疗,还想为其更换胃管。程学智一边在写满标记的笔记本上注明所需服务,一边和患者家属沟通,"好的,放心,我们尽快安排'家庭病床'护士入户服务"。

随着人口老龄化的加剧和老年病患者的不断增多,推进"家庭病床"服务对于提高老年人健康水平,缓解医疗机构压力,促进分级诊疗具有重要作用。新时代的"家庭病床"服务在开展家庭医生签约服务的基础上,通过走入社区、走进家庭,使医护人员的服务意识、服务能力得到提升,同时解决了患者康复的后顾之忧,也提高了社区签约居民对家庭医生服务的满意度。

伟大的事业,都孕育于平凡之中。用双脚丈量辖区的小巷门庭,用耐心照料卧病的鳏寡孤独。在细微、具体、日复一日的劳作中,付出的是一滴滴辛勤的汗水,守护的是一个个虚弱的病体,呵护的是一户户家庭的健康。

(作者:天津市河东区卫生健康委 赵蕊)

一所边疆卫生院的 75 年变迁

隶属于吉林省延边朝鲜族自治州安图县的松江镇,人口 3.46 万,辖 67 个村屯。该镇距离中朝两国唯一陆路相连的边境线百余公里。安图县被民政部、财政部确认为全国革命老区中的国家一类老区。至今,距离 1946 年安图县解放,已过去 75 年。

伴随着历史的沧桑巨变,松江镇这片英雄的热土所滋养的一代又一代"白衣使者",一直在默默地奉献着……

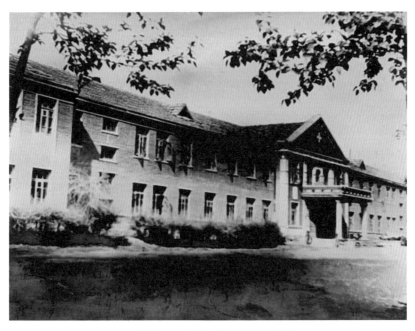

二十世纪八九十年代的医院门诊楼

"白衣使者"的"红色"故事

回溯解放战争岁月，安图县当时的县城在松江镇，其是连接南满、东满、北满的战略要道。1946 年 3 月，安图县获得了解放，成为解放战争可靠有力的后方。1946 年 4 月，安图县政府接管伪县立医院，在松江镇组建了安图县医院。解放通化期间，前线的伤病员由抚松送往安图县三野后方医院救治。安图县医院响应党的"一切为了前线，一切为了胜利"的号召，全院 5 名医务人员齐上阵，不分昼夜，联系协调广大妇女，配合安图县三野后方医院开展工作。其间，有不少妇女争相参军，入院工作。

抗美援朝期间，松江和明月沟 33 名医务人员接待护理了中国人民志愿军和朝鲜人民军伤病员达 20 000 人次。

通过抽象的数字，也能还原出那些感人的事迹。当时，在短短的两三年时间里，33 名医务人员平均每人护理了 666 人次的伤病员。这些医务人员或为人子女，或为人父母，他们面对党的召唤，舍小家为国家，为救治伤病员作出极大的牺牲。

发展，与时代同行

安图县解放后，松江曾两度成为县委、县政府所在地，安图县医院随之历经了"迁出 - 迁回 - 迁出"的变化。

1949 年，安图县立医院随县城搬迁到明月沟，代之的是县立医院诊疗所。1957 年，松江镇卫生院创建，随后的半个多世纪，其或为县医院、或为镇区级医院，先后被命名为松江公社医院、松江地区医院、安图县第一人民医院、安图县医院松江分院、安图县第二人民医院、安图县第三人民医院，如今被确定为松江镇中心卫生院。

无论作为县医院，还是乡镇基层医院，在党的关怀下，医院建设与时代同行，发展步伐越走越快。1946 年 4 月，在松江组建的安图县医院仅有医务人员 5 人、病床 17 张、面积仅 260 平方米；1957 年，松江镇卫生院是平

房,有医务人员 25 名;1971 年,医院建设门诊楼,面积 1 150 平方米;1974
年,医院建设综合住院楼,面积达 1 200 平方米;1985 年,医院职工人数增至
125 人;1980—1990 年,医院先后购置 B 超机、X 线机、半自动血液分析仪、
尿干化学分析仪等设备;2016 年 10 月,医院建筑面积达 1 200 平方米的住
院楼投入使用。

2020 年 10 月,由吉林省卫生健康委协调资金 245 万元、总投资 957 万
元建设的面积达 2 998 平方米的门诊楼落成。卫生院拥有 16 排螺旋 CT、
动态 DR、全自动五分类血液分析仪、全自动生化分析仪、电子胃镜、彩色多
普勒超声诊断仪、妇产专用治疗仪、系列中医康复设备等一大批先进医疗设
备。该院已成为集医疗、教学、预防保健、急救和健康管理于一体的综合性
医院。

迈向"百佳乡镇卫生院"

在岁月变迁中,一代代松江"白衣使者"用行动诠释着人道主义精神和
生命至上的情怀。

1978 年,安图县医院的"宽叶杜香的化学药理及临床研究"获得吉林省
重大科技成果奖。在同年召开的全国科技大会上,安图县医院荣获"科学
技术工作重大贡献者"奖状。2015 年,医院被吉林省卫生计生委授予"省级
示范乡镇卫生院"称号。

步入新时代,医院发挥智慧引领作用,建设"一站式"服务中心,让患者
看病"只排一次队",住院结算"一站办齐"。2016 年,医院被国家卫生计生
委授予"群众满意的乡镇卫生院"称号。

2017 年 9 月,松江镇中心卫生院开通省级医院远程会诊平台,开展首
例吉林省内远程会诊。2018 年,医院建设与吉林大学第一医院、第二医院、
第三医院及吉林省人民医院联通的远程医疗门诊会诊平台,远程医疗会诊
中心步入常态化运行,让松江百姓在家门口就能享受到省级医疗服务。

一套连贯的服务"组合拳"打下来,松江镇中心卫生院于 2017 年被评

为"全国百佳乡镇卫生院"称号。2019年,经延边朝鲜族自治州"优质服务基层行"专家组评定,该院已达到"优质服务基层行"基本标准,部分诊疗能力达到了推荐标准。2020年,院长王明泉同志被授予"全国乡镇卫生院优秀院长"荣誉称号。

党召唤时,他们冲向前线

从20世纪抗美援朝时期,防御细菌战的爱国卫生运动,到2020年抗击新冠肺炎疫情,松江的"白衣使者"都义无反顾。

新冠肺炎疫情暴发后,松江镇中心卫生院立即成立防控工作领导小组,由院长任组长,党员、共青团员带头站了出来,在请命书上摁下鲜红的手印,披上白色"战袍",冲上前线。

此时,全院上下迅速行动起来,对松江镇相邻的二道白河镇实行乡村卫生一体化管理,并负责对包括白河林业局各林场等地的4万多常住人口、1万多流动人口开展防疫排查、流行病学调查。

二道白河镇是长白山管理委员会的所在地,是进入长白山北坡风景区的门户,每年的游客数以百万计。当时,正赶上旅游高峰,疫情防控工作对于一家乡镇级卫生院来说,其艰难可想而知。

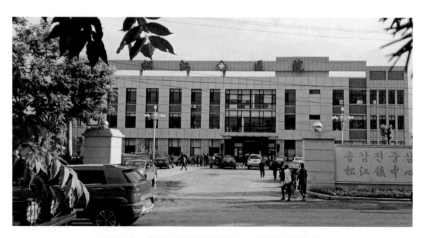

2020年,新落成的松江镇中心卫生院门诊楼

松江镇中心卫生院防疫人员冲锋在战"疫"一线。500多个日日夜夜，他们排查、流调、随访、监测返松人员，发现病例密切接触者、次密切接触者26人，向有关部门提供有效信息2 000余条。

光荣传统在发扬，动人故事被一代代松江白衣使者复制。在新征程上，他们将继续谱写"敬畏生命，救死扶伤"的壮美华章。

（作者：吉林省安图县文学艺术界联合会　王传江　吉林省延边朝鲜族自治州卫生健康委　于延辉）

一家社区卫生服务中心的光荣与梦想

在浙江省杭州市富阳区的东南部,毗邻元代大家黄公望的隐居地(《富春山居图》实景地),有一座"麻雀虽小,但五脏俱全"的社区卫生服务中心——上官乡社区卫生服务中心。建院至今,它已走过了60多年的风雨历程。这家掩映在街头巷尾的社区卫生服务中心在岁月的交替中,前后12次更名易址,战霍乱、灭钉螺,先后荣获"浙江省疾控防控先进集体""浙江省健康教育先进单位"称号,成为中华人民共和国成立以来传染病管理和基层卫生发展的一个缩影。

几度春秋,几度更名易址

1956年5月,盛永良、陈云官、叶梅英、陈宝元四人在上官老街建立中西医联合诊所。这便是上官乡社区卫生服务中心的前身。开设伊始,虽名为诊所,但就诊地实则借用的是老医生家中的偏房,木屋橡柱,方圆仅三四十平方米,大夫们或称"郎中",或称"赤脚医生"。虽极度缺乏诊疗设备,甚至连一个听诊器都没有,仅能开展简单的中医服务和伤口处理,但凭着一股救死扶伤的热诚,四位老前辈为上官乡卫生事业的发展奠定了基础。

1957年,随着上官乡人民公社、上官乡革委会的相继成立,全乡大办合作医疗,四人诊所在原有的基础上成立上官乡联合诊所,迁至上官乡睦村祠堂,逐渐开展了种痘等疾病预防工作。祠堂门前的两座石狮子,和"正本""清源"的毛笔字,见证风雨,至今仍然熠熠生辉。

1975年,上官人民公社规划建设新诊所(现为剡溪村居家养老照料中心),联合诊所正式更名为上官乡卫生院。此时,卫生院里有了一个化验室,并配备一台 30 毫安 X 线机和显微镜,设病床 3 张。另外,还有一个小小的恒温箱做大便培养,一台显微镜查看白细胞和红细胞,可以做最基础的血常规。除此以外,简陋的手术刀、几把钳子,便是外科缝合医生的全部家当。"那时农村卫生条件差,生疖子的人很多,'开刀'大多都是开疖子。后来,工厂多了起来,卫生院又开展了外伤病人的缝合工作。"已退休的老院长章生洪回忆道。同年 12 月,全县卫生工作会议在上官乡召开,乡村合作医疗一片红火,防疫卫生考核全县最高。

1995 年,上官乡卫生院再次易地重建,选址在上官乡最繁华的大盛村中心地带(20 世纪 90 年代前的乡政府办公楼),据说在民国年间这里还是地主家的老宅院。新建的卫生院为一幢四层楼房。

2004 年,上官乡卫生院更名为上官乡社区卫生服务中心,设有全科门诊、中西医门诊室、口腔科、公共卫生等科室,下设四堡、深里 2 个社区卫生服务站,是一家集预防保健、医疗康复、健康教育、生殖健康技术服务等,基本医疗、公共卫生服务为一体的社区卫生服务中心。

2017 年,上官乡社区卫生服务中心门诊人次和体检人次分别达 35 475 和 1 901 人次;在册健康管理 7 931 人次,占户籍人口的 97.3%;家庭医生签约服务 2 976 人,占常住人口 33.3%。全乡平均期望寿命达到 80.07 岁,80 岁以上老人 366 人,占全乡人口的 3.9%,属于"长寿之乡"。

接诊富阳市第一位霍乱病人

霍乱是由霍乱弧菌所致的一种传染性强、死亡率高的烈性传染病,曾在二十世纪二三十年代在全国范围内暴发流行。中华人民共和国成立后,随着公共卫生条件和居民居住环境的改善,霍乱一度销声匿迹,许多民众甚至部分医务人员对霍乱既陌生又恐慌。在这样的时代背景下,上官乡发现了富阳市首例霍乱病人和带菌者。

1994 年 8 月 28 日下午 3 时,上官乡斜黄村一位 57 岁的农妇忽然出现剧烈无痛性腹泻,大便次数无法计数,同时伴有呕吐,大便与呕吐物性状相似,均呈水样。

直到晚上7点多,眼看情况越来越严重,这位农妇才在村民的帮助下被抬到了上官乡卫生院。当天接诊的是章生洪医生,章医生一看病人没有发烧,再一摸发现四肢很软,已是中、重度脱水,情况十分危急。

巧的是,富阳市卫生局前几天刚刚组织了业务知识培训。"那个季节主要是霍乱、痢疾等几种传染病的高发时间。"章医师说,"当时我就想,那个病人会不会是霍乱?"尽管没有检查仪器,但凭借着丰富的临床经验,章医师还是颇有把握地认定这就是"二号病"(当时医生们把霍乱这种烈性传染病称为"二号病")。

抢救紧锣密鼓地展开。"先挂上两路盐水,补液、补钾,速度要快!"12小时之内就给病人输注了7 000毫升的盐水,"再晚来几个小时就来不及了……"章医师说。此时,卫生院里的一部程控电话发挥了作用。"上官乡第一台电话机就是在我们这里,是县里专线拉过来的。"将出现疑似"二号病"病人的情况立刻上报到了富阳市卫生防疫站和卫生局,很快,富阳市卫生防疫站的何根尧书记和应急小组赶到,化验的结果证实了章生洪的推断。

何根尧书记带领应急小分队,在当地政府的领导下,迅速开展流行病学调查,设置3个隔离点。乡里有哨兵,几步一个哨口,整个上官乡在村口还有民兵站岗放哨,外乡人进不去,村民们也出不来。几名曾经和病人密切接触过的医生与村民也在卫生院内隔离。很快,第二名病人和3名带菌者出现了。他们分别是病人的丈夫和同一个院内的村民。"她的老公也感染了霍乱,出现了腹泻的症状,但病情较轻,挂了几天盐水就好了。还有3个带菌者,虽然不发病,但有极强的传染性"。章医师仍对当年的危情记忆犹新。

上官乡霍乱疫情暴发后,富阳市政府非常重视,在上官乡开展"三管一灭"(管粪、管水、管饮食、灭苍蝇),同时,大力开展卫生宣传工作,发动群众大搞爱国卫生运动。村民洗菜、淘米,都要去很远的地方挑水,因为病人的带菌粪桶在溪水里清洗后,把水源也污染了,水化验结果是霍乱病毒阳性。

"村里采取紧急措施,粪便集中管理,不再浇到田里做肥料。苍蝇全部消杀,整个村子用敌敌畏药水喷杀。包括医院里的场地、外面院子里,每天都要消毒两次。乡里的广播站不停地宣传'冷菜冷饭不要吃、饮食粪便要管好'。此外,富阳市人民医院派专家坐诊,全民预防性药品分发到各家各户……"章生洪回忆道。

直到9月5日,上官乡未发现新病人,3个隔离点,经隔离消毒已达到解除条件,2个病人以及3个带菌者都已治愈出院,上官疫点没有发生第二代病人,圆满完成了市政府交给的任务。

如今,曾经的病人已是白发苍苍的老人,每次来上官乡社区卫生服务中心看病,临走时总不忘说一句:"我的命是章医生给的,感谢党,感谢政府。"

一根针、一把草能治百病

二十世纪五六十年代,被称为"赤脚医生"的乡村大夫大多使用中医技术,在农村地区以最低廉的成本行医救命,被形容为"一根针、一把草能治百病"。

上官乡卫生院的老院长章生洪就是其中的一员。1971年乡里开办合作医疗,杭州市卫生局派了医疗队下乡指导工作。1976年5月,上官乡组织了4名"赤脚医生"前往杭州市中医院进修了一年。"当时上官乡的'赤脚医生'团队在富阳市是响当当的,一个是力量雄厚,4个人清一色都是高中生。再有,我们的防病搞得比别的乡村都要好,那时的卫生工作会议都会到上官来开,外地的慈溪、东阳都来我们这里参观、取经。村民每年交2块钱,看病就付2分钱。抓一点草药、缝上一针、包扎一下都只要2分钱,医生每天上班就记工分。进来一个病人留下一张凭证,2分钱就是挂号费,看完就打包中草药带走。"章生洪回忆道。

天气晴朗的日子,医生们就三五成群地轮流上山采草药。附近的山头上,三叶青、四季花、丹参等中草药应有尽有,每个村都辟有一块中药园,新鲜的名贵中草药大多在此栽培、繁殖。其他的常备草药,有的自己晒干,放置于药框内,以备不时之需。

农忙时老百姓不太讲究卫生,身上容易生芥子,一个个肉疙瘩,特别难受。此时把草药捣烂,敷上几天就可痊愈,既安全又经济。时至今日,老院长陈乃光家中还种着许多中草药,三叶青、白术、石斛、七叶一枝花……既做药引,也有一定的观赏价值。

此外,老一辈上官乡卫生院的医生还会扎针灸。尤其在抢救病人和治疗小儿高热惊厥方面,都有自己的独门秘籍。"现在对于小儿高热,医院都是冰敷或是打退烧针,以往我们都是扎针灸,通过穴位刺激来缓解。第一针是人中穴,第二针是合谷穴……"章生洪说道。往往是几个穴位一扎,不超过2分钟,孩子就苏醒过来,哭出了声,再配上一点儿退烧药就可以回家去了。

"输液是从1991年开始的,以前输液都很少,要县里的医院才有,都是很重的病才输液。我们以往用的不是一次性输液用品,皮管晚上消毒,日常准备5~6根,几副针筒挂盐水,就是卫生院的全部装备。"章生洪回忆道。

随身的药箱是卫生院医生的另一件法宝,出诊时每人再带一只手电筒,无论白天黑夜,山地还是陡坡都是随叫随到。有时邻村的病人需要出急诊,在那个没有汽车的年代,就是依靠一辆凤凰牌自行车。病人如果需要输液,医生就一直陪着观察,直到第二天盐水挂好了,血止住了才回来。没有白天晚上,没有上班和休息,一年365天,上官乡的医务人员守护着上官人民的健康,传承着上官乡卫生事业的光荣和梦想。

(作者:《健康报》特约记者 朱逸,通讯员:孙军 楼小明 杜晓燕)

三代人的抗疫传承

悠悠岁月,寒暑交迭,生命的危机在不经意间突然袭来,2020 年的新冠肺炎疫情就是如此。有疫情,就有抗疫的战士。回望百年,我的家人守护着小镇百姓的安康,一路走来,一代又一代。

舅公开设全科医师诊所

20 世纪 30 年代,在东莞桥头的东桥市,一个西式打扮的年轻人挥手把门店牌匾上的红布扯掉,"全科医师邓学而诊所"开业了,招牌上大书"全科医师""精种洋痘",格外显眼,引来众人围观。

扯红布的年轻人是我舅公邓学而。舅公自幼聪慧,不甘心一辈子做农民,便只身去莞城闯荡。起初他在普济医院(现东莞市人民医院)当杂工。院长何惠民见他有文化基础,安排他到药房工作,随后更是推荐他考上了上海南洋医学院。在普济医院,舅公结识了助产士培训班学员刘爱莲,结婚后,他们在桥头、石龙、石排等地连锁开设"全科医师邓学而诊所",凭着西医医学学士文凭和城里大医院的工作经验,他们既看病又种"洋痘",业务体现了现代医学防病、治病的理念。

全科医学又称家庭医学,诞生于 20 世纪 60 年代。我国 20 世纪 80 年代后期引入这一新兴学科,邓学而却在 20 世纪 30 年代就在东莞超前打出了"全科医师"的招牌。

"精种洋痘"的招牌在乡下更是未曾见过,乡下人不知道种"洋痘"是预防烈性传染病——天花的有效办法。关于"洋痘",鲁迅在《我的种痘》一文中这样描述,所谓"牛痘",因为这方法来自西洋,所以先前叫"洋痘"。当然,最初的时候，华人是不相信的，很费过一番宣传解释的气力。

由此可见，当时由于对西医的不信任，人们虽然害怕天花，但也惧怕种"洋痘"。舅公诊所开业，在莞邑乡村推广"洋痘"，一路艰辛，但他还是倔强地坚持了下来。

我祖母邓衬婵从嫂子刘爱莲身上学会了科学规范的接生技术，成了村里的接生员。在桥头，经她手接生的新生儿有一千多人，没有一个人出现意外，这在农村地区是非常了不起的。1947年春天，东莞出现了天花疫情，她从哥哥那里拿回"洋痘"，免费为村民接种，但是，村民们拒绝种"洋痘"。疫情紧急啊！这时，她看见儿子从身边走过，便一把抓住儿子，当着所有村民的面，给自己儿子第一个种"洋痘"，从而消除了大家的顾虑，自觉种上"洋痘"，避免感染天花病。

解放前，我国传染病长期处于自发自灭状态，天花、麻疹、小儿麻痹症等疫病横行。麻疹更是年年流行，无数儿童被麻疹夺去了生命，绝大部分人染病后无钱医治，求医无门。民间有句俗语"痘里不死，麻里死"，就是天花、麻疹病死率高的见证。

父亲成为县里第一批"赤脚医生"

中华人民共和国成立后，党和政府十分重视传染病防治工作，20世纪50年代以后持续实施大规模全民种牛痘，中华人民共和国成立前横行的天花病得到控制并消灭。

当年第一个种"洋痘"的小男孩是我父亲莫康平，1966年，他被选派到石龙人民医院学医，是东莞县第一批"赤脚医生"。他创办石水口村卫生站，实行农村合作医疗，让农民跟城里人一样看病也可以报销。由于工作出色，他后来被推荐到中山医科大学学习。他分外珍惜学习时光，分秒必争地提升自己的医学知识与技能。如今，他仍然保存着一摞当年珍贵的笔记本，一页一页工整详细的医学笔记，穿插着自己手绘的神经系统、皮肤分层等多幅精细解剖图。因为他早年当"赤脚医生"的经历，所以能听懂农民描述病情的乡音土话,更了解农民,教授们下乡义诊时,总会带上他。

莫康平深知是农村推荐他上大学的,毕业后,他放弃了在城里工作的机会,毅然地回到家乡农村,成了当时学历最高的"赤脚医生"。

1978年,我国全面实施计划免疫,儿童预防接种工作纳入国家卫生规划,一下子,打预防针,妇孺皆知,这一项光荣工作继续由"赤脚医生"去做。父亲所在的村,人口最多,打预防针的人数是其他村的10倍。父亲回忆,他到镇里,将分发好的疫苗放入保温瓶,加上冰块,马上骑自行车往回赶,10多里土路,骑得太快,容易冲坑撞石,损坏疫苗;骑得太慢,冰块化了,疫苗会失效。骑车就像大考,紧张、快速、避险,一串串汗珠,浸入条条山乡泥路。傍晚,村里的大喇叭响起了儿童打预防针的通知。总有人没有按时前来打预防针,父亲都会一个一个地上门催促。

我转岗成为全市第一批全科医师

1975年春天,我出生了。那一年,我舅公60岁,我父亲30岁,命运神奇地让我一步不差地踏上了祖辈走过的路。我也先在市人民医院药房工作,随后考上医学院,改行当医生,当了舅公诊所招牌上所写的那种"全科医师"。

2008年,东莞组建社区卫生服务机构,我从内科主治医师转岗成为全市第一批全科医师,打预防针的事机缘巧合地落在我身上。之前一直在临床诊治病患,计划免疫管理对我来说是全新的工作,不懂就学,向业内行家学习,向老父亲请教。场地装修、设备购置、人员培训,全新的桥头镇预防接种门诊如期开业了,这一回,我也跟舅公一样,挥手把牌匾上的红布扯掉。年代变了,人们的健康素养提高了,深知打预防针是儿童的头等大事。但是,传染病还是时刻潜伏在人类身边,接种门诊开业第二天,石水口村就出现麻疹病例,隔离、消毒、查漏、强化接种……一系列措施科学有序地展开,疫情被扑灭在萌芽当中,首战告捷。

2020年1月26日晚,我的痛风仍在发作,走路困难,回到家,抓起几粒药片吞下,又匆匆赶到桥头镇公安分局。会议室的气氛异常紧张,接上级指示,"立即查找名单中人员!"情况紧急,查找的人感染新冠肺炎了吗?谁都不知道!

疫情就是命令!我是医生,医生跟战士一样,上战场是分内事,我拿了几个口罩就出发了。豁出去了!这种豁出去的感觉似曾相识,2003 年"非典"时期,我还是桥头医院的一名住院医师,每天收治多名发热患者,当时,也是豁出去的。

医者,亦士亦侠

集中隔离中心需要无补休通宵值守,我带领党员同志啃下硬骨头,回头看排班表,我的夜班次数最多。南国春易逝,转眼到了 3 月,天气开始闷热,我穿着密不透气的防护服敲开了一扇又一扇门,给隔离人员逐一检查身体,测量体温,我的一百多声"您好"换来了一百多声"谢谢!"。纵使隔着防护面罩,目光对视的那一刻,彼此感悟到,我们同呼吸,共命运。

2020 年 12 月,新冠疫苗第一次在桥头接种,有人观望,有人犹豫。70 多年前,祖母面对村民拒绝种"洋痘"时窘境的一幕又重现了,我走上前,解开衣服,露出臂膀,一句"我对国家信心十足",见证了几代人的赤诚之心。

从种"洋痘"到打预防针,百年医学发展的步伐正好让我家几代人都赶上了,是际遇,是坚守,更是传承。从中华人民共和国成立前的天花疫情到2003 年的"非典",再到新冠肺炎疫情,我们都义无反顾地站在抗疫的最前线,一代又一代都执着而冒险地付出,连同千千万万的医务人员一起,筑成守护生命尊严的"长城"。

(作者:广东省东莞市桥头镇社区卫生服务中心 莫剑良)

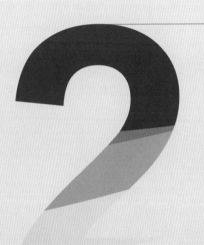

第二章

改革创新
攻坚克难

1978 年，党的十一届三中全会确定了"一个中心，两个基本点"的基本路线，我国卫生事业发展进入了改革开放的新时期。同年，在阿拉木图召开的国际初级卫生保健会议上，初级卫生保健的中国实践被世界卫生组织作为典范，向发展中国家推荐。1996 年 12 月，党中央、国务院在北京召开了全国卫生工作会议，确定了新时期卫生工作方针"以农村为重点，预防为主，中西医并重，依靠科技与教育，动员全社会参与，为人民健康服务，为社会主义现代化建设服务"。

在农村，中共中央、国务院于 2002 年印发《关于进一步加强农村卫生工作的决定》，组织农村卫生三项建设，巩固健全县、乡、村三级医疗卫生网，大力发展新型农村合作医疗，培养了一大批乡村医生，同时规范机构管理，建设群众满意的乡镇卫生院，推动乡村医疗卫生机构综合改革和城市医院支援农村卫生工作。

在城市，1997 年印发的《中共中央、国务院关于卫生改革与发展的决定》首次提出"改革城市社区卫生服务体系，积极发展社区卫生服务"。2006 年，国务院印发《关于发展城市社区卫生服务的指导意见》，大力推进城市社区卫生服务。制定了发展社区卫生服务的系列规范性文件，组织创建社区卫生服务示范区和示范机构，探索社区卫生综合改革。

2009 年，中共中央、国务院启动实施了新一轮医药卫生体制改革，确立了把基本医疗卫生制度作为公共产品向全民提供的核心理念，提出了"保基本、强基层、建机制"的基本原则，明确了近期五项改革重点，基层医疗卫生体系成为落实各项制度的交汇点。

截至 2011 年，全国共设置乡镇卫生院 3.79 万个、村卫生室 66.29 万个、社区卫生服务中心 7 861 个、社区卫生服务站 2.58 万个。全国居民新农合参合率达 97.48%，各级财政对新农合补助标准提高到了每人每年 200 元左右。国家基本公共卫生服务项目在城乡基层广泛开展，人均基本公共卫生服务经费补助标准提高到 25 元。政府办基层医疗卫生机构实现基本药物制度全面覆盖。初步形成了基层医疗卫生机构与二、三级医院及专业公共卫生机构间功能互补、上下联动，中西医机构并举并重，公立与非公立医疗机构合作并存、协调发展的服务格局，我国基本医疗卫生制度框架初步建立。

做初级卫生保健的参与者和见证者

从赴美进修期间一次惊喜的交谈,到深入发展中国家考察基层卫生,再到目睹世界卫生大会边会上的学术盛况,郭岩参与了我国初级卫生保健的探索与实践,更见证着其取得的卓越成就与国际赞誉。

"中国好,中国是初级卫生保健的故乡"

20 世纪 70 年代初,高中毕业的郭岩到农村"插队"。出身医学世家的她,很快被指派当上了"赤脚医生"。那个年代,"赤脚医生"是我国初级医疗卫生系统的主力军,在群众间深受欢迎。"农村因有集体经济的支持,'赤脚医生'不需要通过开药赚钱,村民们仅需 5 分钱,就能解决基本的疾病问题。"郭岩回忆。

正是这段知青岁月,使郭岩在恢复高考后,放弃了曾经热爱的数学和物理专业,转而报考了医学院。1982 年,她从北京医科大学毕业,留校任教于公共卫生学院,并将研究目光聚焦在我国初级卫生保健。

1990 年,郭岩以访问学者的身份赴美国威斯康星大学进修。在导师举办的一次小型聚会上,郭岩介绍自己来自中国后,导师友人的一句话,令身处异国的她始料未及:"中国好,中国是初级卫生保健的故乡。"

倍感诧异的郭岩忙追问:"您怎么会了解这些?"

"我研究卫生政策,不只是我,这领域的人几乎都知道。"导师友人回答。

这一刻,郭岩意识到,我国在初级卫生保健方面的探索已有了一定的国际影响。

如今郭岩想来,这份声誉或许源于《阿拉木图宣言》。

二十世纪五六十年代,第三世界国家纷纷摆脱殖民国家的统治,摆在眼前的问题从争取民族独立,转变为该选择一条怎样的发展道路。

此后,世界卫生组织考察团围绕发展中国家面临的问题,分赴多个国家进行考察,其中包括中国。

他们发现,发展中国家普遍面临着生存条件低下、多种疾病并存、影响健康的不良行为普遍存在、文化教育普及程度不高等问题。专家们认为,仅凭发展高精尖的医疗技术难以解决上述问题,是时候在全球掀起一场卫生革命。同时,他们还认识到,中国已形成以低投入获得高产出的初级卫生保健实践经验,并将"赤脚医生"、中西医结合、合作医疗、县乡村三级医疗卫生服务网络等中国经验,写入国际初级卫生保健大会(由世界卫生组织和联合国儿童基金会联合召开)于 1978 年订立的《阿拉木图宣言》。

"读着'赤脚医生'的课本开启医学学习"

2005 年,世界卫生组织设立健康社会决定因素委员会,由来自全球范围内的 20 名专家组成。其中不乏智利总统、莫桑比克总理等政府高官,也有如诺贝尔经济学奖获得者阿马蒂亚·森这样颇具身份的学界代表。因吴仪副总理的举荐,郭岩成为委员会成员之一。

初级卫生保健强调健康公平,而健康社会决定因素委员会成立的终极目标,同样是健康公平。"实现健康公平的有效路径,其一无疑是卫生体系,但仅有卫生体系是远远不够的,我们认为,既要关注卫生问题,也要关注社会问题。"郭岩说。

世界卫生组织将健康社会决定因素定义为人们出生、生长、生活、工作和老年环境。委员会指出,这些环境受全球、国家和地方的财力、权力和资源分配状况制约,并受政策选择的影响。健康社会决定因素是造成卫生不公平现象的主要因素,导致本可避免的国家内部以及国与国之间不公平的健康差异。

此后数年间,委员会走访多国,与政府高官探讨卫生管理,到基层探寻卫生问题的解决途径,目的是弥合世界各国在卫生公平和社会健康保障方面的差距。

一次,郭岩无意间与伊朗卫生部部长谈起自己做'赤脚医生'的经历。没想到,伊朗卫生部部长听后肃然起敬,"大学期间,我就是读着'赤脚医生'的课本开启医学学习的!"

回想起这一幕,郭岩很受触动:"坦率地讲,二十世纪八九十年代,随着农村集体经济的解体,县乡村三级医疗卫生服务网缺乏对初级卫生保健的财政支持,初级卫生保健的概念在我国渐渐淡出,但我国在该领域的足迹却始终有着深远的国际影响。"

"始终向初级卫生保健贡献着中国经验"

1978 年,国际初级卫生保健大会订立《阿拉木图宣言》;40 年后,世界卫生组织于 2018 年在哈萨克斯坦阿斯塔纳再次召开全球会议,回顾 40 年来取得的积极成效,并分析当前形势,提出新的原则和新的任务。郭岩有幸成为此次会议的学术委员会成员。"我能入选,根本原因是我国在初级卫生保健方面的探索。"郭岩笑言。会上,所有国家均致力于重申 1978 年在《阿拉木图宣言》中对初级卫生保健做出的承诺,强调将健康融入所有政策。

次年,我国提出在世界卫生大会上筹办以初级卫生保健为主题的边会,分享我国在该领域的经验和思考。但在筹办过程中,郭岩与同事们曾有担忧,"毕竟中国代表团人数有限,这样空旷的会场,届时会不会坐不满?"于是,筹备人员准备了具有中国特色脸谱造型的 U 盘作为小礼物。

哪曾想,会议当日,从座席到通道,会场处处爆满。"一开始,我们都不敢把小礼物送出手,参会者太多,怕到队尾数量不够了。"她说。郭岩眼前的学术盛况,突显着全球对我国初级卫生保健的高度关注和充分认可。无论是过去、现在或是将来,我国始终向初级卫生保健贡献着中国经验。

(作者:《健康报》记者 赵星月)

嘉定初级卫生保健四十年

改革开放给上海市嘉定区的医疗卫生事业带来了前所未有的发展机遇。在改革开放 40 年中,嘉定区充分利用与 WHO 的合作,在卫生部和各级政府机构的领导与指导下,大胆探索和积极改革,把国际先进的理念及技术与嘉定实际相结合,以科研促发展取得了斐然的成效,使嘉定区的基层医疗卫生工作处在国内领先地位,与国际初级卫生保健工作和健康城市建设相接轨。

起　步

20 世纪 50 年代,嘉定初级卫生保健工作开始起步,农村三级医疗卫生网络、乡村医生、合作医疗被称为当时农村卫生的"三大法宝",是中国初级卫生发展的缩影。

嘉定农村合作医疗建立于 20 世纪 60 年代,是一种农民互助共济的合作医疗保健制度。随着时间推移,资金无法及时兑现和抗风险能力弱等问题也逐渐显现出来,为有效地解决农民"因病致贫"的问题,嘉定出台了《嘉定区农村合作医疗保险管理办法(试行)》。区镇政府和村集体出资比例增加,对困难户所有的医疗费用基本上都能得到报销。农村合作医疗改革犹如为卫生事业发展插上了腾飞的"翅膀",在全市、全国都产生了一定的影响力。世界银行卫生项目考察组在考察后,称赞嘉定为"农民医疗保障的典范"。嘉定合作医疗保险制度管理也获得了"上海市卫生事业管理成果二等奖"的荣誉。

成　长

改革开放初期,嘉定的基层医疗卫生服务水平领先于国内平均水平,但与国际基层医疗卫生服务水平仍有差距。如何使基层医疗卫生服务的发展更上一个层次,满足广大农村居民与改革开放经济发展相匹配的服务需求,是当时嘉定政府思考的一个重要问题。幸运的是,当时 WHO 正积极与我国卫生部协商,准备在我国南、中、北三个区域分别建立合作机构。嘉定抓住了这次机遇,积极争取,经 WHO 和国家卫生部的审核和实地考察后,1980 年 11 月,嘉定县被确认为 WHO 初级卫生保健合作中心,建立了嘉定初级卫生保健合作中心。嘉定初级卫生保健合作中心的建立,不仅为嘉定通向世界卫生前沿开启了一扇窗口,更为嘉定基层医疗卫生改革带来了历史性的发展机遇。

嘉定当时进行了很多研究,一个是"农村卫生调查研究与发展"项目,通过了解农村经济发展过程中农民的实际健康状况,发现影响农民健康的主要因素和存在的问题,为制定农村卫生工作计划提供了依据。此次研究帮助我们在农村科研方面取得了经验。另一个是"中国农村初级卫生保健 Primary Health Care,初级卫生保健适宜技术与基本药物"课题,深入 13 个县的 30 个村广泛开展调研,完成了《中国农村初级卫生保健适宜技术和基本药物目录手册》,得到 WHO 的充分肯定,并提供经费出版了英文版,为此后与国际初级卫生保健领域进行深一步的交流提供了基础。其中部分指标被卫生部等五部委纳入全国初级卫生保健达标考核指标。

同时,积极开展国际交流,我们举办了两批国际讲习班,参加成员是来自各国的官员与专家,讲习班的老师都是嘉定本地的领导和专家,这次培训班让嘉定的经验走出了中国,也让世界认识了嘉定,WHO 称:"中国是初级卫生保健的发源地,嘉定是中国初级卫生保健的样板。"1980 年,WHO 还特地聘请当时嘉定初级卫生保健合作中心的陈龙主任参加 WHO 在日内瓦总部召开的初级卫生保健专题研讨会,陈龙主任被评选为会议副主席、WHO总部临时顾问和专家咨询团成员,卫生部授予他"中国农村卫生工作终身奖"的荣誉,该项目也获得了"上海市医学科技贡献奖"。

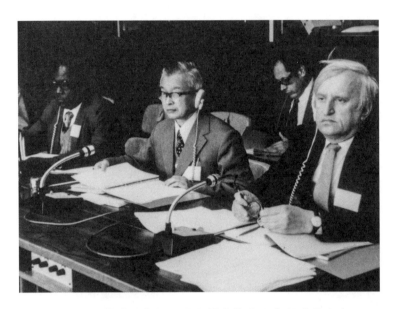

1980年，时任上海嘉定初级卫生保健合作中心主任陈龙出席WHO
初级卫生保健专题研讨会

壮　大

2014年7月，WHO总干事陈冯富珍亲自为时任嘉定初级卫生保健合作中心主任郑益川颁发了任命函。嘉定成为自我国同WHO在初级卫生保健服务合作建立的原来7个初级卫生保健合作中心中，唯一一个继续与WHO合作的中心。

随着嘉定初级卫生保健服务能力的不断提升，我们与WHO的合作也更加深入和广泛，合作内容从最初的4项增加到后来的8项，课题研究包括社区卫生服务综合改革、基层医务人员培养、慢性病防治等方面，在研究与实践方面不断总结经验，为上海和全国的卫生事业发展，以及在推动一些领域的卫生管理、卫生改革、居民健康中取得了一定的引领和示范、辐射作用。社区卫生服务围绕"健康嘉定、基层为重、签约服务、全程管理"目标，在全区建立了覆盖全民的健康档案，高血压、糖尿病管理小组等犹如雨后春笋一般建立，预防保健工作取得显著成效。嘉定对乡村医生的培养进行大胆改革，集中定向培养一支"留得住、沉得下、干得好"的新型乡村医生队伍。通过在本区户籍应届高中毕业生中选择上海市高等教育统一考试合格者，委托上海医药高等专科学校进行三年社区医生专科培养。定向培养生与区卫生局签订协议，在校期间的学费、书杂费、住宿费予以减免，并给予每月500元生活补贴。毕业后，由区卫生局统一分配，原则上回所在地社区卫生服务机构工作，具有执业助理医师资格的纳入事业编制管理，服务期限至少10年。经过"3+2"模式培养的新型社区医生，医学基础理论全面扎实，专业技术操作比较规范，成为社区卫生服务新成员，自此，社区居民有了自家的健康"守门人"。

基于以上改革，嘉定区先后获"国家卫生区""全国农村中医药工作先进区""国家慢性病综合防控示范区""全国卫生应急综合示范区"等称号，推进了初级卫生保健及全民健康覆盖在嘉定的良好发展。

嘉定还举办了多期国际国内的初级卫生保健、健康城市等讲习班和研讨班，吸引了世界几十个国家的卫生官员参加，接待了200多批、千余名WHO和各国的卫生官员、专家学者、友好人士和大量国内同行来访。先后派人出国参加各类国际会议、合作项目会议、参观考察或者进修。2017年11月，时任嘉定区卫生健康委、合作中心主任方云芬参加了WHO西太区第二届全民健康覆盖技术研讨会。2019年7月，WHO在嘉定召开了会议，一方面学习借鉴国际先进经验，助力嘉定建设健康城市，另一方面也希望在国际舞台上展示嘉定健康城市建设和整合型医疗卫生服务体系建设的成果，为全球、全民健康覆盖贡献嘉定的智慧。

展　　望

合作中心将在WHO全民健康覆盖的要求下进一步深入探索初级卫生保健工作的模式和内容，总结经验，扩大地区间和国际的交流，为中国的农村和城市卫生事业管理发展提供参考，为世界初级卫生保健作出贡献。

嘉定作为初级卫生保健合作中心，已与WHO开展了连续十一期、四十年的合作，具有非常坚实的社区卫生基础和管理品牌，被誉为"初级卫生保健的典范"。未来,嘉定将更加积极地融入"一带一路"倡议的卫生领域合作项目,更具国际胸怀,为初级卫生保健事业贡献力量。

(作者:上海市嘉定区卫生健康委 王涛)

中国农村初级卫生保健发展
国际研讨会筹备故事

成立会议材料筹备工作组

在WHO提出初级卫生保健的《阿拉木图宣言》发布三十周年前夕,当时的中国卫生部和WHO合作,于2007年11月1—2日在北京共同主办了中国农村初级卫生保健发展国际研讨会。该会议旨在总结中国政府在改革开放后的新时期,推进农村初级卫生保健所采取的重大措施和成效,借鉴国际有益经验,争取国际组织支持,进一步推动中国农村初级卫生保健工作的深入开展。

时任卫生部部长陈竺、副部长陈啸宏和WHO总干事陈冯富珍女士出席了研讨会。来自加纳、巴基斯坦、意大利、美国、泰国、马来西亚等12个国家的代表,世界银行、联合国儿童基金会等6个国际组织,国家发展改革委、财政部、农业部、环保总局、中医药局5部委和部分省级卫生及其他行政部门代表以及专家共150余人参加了会议。会议还特别邀请了初级卫生保健的倡导者、原WHO总干事哈夫丹·马勒博士参加。复旦大学公共卫生学院的部分代表全程参与了本次会议及前期的筹备工作。

受当时卫生部农村卫生管理司的委托,复旦大学公共卫生学院负责中国农村初级卫生保健发展国际研讨会会议资料的准备和翻译工作。从2007年7月初开始,在农村卫生管理司的领导下,成立了中国农村初级卫生保健发展国际研讨会学术委员会。

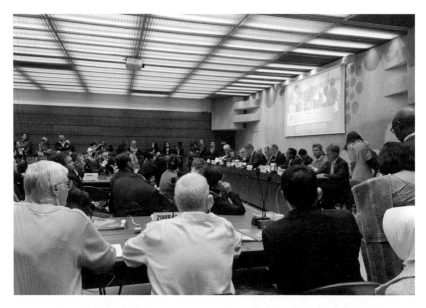

2007 年,中国和 WHO 共同主办中国农村初级卫生保健发展国际研讨会

会议背景和要求

陈冯富珍总干事重新提出初级卫生保健理念,希望借助初级卫生保健三十年之际进一步推动初级卫生保健的发展;而当时国际上对于中国初级卫生保健的评价,还停留在改革开放初期阶段,并没有随着国内初级卫生保健的发展而有所改变,特别是 2003 年后,我国在农村医疗保障制度方面的一系列改革措施,使我国的初级卫生保健又有了新的发展。至 2007 年,国内已初步完成新型农村合作医疗的评估,并通过在各省的抽样调查获得了我国在农村卫生发展方面的综合情况。

在这样的背景之下,当时的卫生部希望开个报告会,借此机会向国外进行宣传,也希望通过本次会议的交流,学习更多的国际经验。鉴于 WHO 和我国卫生部都有开会的意向,并就此达成联合举办会议的协议。

本次会议有三个主题:农村合作医疗制度、卫生服务提供体系和卫生人力资源。中方主旨报告的基本定位是展示我国在这三个方面的发展和现状。

主办方对大会主旨报告的要求，一是，要介绍过去"三大法宝"的背景，同时做好新时期的发展经验总结，重点在于正在进行的适于经济社会发展而采取的改革；二是，报告既要全面，又要有深度，既需要客观评价，又需要深刻分析；三是，报告需要有展望，要表达出我国政府对初级卫生保健的承诺；四是，基于国际研讨会的性质，决定了这份报告应该具有较高的学术水准，初级卫生保健的目标就是促进健康公平；五是，学术机构在撰稿过程中也可以嵌入学术的观点，让学术和政策更好地结合。

难忘的材料准备工作

鉴于以上要求，工作组在起草了初稿之后，又聚集国内初级卫生保健方面的专家，在上海召开了一个中国农村初级卫生保健成就、经验和展望讨论会，充分收集国内专家对主旨报告内容的意见和建议，他们中有后来作大会交流发言的陈育德教授、胡善联教授和龚幼龙教授，分别就中国农村初级卫生保健、新型农村合作医疗制度和农村基层卫生人力的发展提供了专业的意见和建议。

中方的大会主旨发言报告最终于 7 月底完成了送审稿，全文 8 000 余字，由三部分组成：一是，中国农村初级卫生保健的发展历程，二是，中国农村初级卫生保健的现状与经验，三是，中国农村初级卫生保健的展望。

从 8 月 1 日开始，工作组对所有会议发言稿进行学术审核和返修，同时准备开幕式致辞和闭幕式要用的北京宣言，直到 9 月中旬形成全部会议资料的终稿。此后的 1 个月是完成对中文稿件的"中译英"和对国外稿件的"英译中"任务。复旦大学公共卫生学院的青年教师和研究生是会议翻译工作的主力军，10 位研究生分工进行翻译工作，翻译初稿经各自的老师审核之后，还聘请了时任复旦大学出版社的美籍英文编辑艾米女士对英文翻译稿进行编辑和润色。

整个会议材料的准备过程是一次高效的多部门协作和团队合作，身在其中的每一位参与者无不为卫生部各级领导的站位高度和精准把关、全国初级卫生保健领域专家的无私奉献、复旦大学公共卫生学院师生夜以继日的勤奋工作、美籍资深编辑艾米女士的专业精神所感动。虽然并不是所有的幕后工作者都参与了 11 月 1 日—2 日的大会，但会议的召开是对我们工作成果的检验，参会代表对会议资料的称赞，主办方对会议筹备工作的认可，是对我们前期付出的肯定。特别是会议期间，我们能有机会与国际组织领导、我国卫生部领导、国内外专家和同行们进行近距离的交流，了解国内外初级卫生保健的发展历程，学习各地的主要经验，这些经历是非常难得的。同时，我们也认识到，本次会议对初级卫生保健的研究者、实施者和管理者进一步认识新时期卫生工作方针和健康中国 2030 年健康目标的实现将会产生深远的影响。

（作者：2007 年初级卫生保健国际会议复旦大学公共卫生学院工作组 钱序）

扎根农村 47 载，做百姓健康的"守门人"

"我就想一直在乡村医生的岗位上，守护乡亲们的健康。"他说。他叫其珠果，中共党员，1961 年 9 月出生，1974 年参加工作，现任西藏自治区昌都市丁青县当堆乡中心卫生院院长。

从丁青县城出发向西南，翻过雄伟的瓦拉山，驶过蜿蜒平坦的盘山公路，掠过路旁的一泓清流，便抵达其珠果工作的地方——当堆乡中心卫生院。

当堆乡位于丁青县城西南部，距县城 56 公里，全境为高山峡谷地带，全乡总面积 1 416 平方公里，有 17 个村民小组、99 个自然村，共 1 144 户 6 926 人，下辖当堆村、依塔西村、洛河村、斯荣村、白日村 5 个行政村。

其珠果已为基层医疗卫生事业奋战近 50 个年头。如果问他，这些年来，走了多少山路，路上摔了多少次跤，他可能说不出来。可要是问他，村里哪家什么情况，需要什么样的基本治疗，他却如数家珍。"刚到这里工作时，卫生院只有两间平房，还是问乡政府借的；医疗器材简陋，有时连一套完整的输液设备都找不出来；全乡加上自己，只有两名全科医生。"其珠果回忆说，由于经验不足，最开始接触病人时他感到紧张，甚至害怕，可硬是凭着自己的一腔热血，为全乡的乡亲们搭建起了通往健康的"桥梁"。他背着 30 多斤重的药箱，牵着马，与严寒酷暑为伴，与寂寞同行。其珠果以一颗执着、奉献的心在平凡的岗位上实现着不平凡的人生价值，他见证了当堆乡医疗卫生从当初一无所有到现在标准化建设的日新月异的发展。

自参加工作以来，在艰苦的工作环境下，其珠果克服常人难以想象的各种困难，长年累月、日复一日，默默无闻地穿行在峡谷里。虽然工作环境比较艰苦，但他始终坚持一边工作，一边学习国家的政策和医学业务理论知识，勉励自己更上一层。经过多年的学习、锻炼,他具备了较为丰富的工作经验和实践能力。其珠果的医术在当堆等地的群众当中小有名气,赢得了群众的一致好评和上级领导的认可。面对数次待遇条件都不错的"跳槽"机会,他却心甘情愿留在"山沟沟"里,他不忘初心,将青春和热血倾洒在了家乡。

1992 年,其珠果光荣地加入了中国共产党。他虽然是一名普通的共产党员,但时刻以优秀党员的标准要求自己,始终牢记全心全意为人民服务的宗旨,恪尽职守,无私奉献,爱岗敬业。勤勤恳恳,任劳任怨,工作热情饱满,作风扎实,以自己的言行和行动诠释一名共产党员的担当,体现着共产党员的先进性。

谈起从医的初衷,其珠果的答案十分简单。他说:"在条件艰苦的农牧区,做一名治病救人的医生,是一件高尚的事情。"参加工作至今,在恶劣的自然环境和艰苦的工作环境下,他克服常人难以想象的各种困难,长年累月、日复一日,长期默默无闻地奔波在医院与村民家。由于当时交通不便,远处的村民病了无法到卫生院就诊,只能家人来医院带医生去家里就诊。每次路途都异常艰辛。这样一干就是几十年。为了掌握更多的医学知识,他买了一些医学类的书籍自学,发现还是有很多地方看不懂,所在的地方比较偏远,附近也没有可以请教的老师,就只能自己琢磨。最后他向上级申请去大医院学习,终于在 2002 年,得到了这样的机会。学习期间,他不仅丰富了自己的专业临床知识和技能,还把专业临床知识和技能与自己的实践结合。

回来之后,他更是发奋学习,钻研医术,希望能给乡里的村民谋更大的福利。四十年如一日,他几乎跑遍了这个乡里每一户人家。这里的村民思想比较保守,加之交通不方便,对于疾病的认识没有什么概念,很少有人会跑到卫生院来看病。所以他每次去村民家里看过病后都会召集附近的村民过来聊天,给他们讲一些常见疾病的知识及隐患,让他们了解、重视,能够及时就诊,不要耽误病情。久而久之,来卫生院看病的人越来越多了。这里的村民把他当家人一样。

当堆乡高山深谷相间,山顶高于海拔 5 200 米,谷底低于海拔 3 200 米,村民沿峡谷溪边居住,"看病难""出行难"一直困扰着其珠果和乡亲们。

其珠果医生以前下村看病，不得不用脚板走路，最好的情况是骑马。"有一次我晚上骑马出诊遇到狗熊，还有一次也是晚上骑马出诊，马滑倒，自己也摔骨折了。"其珠果说。1999 年的冬天，有位村民家中老人突然昏迷不起，他的儿子来到卫生院，请其珠果去看看，其珠果牵着马随他去往病人家中。夜幕降临，到处都是白茫茫的一片，看不清路面，只好一边前行，一边探路，走了一个多小时，终于到了病人家中，他立马检查病情，发现老人瞳孔缩小，几乎没有呼吸、脉搏。其珠果立刻采取心肺复苏术，大概过了二十分钟，老人咳了一声，终于醒来了，但是呼吸、脉搏仍然微弱，说不出话来。此时，其珠果站在一边观察病人，一边思考诊断方法，通过病人昏迷前的尿液，确诊为高血压(藏医诊断法)，并很快配药。半个小时后，老人渐渐恢复神志清晰，其珠果悬着的一颗心才放了下来。这样的出诊经历在其珠果数十载的行医生涯中数不胜数。

医者仁心，作为一名从医多年的医生，其珠果把自己的大半生奉献给了医疗事业。在他的带领下，当堆乡卫生院也先后被授予"丁青县先进乡镇卫生院""自治区群众满意的乡镇卫生院"等荣誉称号。

他每年接诊病人达 6 000 余人。医院每年接生 100 多名婴儿。如今已步入知天命之年的他，身体一天不如一天，仍然执着地坚守着最初的信念。几十年来唯一的一次"休假"，还是因为右腿积劳成疾，动了手术才歇了 1 个月。

在其珠果看来，救死扶伤是一条永无止境的路。有人病了，他就得在，看到大家满意的笑容，他就感到很满足。"我们生活在一个医疗条件和政策越来越好的时代，如今上级单位投入了 900 万元对当堆乡卫生院实施了改建扩建。"他说道。其珠果的工作得到了全乡村民的认可，他感到无比的幸福和温暖。今后，其珠果决心更加努力地工作，希望在治病、防病、妇幼保健等方面做出更好的成绩，在最基层的医疗卫生工作岗位上把一生奉献给丁青的农牧区卫生事业。

(作者：西藏自治区昌都市丁青县卫生健康委　泽仁拉措)

为村民健康服好务

我叫李春花。在黑龙江省漠河市北红村生活了大半辈子,已经做了50年的计生员、妇联主任和乡村医生。

记不清给多少人看过病,但村里所有的人,不管大人还是小孩,我都帮助过他们。出生的,我接他们来;生病的,我解他们的痛;过世的,我送他们走。如果问,我的人生价值是什么,今天我可以这样回答:人生的酸甜苦辣,世间的悲欢离合,让我的经历得以丰富,让我感受到人生的真谛。

北红村是漠河市最偏远的小山村,仅有一条沙石公路与外面连接,最近几年修了水泥路。这里距县城138公里,离北极镇也有125公里,这对全村182户500多村民来说,一旦得了急病和大病,就意味着痛苦和危险。而我,当时就是这个村子里唯一的一名医生。一点儿也不夸张地说,我就是村民除疾祛病的依靠,村民健康的"守护者"。几十年来,我累计出诊、走访2万多次,行程达3万多公里,而这些年,我从来没收过村民一分钱出诊费。

我这辈子过得的确平平淡淡。我没把精力用到挣钱上,也没得过什么实惠,只是一心一意地给村民看病。也许,有人说我傻,有人会说我笨,但当我看到父老乡亲都健康地生活着,看到他们不再为病痛所折磨,我的心里真的是无比高兴,我无悔于自己这些年执着的追求、无私的奉献。

1987年,乡政府派我去学习深造,目的是提高我的医疗技术水平,以便更好地为村民服务。结业时,我的一位同学就跟我商量,想让我跟她一起在县里开诊所。那时改革开放刚开始,正是个体经营者大显身手的时候。而且,漠河的个体诊所还很少,妇科诊所更少。我知道,开个诊所挣钱很容易,那样可以改变我的人生,让我和家人很快过上富裕的生活。但我的傻劲儿上来了,拒绝了同学的好意。理由就是乡里选中我出来学习,为的是让我更好地为百姓服务。如果我学成了,自己跑去做个体经营,不仅对不起良心,而且对村里百姓,我也没办法交代,更对不起乡里领导的信任。因此,我拒绝了同学的建议,回到了村里又当起乡村医生。就是这一决定,让我在这个岗位上一直做到了今天。

傻不傻?是有点傻,但我不后悔,因为我活得很充实。乡亲们从叫我"春花姐",到"春花姨",又到"春花奶奶"。这些亲昵的称呼足以让我感到自己存在的价值。我的真心换来了乡亲们的友情,得到了他们的认可。

我容易被感动,更容易被美好的事物吸引。我看不得别人受苦,我更容易被别人的不幸引发同情心。

在我们村,有个老实巴交的村民,叫赵长胜。前几年,他的儿子赵洪涛被一场大火烧伤。赵长胜没钱为儿子医治,索性把儿子托付给我。为了挽救这个年轻人的生命,我努力了大半年。这期间,赵长胜向所有亲戚朋友借钱,最后,一点儿钱也没有了。看到这一情况,我就跟他说:"先别着急钱的事,咱总不能看着孩子遭罪,最重要的是先看病,钱我先拿着。"我拿出家里的积蓄,给他治疗。那时,也有人问我:"你又出钱又出力,图个啥?"我也不知道,我只知道命比啥都重要。大半年下来,赵洪涛的伤口竟然没有发生感染,奇迹般地康复起来,孩子的命保住了。现在,他早已经能跟父亲干重体力活了。对他的医疗费用,我也是一减再减,全身每次 3 个小时的换药,刚开始每次只收他 10 块钱,后来就减免到 5 块钱,整个治疗一共用了不到 3 000 块钱,但他用了 2 年多才付完。记得最后一次换药的那天,赵长胜跟孩子一起流着眼泪看着我,一句话也说不出来。我知道他们想说什么,其实,什么也别说,因为我们是乡亲!这些年我就是这样,乡亲们有钱没钱都能治病。我认为看病行医,为父老乡亲们解除病痛,是我至高无上的天职。

北红村有一个叫赵海波的村民,十多年前,患上了溶血性贫血。这种病没有特效药可以治疗。面对生活在病痛中的赵海波,我的内心感到内疚和惭愧,尽管我已尽力了,但我却发自内心地感到无奈。

我想,我虽然治不了他的病,我也救不了他的命,但我能帮助他一点点。从 2010 年开始,我每月从我工资中拿出 50 元给赵海波。希望这点帮助,能给他们解决一点实际困难,也缓解一下我自己内心的歉疚。

王元山是我们村里的孤寡老人,半身不遂,一般家常事都无法料理。20 年来,我一直承担着照顾老人的重担,我就把他当成自己家的人。烧柴没有了,我从家里给他送。粮、油没有了,我从家里给他拿。至于老人一天也离不开的打针吃药,我常年免费为他提供。我为他跑前跑后,端水送饭。那些年,老人拿我就当是自己的女儿一样,有什么心里话都愿意跟我说。而我也知道,我就是老人的心灵寄托。老人没有收入来源,我就每月从自己微薄的工资中拿出 10 元钱,送到老人手里。老人逢人便讲:"我这个病秧子,要是没有春花,我真不知道能不能活到今天。"

孤寡老人魏全庆的房屋年久失修,我就将他接到我家,一住就是 4 年。如今,老人已经去世了。

几十年来,我先后照顾过 4 位孤寡、残疾老人。几十年来,我无偿为困难村民少收或不收医疗费用达 5 万多元。

我是农民的女儿,我的根扎在这片泥土里,我的一生都属于他们,我愿意尽一个"女儿"应尽的责任,做乡亲们健康的"守护者"。

北红村地处偏远,交通不便,村里只有我一位乡村医生(从 2016 年开始有两位乡村医生)。多年来,我出诊从来都是随叫随到。有一次,正赶上大年三十,村里的一位孕妇难产。当时,我正在准备年夜饭。听到消息,我二话没说,扔下手里的活儿,护送着孕妇赶到了县医院。等产妇接受了剖腹产手术,已是大年初一的下午。虽然我没能陪家人过一个团圆年,但我看着他们母子平安,心里比蜜都甜。那是我连续第三个在抢救病人的忙碌中度过的春节。

我们村尽管离县城偏远,医疗条件落后,但从我当上乡村医生以来,我们村里从没发生过一起医疗事故,我也荣幸地被村民称为"健康守护神"。

50 多年忙忙碌碌的村医生涯,让我体会到了太多人间真情。而面对我自己的亲人,他们为我承担了太多,我感受最多的是对他们的愧疚。

如果没有领导的支持和家人的帮助,就没有我今天的成绩。我常常想:只要老百姓有用得着我的地方,只要他们招呼一声,我马上就能到。我要把我的能耐全都使出来。只要我认准的事,就一定要做好。我会记住承诺、学会感恩、懂得回报。

这些年来,人民给了我很高的荣誉,直到现在我连续多届被评选为镇市人大代表和党代表。每次会议上,我都能把群众的呼声和百姓的需要工工整整地写成建议交给大会,使政府能够及时掌握群众的需要。我曾多次被评为地县“三八”红旗手、省地优秀共产党员,先后被授予“全国优秀乡村医生”“全国最美乡村医生”“全国卫生计生系统劳动模范”等光荣称号。我没在荣誉面前固步自封,而是把荣誉和群众的赞誉当作新的起点、新的动力,在我心里只有为人民服务这一理念,视村民为亲人,生命不息,奋斗不止。

(作者:黑龙江省漠河市北极镇中心卫生院北红村卫生室　李春花)

初心永恒，忠诚弥坚

她，1978年入党，从16岁从医到现在，60多年来始终奋战在乡镇医疗卫生战线上。她，见证了中华人民共和国农村医疗卫生事业的沧桑巨变，并以一名党员和医务工作者不变的初心，为千万人的健康、千万家庭的幸福无私奉献。她，先后获得全国乡镇卫生院优秀院长、江苏省劳动模范、"江苏好人"等荣誉。她就是江苏省常熟市惠民医院兼老年医院院长钱桂华。

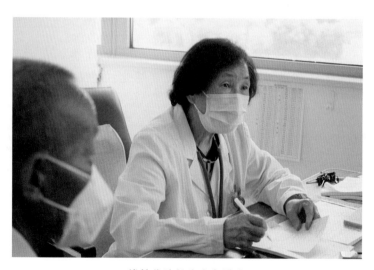

钱桂华院长为患者看病

"送瘟神"，她挨家挨户上门服务

60多年前，在常熟市王庄镇，常能看到一位身着白大褂、背着小药箱的女医生走村串户。她梳着齐耳短发，散发着年轻姑娘的清纯与朝气。有段时间，无论晨雾缭绕，还是大雨滂沱，她都会在清晨 5 点出门，这时，村落中刚升起第一缕炊烟。

这位姑娘就是王庄卫生院的医生钱桂华，那年她才 17 岁。一早出门，是要挨家挨户上门收集村民的大便，通过化验检查血吸虫卵来发现和诊治患者。

1955 年，党中央发出彻底消灭血吸虫的号召之后，王庄镇的医护人员积极响应，冲在"送瘟神"的第一线。常熟水网密集，农村人家几乎都临水而居，而河里有大量钉螺，寄居在其中的血吸虫成为威胁村民身体健康和生命安全的"瘟神"。有些村庄的血吸虫病患者和感染者占全村人口的四分之一，那些"手脚像丝瓜，肚子像冬瓜"的重症患者随处可见。王庄镇作为以水田为主的"低乡"，也是血吸虫病肆虐的重灾区。

"绿水青山枉自多，华佗无奈小虫何！千村薜荔人遗矢，万户萧疏鬼唱歌……"这首毛泽东主席创作的《七律二首·送瘟神》，如今已年过七旬的钱桂华还能一字不落地背诵出来。

在党的卫生政策引领下，在《送瘟神》的激励下，当年工作在农村一线的医务工作者积极投入防治血吸虫病的斗争中。但在当时，很多农民对血吸虫病已司空见惯，很多人不愿去卫生院化验。于是，卫生院采用"一人包一村"的方法开展血吸虫病防治工作，要求检验率达到 95%。

钱桂华负责的新桥村有 2 000 多人，村民散居在几十个自然村落里，最远的人家离卫生院 1 公里多。为按时完成任务，钱桂华决定上门服务，并将每天的上门时间安排在村民外出之前。一开始，许多人不理解她一早上门取大便的"怪事"。遇到这种情况，她都会耐心地解释。

钱桂华通过观察大便样本中是否有毛蚴来确定村民是否患病，并为患者制定治疗方案。有人在使用锑剂治疗的过程中，会出现恶心、呕吐、腹痛、流鼻血、头昏、头痛等反应，遇到这样的情况，钱桂华总是守在患者身边，如有反应严重的，就采用针灸疗法治疗。一些患者说："只要钱医生在，我们就放心了。"

在那个年代,医护人员除了治疗患者外,还要查螺、灭螺。一次,钱桂华骑着自行车去村里灭螺,在坑坑洼洼的路上连人带车摔下沟渠。大家劝她回卫生院处理伤口,但她坚持推着车走到指定地点,坚持完成任务。

20世纪60年代初,常熟市彻底消灭了血吸虫病,王庄镇卫生院被评为"常熟血防工作先进集体"。随着经济情况的好转,在王庄镇党委的支持下,卫生院的面积从200平方米扩大到6 000多平方米。

保健康,她随叫随到

1943年10月,钱桂华出生在王庄镇的一个贫苦农民家庭里,16岁那年经村里推荐、镇党委批准,进入王庄镇卫生院。当时,她还是一名中学生,但由于向往医生这个职业,也为分担父母压力,她毅然参加了工作。

钱桂华至今仍记得到卫生院工作前母亲对她说的一番话:"你不要忘了是共产党让穷人翻了身,也是共产党给了咱家这个机会。今后就看你自己的了,要多学点儿本事,当个好医生,为生病的人把毛病看好。"母亲的话语和殷切的目光,她一直记在心上。1959年刚入职时,她每月的工资仅7元,但她已心满意足。

王庄镇卫生院是中华人民共和国成立后,常熟农村创建的第一批医疗单位之一,开始只有几间总面积不过200平方米的平房,院里最值钱的设备就是一台显微镜和一些体温计、听诊器、药柜、药箱,可以说一穷二白。凭着服务人民健康的坚定信念,在如此艰苦的条件下,作为国家培养的第一批乡村医生中的一员,钱桂华以一颗赤诚之心,坚守在救死扶伤的神圣岗位上。

参加工作后,钱桂华每天总是第一个来到卫生院,烧水、扫地、抹桌子……把里里外外收拾得干干净净。在业务技术上,她虚心请教,刻苦学习,有经验的医生也愿意把自己的"秘笈"传授给她。在工作上,她身兼医生、护士、药剂师等角色,还要兼顾内科和外科,半夜三更出诊是常态。遇到孕妇临产、难产,危重病人抢救等情况,她随叫随到。

一位来自唐山市的妇女路过常熟时,突发卵巢囊肿蒂扭转致腹部剧痛,钱桂华为其争分夺秒地急救，使患者转危为安。常熟市区仓巷弄堂有位老婆婆 10 多天未解大便，非常痛苦，钱桂华干脆挽起袖子用手帮老人把粪便抠了出来。还有一次，她在回家的路上看到几个人面对躺地上的溺水者束手无策，就飞奔过去采用人工呼吸法抢救，把溺水者从死亡线上拉了回来。

有一年，常熟流行"二号病"，需要为每个人打预防针，可有人认为没病用不着打疫苗。为了让更多百姓接种疫苗，钱桂华将疫苗针剂直接带到田间地头。遇到在水田里插秧的农民，她便脱掉鞋、卷起裤脚，站在田里为他们注射疫苗。

那时的乡村医生"亦医亦农"，农忙时还要帮助农民收、种庄稼。钱桂华种起地来也像模像样，有人夸她"脚板底下绑大锣，走到哪儿响到哪儿"。

救患者，靠打手电成功手术

1960 年，王庄镇党委把钱桂华列为重点培养对象，派她到上级医院连续进修了 5 年。1965 年，22 岁的钱桂华"深造"归来，被提拔为王庄镇卫生院副院长，成为常熟最年轻的卫生院领导。从此，她在几家医院连续当了 56 年的院长。

学成归来的钱桂华是王庄镇第一个"开刀女医生"。她技术精湛，手术胆大心细，从未出过差错。她不光在镇里出了名，还成为常熟农村卫生院名噪一时的"一把刀"。

提到手术，人们想到的是手术台、无影灯和主刀医生、麻醉师、一助、二助，甚至三助等，但农村卫生院可没这条件。在艰苦的环境中，钱桂华在卫生院做的第一台外科手术是阑尾切除，那是她进修回院后的事了。

一天深夜，村里有位老人腹痛难忍，家人看熬不过去，就把他送到卫生院，被诊断为急性阑尾炎。王庄离市区 15 公里多，当时只有早晚一去一回两班船，用板车推送则会耽误病情。

抢救患者刻不容缓，钱桂华决定自己动手做手术。她麻醉、主刀一肩挑。让人难以想象的是，由于当时电力紧张，农村夜晚不供电，"手术室"里黑黢黢的。为此,术前她除了安排一助之外,又让一名医生找来一支大手电筒,在"手术室"打着电筒为她照明。就这样,她凭借精湛的医术、高度的责任心,靠手电筒照明,顺利完成手术。老人转危为安,家属也如释重负。

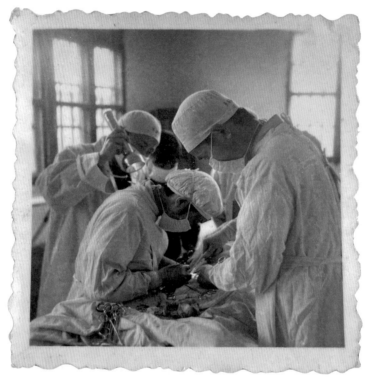

1966 年 12 月 2 日深夜,钱桂华利用手电筒照明为急病患者切除阑尾

那时,农村医务人员少,医院对岗位并无严格分工,正是这种情况成就了优秀的全科医生钱桂华。内科、外科凡是有必须抢救的患者,都会请她参与会诊、抢救。据从卫生院退休的丁医生回忆:"一年 365 天,钱院长有 200 多天都在医院参与急救,多少年都没见她休息过。"

1965 年 6 月,为响应"将医疗卫生工作的重点放到农村"的政策号召,钱桂华先后 6 次到苏州市第三人民医院请求院部派出专家到王庄镇卫生院坐诊和"传帮带",她执着的敬业精神让苏州市第三人民医院领导非常感动，他们派出 8 位医术高明的医生，在王庄镇卫生院工作了大半年。常熟市第一人民医院的院长、副院长、专科主任等也多次到王庄镇卫生院开设专家门诊，大大提高了王庄镇医务人员的医疗服务水平。

这一年，镇卫生院有了第一台 X 线机，大家都兴高采烈，说是"托了共产党的福"。

第二年，王庄实现了村村有卫生室的目标。

高标准，服务和文化"双丰收"

1984 年，钱桂华调任琴南镇卫生院院长。

这是一家弄堂医院，全部资产仅 600 平方米的房屋和 5 000 元流动资金、6 万元固定资产，唯一称得上设备的是一台 30mA 的 X 线机和一台显微镜，此外只有听诊器等小物件。琴南镇紧贴城区，辖区百姓看病一般去市级医院，医护人员上班常常无事可做。

钱桂华到任后，一一倾听医护人员的意见、建议。该院有位在当地名望很高的老中医李正芳，钱桂华到任后却不见其人，一问才知他因为对卫生院失望已辞职。为了把李正芳请回来，钱桂华多次上门，把自己办好琴南卫生院的思路和打算告诉他，并诚恳地征求他的意见。听了这位新院长的一套方案，李正芳欣然回到卫生院。

钱桂华到任后，组织员工到革命传统教育基地参观学习，既活跃了气氛，增强了凝聚力，也使大家受到了深刻的理想信念教育。

短短几年时间，琴南镇卫生院的医德医风和服务水平就得到了市民的高度评价。钱桂华以开拓创新的精神，与常熟一院联合建立了康复中心，常熟一院每周有内、外、妇、儿、放射科医师到琴南镇卫生院坐诊。4 年内，卫生院的手术量也从一年几十台增加到 400 多台。

1993 年，琴南镇卫生院"升级"为常熟市第五人民医院。

1995 年，为搞好虞山镇的初级卫生保健工作，镇委镇政府要求常熟市第五人民医院负责提升全镇 23 个村卫生室的等级。在钱桂华的指导下，这些村卫生室仅用 1 个多月就全部达到甲级卫生室标准。其间,医院还在该市增设了 10 多个门诊部。

到钱桂华退休时,常熟市第五人民医院的固定资产达到 3 400 多万元,流动资金达到 3 000 多万元,医用房面积达到 12 000 多平方米。而让人刮目相看的是,该院连续 4 次获得苏州"白求恩杯",连续 7 届获得"江苏省文明单位"称号。

2007 年,钱桂华应邀担任常熟琴湖惠民医院院长院长。她坚持以文明医院的标准对医院进行严格管理。2019 年,医院被评为"江苏省文明单位",成为江苏省唯一获得该荣誉的民营医院。

2020 年春节,彩带、年画、吉祥物……惠民医院处处洋溢着浓厚的节日氛围。医院食堂一早就为住院患者煮好了免费的汤圆,钱院长也身穿整洁的白大褂来到医院,向每一位住院患者拜年,为他们和医护人员送上新年礼物和压岁钱,而这些都是用她自己的钱购置的。无论在哪里,与住院病人一起过大年,是钱桂华担任院长几十年来不变的老规矩。

(作者:江苏省杂文学会 李根龙)

大山里的健康"守护者"

46 年前，一个背着药箱的年轻身影出现在泥泞的村中小路，扛起了守护村民健康的重任；46 年后，村中小路变成了柏油路，年轻的身影早已不再挺拔，却依然日复一日地背着药箱，翻山越岭走向饱受病痛折磨的村民。他就是江西省赣州市寻乌县项山乡福中村乡村医生潘昌荷。

从小立志从医的潘昌荷，树立了扎根农村基层，投身医疗事业的梦想，怀揣这个梦想，他承担起了全村人民的基本医疗、公共卫生服务和健康扶贫的各项工作任务。因表现突出，他先后获得"中国好人""中国最美医生"特别关注奖、全国卫生计生系统劳动模范、全国脱贫攻坚先进个人等荣誉。

山区群众的健康更重要

福中村是一个偏僻的小村庄，坐落在赣粤闽三省交界处的群山之中，距离江西省赣州市寻乌县县城 57 公里，辖区面积 10.03 平方千米，常住人口 934 人。1974 年，潘昌荷开始了他的村医生涯，在福中村扎下了根。

20 世纪 70 年代的江西农村，经济落后，交通闭塞，如果有机会"飞"出大山，相信大多数人不会拒绝。而当寻乌县县城大型诊所高薪聘请潘昌荷出山时，他却当场回绝。因为在他心中，偏远山区群众的健康更重要。

坚定为深山村民服务的信念，潘昌荷一干就是 46 年。在这 46 年间，为了做好乡村百姓的健康"守护者"，他任劳任怨，勤奋钻研，在专业上力求精益求精，医术得到村民的一致认可。

福中村的村卫生室就设在潘昌荷家中，最初只有 2 间集检查室、输液室等功能于一体的破旧房间。为了更好地服务于村民，在卫生主管部门的支持下,他一点点地改建扩容,使越来越多的村民把村卫生室视为看病就医的"第一站",大病小病都先找潘昌荷先看诊。而村卫生室的改扩建工作,潘昌荷更是一肩挑,为的是让村民少花点钱、能看好病。40多年过去了,他始终告诫自己,生命比金钱更重要,行医是为了救死扶伤。

为自己定下服务原则

46年来,潘昌荷为周边10村8 000多户农户提供服务,日常诊治患者20余万人次,上门出诊近万人次,平均每天步行10余公里,总步行超过16万公里。

开展家庭医生签约服务以来,潘昌荷定期入户为村里42户建档立卡户提供医疗健康服务。他不仅定期随访,还帮助他们报销医药费,第一时间宣传最新的医保政策、卫生防疫知识等。

他给自己定下原则,凡是60岁以上的老人看病免收门诊费;免费提供外伤包扎、测量血压等服务;疑难重症患者第一时间转至上级医院,为其提供力所能及的帮助,使其及时得到治疗。

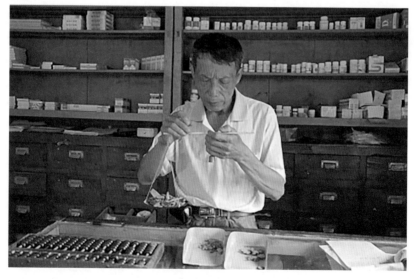

潘昌荷在工作中

据不完全统计,他帮助留守老人代缴医保 300 余人次,帮助住院村民办理转院手续近百次,摸排和协助农户办理慢性病诊治 200 多人次,并为村民建立了《居民健康档案》,特别对 65 岁以上老人、孕产妇、行动不便的患者,定期进行上门随访,如家人般送去关怀与帮助。

始终不忘脱贫攻坚

潘昌荷始终把行医与脱贫攻坚紧紧地联系起来,不仅始终牵挂着患者的安危,还将贫困患者视为亲人。那一摞摞厚厚的账本就是对他几十载无私奉献的最好诠释。

他先后为孤寡老人、贫困户、军烈属减免或垫资医药费近 10 万元。同时,他还为村民免费康复理疗 2 000 余人次,每年免费提供血压测量等体检服务超 1 万人次,针对家有大病患者的困难户,更是主动伸出援助之手,经常免费诊疗。

当前,脱贫攻坚战已经取得全面胜利,但潘昌荷依然在为成果的巩固提升奔走出力,不仅有求必应,还通过定期核查,及时发现问题,及时给予诊疗。

日复一日,年复一年,风里雨里,严寒酷暑,他始终坚守在农村,坚守着清贫的生活,脚踏三省,只为守护山村人民的生命健康,永远温暖生活在这方土地上的百姓。

(作者:江西省赣州市卫生健康委　廖茂铮　寻乌县卫生健康委　张宏彬)

卫生院的昨天与今天

卫生所"借"来一台 X 线机

1965 年初冬的一天,放学后,我路过公社卫生所的门口,看见众人正从汽车上向下卸一个用帆布包着的很大的东西,众人呼应着、喊着要轻挪轻放。听旁边的人说,那是一个"能看见人心肝肺、肠子肚子的高级机器,金贵得很哩"。

到家吃饭的时候,我把听到的话语说给了父亲和母亲。因为母亲是个"药罐子""病疙瘩",每逢深秋入冬,母亲就开始咳嗽气喘,基本无法下炕做家务,直至来年天气变暖。每年入冬开始,我必做的一件事就是给母亲每天更换她炕头装着半碗土疙瘩的"痰碗"。我想让那"能看见人心肝肺、肠子肚子的高级机器"给母亲看看,究竟她得的什么病。父亲和母亲没有理会我的话。

第二天放学后,我走进了卫生所的大门。卫生所就是一个小院落,3 间老旧的门房,中间是通道,放着给人看病的一张桌子、一把椅子。通道一边是药房,一边是打针、换药的地方,到处都散发着一股特殊的气味(来苏尔的气味)。

走过通道进入后院,就看见侧面三孔小窑洞。其中一个窑洞门上挂着中间印有红十字的白门帘,窑门紧闭,窗户里面用红布挡着。门口的几个人说"这里边就是那能看见心肝肺、肠子肚子的机器",他们在等着进去看病。

我想从门缝里看看那个神奇的机器。无奈人出人进那个门总是很快就会关上,根本看不见里边。

回家了,我跟父亲说有不少人用那个机器"看病",让父亲也去给母亲看看。父亲说:"人家说了,不顶事儿,那个机器只能看出病,不会治病。"母亲没能去看病。

那时我上小学,不知道家穷,父亲没有钱给母亲看病。

后来我才知道,那年是毛主席作了"六二六指示"。国家组织城市医疗队下乡巡诊。县医院将仅有的一台 30mA 的 X 线机,临时拉来在卫生所用了 3 天。

卫生所发展成地段医院

1970 年,我上了高中。卫生所搬到了街东头我们中学的隔壁,挂起了"地段医院"的牌子。因为医院有一台很好的木质乒乓球案子,我们常混进去打球。看见医院新建的"工字型"青砖大瓦房走廊里,一排整体的挂着白门帘儿的门框上挂着挂号收费室、药房、手术室、化验室、透视室、内科、外科等的牌子,医院的后院里两排十多孔窑洞,门上挂着医办室、护办室、病房1、病房 2 的牌子。

听说卫生院有上海、北京、西安(毕业)来的大夫十多人,可以给人做胃、肠、胆手术。偶尔会听到县上救护车拉着警笛进出卫生院。每每听到救护车的声音,人们都会说"救护车一响,一头猪白养"。

母亲常年生病,促使我萌生了当个大夫的念头。渭北旱塬连年歉收,生活十分困苦。"先生"(医生)受人尊敬,出诊看病都能吃鸡蛋挂面,也是对当时的我很大诱惑。

高中毕业当了两年农民后,我以工农兵学员的身份,进入了省卫校医士专业学习。我心中高兴极了,期待毕业后就能到家门口的地段医院当医生。

阴差阳错。三年毕业后,我没当上大夫,而是走进了卫生厅机关。因为我学习成绩好,临床上表现好,实习医院坚持要留我做大夫,学校要留我当老师,结果被上级机关"截胡了"。

我的老处长问我:"到机关工作安不安心?"我清楚地告诉他:"我要当

大夫。"老处长生气地说:"这地方是管大夫的!想不通也得想得通!"工作之余,我仍然购买临床业务书籍看,想着以后能当大夫。

参加工作次年回家过春节,适逢族里一小侄因为跌跤,手腕部损伤。家人领着看过中医,说是"转筋了",让用吊带限制活动养着。我看后摸了摸患肢腕部,感觉诊断不清,认为最好做个透视拍片。

地段医院放年假,院长一人留守,我们也算认识。征得允许,我利用曾在实习医院透视室学习了 1 个月的知识,启动了卫生院的 50mA X 线机,发现小侄是典型的"右腕克勒斯骨折",督促家人用毛驴车子送他去了 40 里外的县医院接受治疗。院长由此知道我会操作 X 线机,隔日还让我开机器看了一位急腹症患者,发现了"膈下游离气体",我怀疑是"胃穿孔",被县上的救护车接了去。

我的岗位职责就是负责全省的县医院、卫生院、合疗站的建设管理,一干就是 30 多年。眼看着卫生院随着社会、经济的发展,设施设备、业务项目、业务规模日渐扩大。

焕然一新的卫生院

五六年前我走进老家又迁了新址的中心卫生院,看望住院的亲戚。卫生院职工增加到 40 多人了,占地十多亩,盖起了两栋分别为门诊、住院的三层的楼房。

门诊一楼的大厅宽敞明亮,一边是挂号收费处,一边是药房和新农合报销窗口。走廊两边挂着 B 超室、胃镜室、检验室、心电图室、康复室、内科、外科、儿科、妇科、中医科、疼痛科的牌子。门诊大厅、诊室走廊里人来人往。走廊两端的尽头分别是手术室和 CT 室。手术室里简易的铁架子手术床变成了液压式万能手术床,麻醉机、器械柜整体显眼;检验室器械台上的血球计数仪、生化分析仪等设备摆了一圈,代替了原来仅有的一台直筒式显微镜和血红蛋白比色计;X 线室里安装着崭新的 DR(数字 X 线机)。工作人员自豪地说,我们再不用在暗室里操作机器、配兑胶片显影的药水了,这个显像同步就传输到医生的诊室电脑上了。

门诊二楼口腔科的综合治疗台吸引了我,我看到有人正接受治疗,有人在候诊。走廊里流病、计划免疫、老年慢性病、妇保、儿保、健教爱卫的牌子整洁明亮。

住院楼挂满了"病房"的牌子。听说可以同时供 80 名患者住院。

忽听得救护车的笛声由远到近驶进院子。那是卫生院自己的救护车,接来了急需住院的一名贫困户老人。病房的患者说,我们家门口的卫生院现在不仅能看好病,连糖尿病、精神病等一些慢性病都管起来了。

40 年弹指之间。我深深地感受到,我们的卫生院在改革中发展,在发展中提升,越来越好。这个农村居民健康的"守门人"终于让农民得到了真切的健康实惠。

(作者:陕西省卫生健康委原副巡视员　石崇孝)

"膏"招中感受时光变迁

成都市温江区柳城街道社区卫生服务中心中医师周庆,今年62岁,师承温江区名老中医程跃儒先生,40余载传承中医薪火,更见证着一家基层医疗卫生机构的成长与蝶变。

一方黑膏药,点燃少年中医梦

中医有句话叫"一两黑膏二两金",说的是一两好的黑膏药价值二两黄金!黑膏药又称"狗皮膏药",是一类膏药的统称,是将桐油、菜油烧热后,加入一定量的红丹,炼制成"滴水成珠""老嫩适中"的半固体状态,倒入备好的冷水盆中,浸泡3~7天,每日换新水数次,以去除火毒,然后放于阴凉通风处储存。临床使用时,用油灯将黑膏药烤化,滩涂于夹皮纸上,再混入不同的中药粉剂敷贴。黑膏药具有祛风除湿、温经散寒、活血通络、行气止痛的作用,主治各种痹症、劳损、亚健康疼痛等。

温江人口中的"黑膏药",多是指程跃儒老先生家族传承技术,因此也俗称"程膏药"。

1977年,20岁的周庆步入工作岗位,而引领他进入中医世界的,就是温江名老中医程跃儒。一开始,周庆并不想学习"程膏药"这一技艺,"看到师傅每天都很忙,我觉得这项工作太辛苦,就想干点儿轻松的。"周庆说。可渐渐的,周庆既看到了膏药的神奇功力,更被师傅温和谦逊、耐心负责的医德所感染,在日复一日的炼制膏药过程中,周庆耳濡目染,也渐渐喜欢上自己的工作。

赤诚炼丹心,薪火相传医者心

中华人民共和国成立伊始,包括医疗事业在内的各项社会事业百废待兴,老百姓看病难的问题亟待解决。1951 年,政府加强基层卫生建设,号召个体医生组建"联合诊所"。在此背景下,由 3 家诊所合并而成的"联合诊所"应运而生,这就是柳城街道社区卫生服务中心的前身。

1969 年,"联合诊所"正式落地温江区西大街 150 号,至今 52 年风雨兼程,从未易址。由于医疗条件有限,那时的"联合诊所"面积不到 900 平方米,员工加起来不超过 30 人,主要的诊疗服务也以中医药为主。彼时的程跃儒是诊所的"中流砥柱",在简易的中医诊疗室,油灯通明,照亮丹心。这年,风华正茂的温江本地居民杨孝贤时常到西大街 150 号的这家"联合诊所"找程跃儒老先生看病贴膏药,这样的习惯延续了 50 多年。如今,杨孝贤的孙女何女士 30 多岁,每次腰肩疼痛,来找周庆贴几张膏药已成为习惯。"我们家几代人都相信,老祖宗传下来的中医治疗方法错不了。"何女士说。

周庆 40 多年的从医生涯都在这里。每天上班,周庆来到诊疗室的第一件事,就是在盛放黑膏药的锅中倒入清油,点亮油灯。这口膏药锅和摊黑膏药的杆,其貌不扬,却已经在医院使用了 50 多年,从程跃儒老先生手中传到了周庆手中,而这些"老物件",即将传到第三代"黑膏药"传人手中。

乘风踏浪行,52 载健康使命

1978 年,改革开放拉开序幕,乘着这股东风,中国的基层医疗也迎来高速发展的阶段。改革开放四十余年,周庆从"程膏药"嫡传弟子逐渐成长为独挑大梁的中医技艺大师,如今周庆还带着徒弟,将"程膏药"这门中医技艺不断传承下去。

1994 年,温江县红十字医院在西大街 150 号挂牌,2002 年 5 月,温江撤县建区,温江县红十字医院改名为成都市温江区红十字医院。2005 年 3 月,周庆所在的医院整体转型为温江区柳城街道社区卫生服务中心。

如今,柳城街道社区卫生服务中心在医院各届党政领导班子的带领下,已经发展成集基本医疗、公共卫生、家庭医生团队服务于一体,中医药、全科诊疗特色服务兼具的公益性医疗卫生机构,占地3 000余平方米,建筑面积7 000余平方米,下设6个社区卫生服务站、2个校院门诊部和11个村卫生室,6个"规范化中医角"。中心服务42万常住人口,年门诊量20余万人次……。2020年,柳城街道社区卫生服务中心顺利通过四川省社区医院评审,挂牌四川省成都市温江区柳城社区医院,再次迈上发展的新台阶。

周庆虽然已经退休,但作为"程膏药"中医传统技艺传人,他被返聘回柳城街道社区卫生服务中心,继续"程膏药"的传承工作。随着基层医疗卫生事业的发展,如今周庆看病治疗的方法也不再单一,往往会结合熏蒸、理疗、针灸、微波等多种中医手段,为患者提供更优质的服务。周庆说,如今基层的医疗水平越来越高,能解决老百姓更多的健康需求,而世代相传的医者仁心,更是守护老百姓健康的"灵魂"。

（作者:四川省成都市温江区柳城街道社区卫生服务中心 袁辉 廖茂华 《健康报》驻地记者 喻文苏）

巨　变

——山区卫生院的发展记忆

下班近 1 个小时了。伴随着"呜、呜、呜……"急促的警报声,一辆救护车停靠在急诊科楼前,警报声戛然而止。早已等候在急诊科楼前的医护人员娴熟地从车上抬下一位戴着呼吸面罩,面色苍白,身上多处被包扎,不断发出痛苦呻吟声的重伤患者,直奔抢救室……

19:26……,20:43……,21:52……,手术室门终于打开。主治医师告诉焦急等候的家属:"手术很成功,病人已经脱离生命危险,但还需要转到重症病房继续治疗。"

在住院部的走廊上,我见到刚才的手术医师巫水周院长。

"院长,这样的急救经常遇到吗?"

"医院就是治病救人的地方,这样的情况天天都有,我们已经习以为常了。"

"这么危重的患者你们卫生院也敢接?"

"群众信任我们医院的医疗技术,我们不会辜负群众的信任与支持。"

谁曾想到,为了山区人民群众的健康,广东省河源市龙川县老隆镇卫生院的医护人员付出了多少汗水,卫生院经历了怎样的蜕变。

一面党旗作引领

龙川县老隆镇卫生院,始建于 1969 年,1986 年进行扩建,仅设置一间门诊部,没有住院病房,业务用房不足 300 平方米。设备仅有听诊器、体温计、血压计"老三样",业务只能开展一般门诊诊疗和预防接种。在岗职工

50多人,年业务收入不足50万元,常年负债,员工福利待遇差,人心涣散,卫生院拖了全县卫生系统的后腿。群众投诉多,职工意见大。

2008年,县卫健局、老隆镇党委选拔有改革闯劲儿的巫水周担任卫生院党支部书记、院长。他带领新一届院领导班子,开展"党员亮身份,党员做表率"活动,成立科室党小组,挑选想干事,有魄力的人才担任科室负责人。深入开展了"我为医院谋发展"大讨论,广泛征集意见,聘用人才,策划业务技术攻坚。班子成员挂科室,科室负责同志包业务攻坚,包村居服务,层层签订"责任状",层层压实责任,营造出"我是医院人,我为医院干"的积极氛围。卫生院先后多方筹集资金,投入近5 000万元,新增购置了DR、CR、进口彩色多普勒超声诊断仪、16排螺旋CT、全自动生化仪、血球仪、心电监护仪、手术器械、救护车等先进医疗设备。改造完成了发热诊室、公共卫生服务中心、数字化预防接种门诊、儿童保健室、家庭医生签约室,全新打造口腔中心、中医馆、尘肺康复站等科室,医疗保障能力全面加强。2010年,县域发展布局调整,附近城镇卫生院并入老隆镇卫生院,队伍进一步壮大,面对的困难也更大。医院班子多方考察,深入调查研究,扩增服务点,开设住院部,填补了开发区无公立医院的空白。2018年,卫生院再投资近3 000万元,新建住院部大楼,业务用房从4 000多平方米增加到1.5万平方米,设置病床298张,改造原住院部大楼为公共卫生服务中心。

事业要发展,人才是关键。卫生院内引外联,提升自己的服务质量与水平。在深圳市宝安区中医院的大力帮扶下,水坑门诊部联合设立了中医馆。定期邀请合作医院的专家指导授课,选派技术骨干到合作医院进修学习,加强技术交流,加大学科共建。2010年以来,卫生院先后培养了大批医疗技术骨干,其中1名主任医院、副主任医师8名,副主任护师6名,主治医师15名,主管护理师15名,全科医师26名,初步建立了初、中、高级的专业技术人才梯队,新设立了骨伤科、康复科、肛肠科、碎石科等重点特色专科,奠定了卫生院事业发展的根基。2020年,卫生院被广东省基层卫生协会遴选为基层培训基地,率先在全市通过国家优质服务基层行推荐标准,实现了

"小病不出镇"的目标。

一面锦旗显担当

走进卫生院展览室,一面面奖牌和锦旗挂满展厅,一座座奖杯摆满展柜。"这里每一面奖牌、每一面锦旗、每一座奖杯都有一个令人动容的故事。"讲解员说到。卫生院连续 10 年被县卫健局和镇党委政府评为"先进单位";讲解员指着一面印有"妙手回春"的锦旗说道:"这是一个重症肺炎患者,因经济困难放弃去大医院治疗,而被我院抢救成功,挽回生命的老人送来的"。

落实基本公共卫生服务是基层卫生院的重要职责与担当。老隆镇卫生院承担着为辖区 30 万群众提供基本公共卫生服务的任务,人口基数大,服务范围广,任务非常艰巨。多年来,医院将十四项公共卫生工作逐一分解到对应科室,签订目标责任书。对 65 岁以上老人免费体检,对孕产妇、0~7 岁儿童及重症精神病患者进行专项管理,对重点人群每年随访 4 次以上。2020 年,建立免费居民电子建档 10.8 万份,建档率达到 86%,远超国家规范化电子建档率标准;签约家庭医生 3.2 万余户。工作期间,医务人员走村串户,挨家挨户宣传公共卫生知识,开展基本公共卫生服务。遇到行动不便的老人或者精神病患者常常要每周探访,工作量大,有时候还要承受种种委屈,但他们始终没有退缩,没有放弃,一如既往,努力地实现群众"少发病、少发大病、晚得病"的健康管理目标,赢得了群众的高度赞誉。2010 年以来,卫生院医疗纠纷为零。2020 年,卫生院住院患者 8 675 人次,门急诊 20.3 万人次,业务收入突破 6 000 多万元,员工福利逐年增加,幸福指数不断提高,在编职工工资达到县级医院的水平,退休职工足额发放工资;创建了"先进职工工会之家"。2016 年,老隆镇卫生院被国家卫生计生委评为"全国群众满意乡镇卫生院";先后涌现出"广东医生"袁国伟;河源市"劳动模范"、市卫生系统"优秀共产党员"、"河源市好医生"巫水周;河源市"最美医师"邹群光;河源市"十佳最美护士"钟丽娟;广东省"三支一扶"先进工作者;河源市抗疫"先进个人"廖彩霞等一批先进典型。

疫情就是命令,防控就是责任。新冠肺炎疫情以来,老隆镇卫生院主动承担县疫情防控隔离点的防控任务,2020年大年初一下午17:00,党支部书记巫水周带领班子成员和12名卫生院党员突击队医的护人员进驻隔离点,冒着严寒和大雨,组织开展消杀工作,安装床位,做好隔离和救治准备。第二天凌晨3:00,第一批来自湖北的密切接触的返乡人员被收治到隔离点。卫生院深入基层网格化疫情防控工作,发挥家庭医生签服务的优势,成立居家隔离监测、网格化排查、重点人群关爱等党员先锋队,派出志愿者近800多人次,深入29个村居社区开展疫情防控工作,筑牢了辖区疫情防控的第一道防线,得到党委政府的充分肯定。

龙川县老隆镇卫生院的跨越式发展,是习近平总书记"没有人民的健康,就没有全面的小康"重要指示的生动实践,是保健康、促小康的生动写照。

(作者:广东省河源市龙川县老隆镇卫生院 曾国谦)

湖南省涟源市桥头河镇中心卫生院
建院五十五年发展纪实

发际——"沉舟侧畔千帆过,病树前头万木春"

1966年9月,湖南省涟源县人民政府卫生科贯彻毛主席"六二六指示",撤销桥头河区卫生所,占用桥头河公社卫生院的房屋,拨款5 000元,抽调县人民医院骨干医务人员10名、市人民医院医生1名,建立涟源县第一所农村地区医院,这所医院便是如今涟源市桥头河镇中心卫生院(以下简称"桥医")的前身。

如今,桥医成为涟源唯一一所二级综合医院,医疗用房面积达12 000多平方米,拥有床位246余张,职工180余名。2021年7月1日,中国共产党成立100周年。桥医也将迎来了她的55岁生日。55年来,桥医人始终坚持"一切以病人为中心"的服务理念,以解决人民群众"看病难、看病贵"的问题为导向,以"为人民服务"为宗旨,强基础、抓改革、谋发展,促进了涟源市卫生健康事业的飞速发展,尽最大努力满足人民对美好生活的需求,提高人民健康水平、促进人民健康发展,为新时代"健康中国"建设贡献力量。

昨日的"低矮平房"已经换成了一栋又一栋的设计科学、功能完备的住院大楼,全新的就医环境和服务理念,使现代化服务和人性化关怀的宗旨得到充分的体现。

发展——"大鹏一日同风起,扶摇直上九万里"

桥医的发展史,就是一部鲜活的奋斗史。1966年9月开创的当地第一所农村地区医院,设住院病房、门诊部、药房、护理部、行政后勤,外线等 6 个组,拥有病床 24 张,显微镜 1 台,有职工 18 人,在人员不配套、设备简陋、诸方面条件差的情况下,开拓业务。

1970 年 8 月,涟源县革命委员会卫生组批准医院选址新建,投资 7.5 万元,征地 18.22 亩,破土动工。1971 年 5 月竣工,总建筑面积 2 818 平方米(生产用房 1 940 平方米),同年 6 月迁居新址。

1980—1985 年,医院自筹资金,相继新建放射科、职工宿舍、消毒供应室、浴室、洗衣间等,建筑面积 1 627 平方米,总投资 12 万元。1985 年涟源县卫生局批准新建门诊大楼 2 320 平方米,投资 17 万元,自筹 16 万元。同年冬季动工,1987 年 5 月正式交付使用。

1996 年以前,医院职工还住危房里,在为解决职工宿舍紧张,新建了职工宿舍一栋。2000 年,原来的桥头河区医院改名为涟源市第三人民医院,2004 年启动新型农村合作医疗,新型农村合作医疗垫付制医院正式挂牌。

2003 年,卫生院实行计算机管理。

2005 年,卫生院新建 3 层的住院楼,占地面积 2 594 平方米,总投资 130 万元。分科更为精细。

2007 年,新建 6 层的综合楼,一层为食堂、档案室、工会活动室、消毒供应室、二至五层为职工宿舍,占地面积 3 330 平方米,投入资金 250 万。

2008 年,是医院历史发展的转折点,也是继往开来的一年。时任常务副省长于来山亲临医院指导,充分肯定了医院已取得的各项成绩,关心医院的各项建设,同时对医院今后的发展提出了更高的要求。

2012 年 9 月 25 日,总投资 1 200 万元的 5 层新住院大楼建成并投入使用,新住院大楼配备了中心供氧和传呼系统、安装了空调和电梯、配备了高标准的手术室 3 间,可同时进行多台手术,成为当时湘中地区一流的住院大楼,为周边 30 余万人口提供更加方便、舒适、高效、廉价的基本医疗服务。开放床位 160 余张,开设有内科、外科、骨科、儿科、妇科、产科、中医科、五官科、理疗科等 20 余个临床科室,医技人员增加到 150 人,添置有 CT 机、CR

机、500mA X 线机、彩色多普勒超声诊断仪、全自动血液分析仪、全自动生化分析仪、麻醉机、心电监护仪、母婴监护仪、新生儿恒温箱等近 200 万元的现代化医疗设备。年业务总收入突破 1 200 万元,年接诊门诊病人超 4 万人次,住院病人近 7 000 人次。

2015 年评为全省示范乡镇卫生院。2015 年全院全年业务收入 19 336 543 元,比 2014 同期增加了 2 816 038 元,增长率 17%。全年住院、门诊病人总数达到 5 万人次。

2016 年 9 月,被评为群众满意乡镇卫生院、院长李斌被评为全国优秀乡镇卫生院院长。

2017 年 4 月 1 日,为全面规范管理"慢性病",医院成立涟源市第一个慢性病管理治疗中心。同时,按"小病不出乡、大病不出县"的原则,开展"分级诊疗"。设立分级诊疗办公室,专人负责慢性病人的转诊和接诊,对接转诊医院接诊患者。

2017 年 12 月 26 日,桥头河镇中心卫生院牵头,联合七星街镇中心卫生院、渡头塘镇卫生院、桥头河矿区社区卫生服务中心等 3 家乡镇卫生院,组建了涟源市北部医共体。医共体上联娄底市第一人民医院成立娄底市第一个医疗联盟。

2018 年全年业务收入超过 3 000 万元。

2019 年 12 月 13 日,成功创建涟源市第一个二级综合医院。2020 年 9 月,院长李斌再次被评为全国优秀乡镇卫生院院长。

联合——"一朝天倾孙刘家,知音互话盟结佳"

2015 年,医院率先在娄底市的乡镇卫生院中,开展"医联体"服务模式,开始了与娄底市第一人民医院全面合作。2017 年 12 月 26 日,经过李斌院长 2 年多时间的多方奔走和不懈努力,娄底市首个医联体在桥头河镇中心卫生院正式成立,在医联体内以人才共享、技术支持、检查互认、处方流动、服务衔接等为纽带进行合作,建立了资源共享、分工协作的管理模式,推动卫生院踏上了快速发展之路。并率先在基层卫生院中成立远程医学会诊中心,与中南大学湘雅三医院、娄底市第一人民医院进行远程会诊、教学、影像、心电、检验及动态血压检测等,有效地解决了阻碍卫生院发展的"短板"。新成立的急诊科,更是与娄底市一人民医院急救中心实行医疗联动,为人民群众的健康保驾护航。

对外,想方设法引来优质资源下沉,实现技术提升。在上级主管部门的支持下,引进了 CT、DR、四维彩色多普勒超声诊断仪、全自动生化仪等大型医疗设备,并聘请娄底市第一人民医院的专家长期到卫生院坐诊和查房,其他业务科室主任和业务骨干轮流到院指导工作,使医院的医疗服务质量大幅提升。

对内,千方百计抓好人才培养和管理机制改革,通过"请进来、送出去"的培养模式,先后派出科主任、护士长、科室业务骨干人去娄底市第一人民医院进修学习,人才梯队建设日趋完善。管理机制改革以服务、质量及安全为主要抓手,制定了卫生院绩效分配制度,并每周进行业务培训考核。针对卫生院的执业结构,出台了执业医师考试奖励政策,3 年时间,执业医师(助理医师)增加近 30 人。

一分耕耘,一分收获。桥医人全身心的付出让桥头河镇中心卫生院医疗服务能力明显提升,群众也越来越多的能享受到更好、更便捷的医疗卫生服务。医院在完成基本公共卫生项目的基础上,增加"自选动作",探索性开展"医联快车进农家"义诊活动,对建档立卡的贫困户和慢性病患者进行免费的疾病筛查及体检,得到了辖区内百姓的认可。

目前,医院年住院人次上升到 1 万多人次,年门诊量超过 5 万人次。因药品质量管理方面工作出色,被湖南省卫生厅列为全省 23 个基层单位专家成员参加湖南省基本药物规格剂型选定工作、原国家卫生计生委员会基层人才调研单位。两次被评为"全国群众最满意乡镇卫生院"。

(作者:湖南省涟源市桥头河镇中心卫生院 李斌)

中国农村卫生协会发展中的故事

中国农村卫生协会(以下简称"协会")成立于1986年8月,迄今已走过了35年的历程。其中有许多精彩的故事,值得铭记。

不忘初心使命,开创协会新纪元

自20世纪80年代张自宽离任卫生部医政司司长后,他离而不休,萌生了创办协会的想法。几经努力奔波,得到了原卫生部主管领导的支持。于是,这位老司长满腔热忱地投入到紧张地组织和筹建中。当中国农村卫生协会成立大会暨第一次会员代表会议在山东省烟台市落下帷幕时,他如愿以偿,脸上绽放着笑容。他当选为第一届理事会副会长,从此开创了协会新纪元。

1993—1998年,协会开始走向自主经营、自我发展之路。5年中,协会积极参与农村卫生改革和建设,发挥参谋、助手的作用,围绕"一个目标"做了三件事。"一个目标"指:坚持和完善农村卫生事业的"三根支柱"——合作医疗制度、乡村医生队伍、县乡村三级医疗卫生服务网。"三件事"具体如下。

其一,组织专家学者对我国农村卫生工作基本制度进行广泛深入的调查研究和科学论证,写出了一系列论文,并提出许多建设性意见。其中,"应把合作医疗、乡村医生和农村三级医疗卫生服务网作为我国农村卫生服务体系三根支柱的建议"等,被纳入1997年印发的《中共中央、国务院关于卫生改革与发展的决定》之中,后来"三根支柱"又被称为解决农村缺医少药问题的"三件法宝"。

其二,配合卫生行政部门,加强对农村基层卫生组织和农村卫生人员的管理,巩固乡村医生及集体卫生人员队伍。影响较大的是1993年、1998年,在卫生部的领导下,由协会牵头,联合卫生部医政司、妇幼卫生司、国家中医药管理局医政司和健康报社,开展了两次评选和表彰全国优秀乡村医生活动,这是中华人民共和国成立以来的创举。共有 202 名模范乡村医生和8 000 多名优秀乡村医生受到表彰;1996 年协会对在积极参与农村卫生改革和建设,开展业务培训和学术活动,维护会员的合法权益等方面,取得突出成效和经验的 242 个全国先进县(市)协会,进行表彰。

其三,广泛开展学术交流和专业培训工作,提高农村卫生人员的技术水平和业务素质。为此,创办了《中国乡村医药》杂志。

在庆祝中国农村卫生协会成立十周年会上,原卫生部王陇德副部长在贺词中写道:"中国农村卫生协会成立十年来,协助卫生行政部门做了大量的工作,而且卓有成效。"

自 20 世纪 90 年代初,协会抓住对外开放的机遇,加强了与国际农村卫生协会间的交流与合作。于 1991 年 11 月在北京召开了第十一届国际农村医学大会。为提升中国农村卫生在亚洲的影响力,1999 年 11 月协会在广州成功主办了第八届亚洲农村医学大会,张自宽会长当选为亚洲农村医学会主席。之后,时任卫生部副部长的殷大奎、协会会长张自宽等会见了日本农村医学会代表团。不久后,协会派出代表团考察日本农村医院,并派遣100 多名从事农村(基层)医疗卫生的研修生赴日本农协所属医院研修。为中华人民共和国成立以来农村卫生人员有组织地出国进修开了先河。

心系农村卫生 情系农民

作为协会第四、五届理事会会长的朱庆生,医生出身,曾任卫生部副部长。2005 年,朱庆生当选为中国农村卫生协会第四届理事会会长后,仍关注并延续在卫生部负责的一些工作,并协助卫生部农村卫生管理司开展农村卫生重点工作。他心系农村医疗卫生,情系农民。积极推进"新农合",为农村卫生办实事,令人难忘。

在"新农合"推进的早期,为总结经验,回应社会关切的热点,突破"新农合"实施过程中的难点,协会每年举办一次"新型农村合作医疗与农村卫生服务发展论坛"。论坛通过专家专题讲授,代表交流先进经验,群策群力研究解决"新农合"制度实施过程中基层面临的实际问题。2006 年协会在内蒙古自治区呼和浩特市举办了"新农合"与农村卫生服务发展论坛,与会代表 600 余人,会议就门诊统筹费怎么合理划分找到了路径和方法。

朱庆生倡导为 8 亿多农民提供更好的医疗卫生服务的愿望,随着新型农村合作医疗制度的建立和分级诊疗制度的深化逐步实现,他为此深感欣慰。

朱庆生任协会会长期间,还注重加强与国际间的交流与合作。自 2011 年起,协会与北京市朝阳区安贞卫生人才培训中心等单位,合作承接了商务部援非基层医生培训项目。每期为时 28 天,共办 7 期。2013 年,协会继续承接国家商务部援外培训任务,开展对非洲国家卫生人员的培训,合作各方圆满完成了一期"非洲国家乡村卫生人员培训班"。这是中国农村卫生协会第五次承接非洲援外培训任务。

2005—2010 年,协会协助卫生部在全国范围内开展评选表彰"全国优秀乡村医生"活动,并作为评委会成员单位之一,负责初审受表彰人员材料、筹备表彰会、编印《乡村医生风采录》书稿等工作。评选出的"全国优秀乡村医生"的优秀代表应邀到人民大会堂,受到中央领导和卫生部领导的接见。一位受表彰的乡村医生激动地说:"我来到人民大会堂,受到中央领导同志的接见,十分荣幸,终身难忘! 我将以此为动力,全心全意地为偏远地区农民服务。即使翻山越岭,再苦再难,也要为农民上门送医送药。"

2009 年,协会举办了"首届全国女乡村医生培训班"。本期学员 150 名,分别来自河北、山西、内蒙古三省(自治区)的 25 个地区、124 个县(区)的 150 个行政村,并在京进行为期 30 天的临床业务技能培训。有一位来自内蒙古自治区偏远地区的女乡村医生说,培训后,业务技能有了很大地提高,回去后要更好地为家乡父老乡亲们提供更好地医疗卫生服务。

调研接"地气"架"高桥"

2014年,为了解"新医改"5年后基层的情况,协会开展了乡镇卫生院改革状况调研。内容涉及乡镇卫生院的补偿、运行、服务量及医疗费用等。通过现场访谈和调查问卷的形式共收集了安徽、四川、江西3省共13个县的相关数据和情况,总结农村医改工作取得的成绩,列出了其中存在的问题,并形成书面报告,就如何提高乡镇卫生院绩效管理提出了10点建议。

这一年,为了弄清乡村医生的情况,协会组织开展了对乡村医生的全国性抽样调查。采取问卷和集中访谈的形式,共调查了7个省14个县,共收回有效问卷731份。问卷内容包括本县农村人口数、乡村医生人数、公共卫生下拨经费等基本情况,乡村医生个人工作收入、养老保障和需求方面及所在卫生室的设备与服务能力等问题,经过认真分析,形成了《中国乡村医生现状与需求调研报告》,报送国家卫生计生委有关部门。

发扬光大 新时代、新发展

协会第六届理事会继续做好传承和发展,以党的政策为指引,以会员需求为导向,着力开展协会有影响力活动。在保基本、强基层、建机制建设,为农村医疗卫生机构和医务人员服务,为农村居民健康服务,促进农村卫生事业发展中作出了积极贡献。

2020年9月协会进行了换届选举,产生了第七届理事会。第七届理事会是承前启后,继往开来的新一届,协会乘势而上,新时代、新发展,确立的指导思想:以习近平新时代中国特色社会主义思想为指导,以《中华人民共和国基本医疗卫生和健康促进法》为准则,以乡村振兴和健康中国战略为重点,坚持党的领导,坚持以人民健康为中心,发挥行业协会管理职能,团结社会各界力量,带领广大农村医疗卫生工作者和医疗卫生机构,为我国农村卫生事业的发展和农村居民健康的改善贡献力量。

协会确定的工作思路：以县域卫生为范围，以深化改革为动力，以制定和实施管理规范、技术标准为重点，以固网赋能强基为基础，以绩效评价、技术评估为杠杆，以研究交流、资源整合、评优树标为手段，推动初级卫生保健全面深入发展，助力健康乡村建设，推动健康中国建设。长江破浪会有时，协会的明天更美好！

（作者：中国农村卫生协会）

一本杂志两代人，三十余年基层医疗卫生情

在《中国社区医师》杂志社摆放着这样一幅字，内容是：衷心祝贺《中国乡村医生》杂志创刊，希望能在系统提高乡村医生素质和技术方面作出贡献。落款是陈敏章，八五年四月。

这幅题词是1985年《中国乡村医生》杂志（现《中国社区医师》杂志）创刊之际，卫生部原部长陈敏章先生所题。时值我国基层医疗卫生事业改革探索之初，农村三级卫生服务网络蓬勃发展之际，但作为服务亿万农村居民的"主力军"——大部分乡村医生未受过正规教育，基础理论薄弱，而经济体制改革对农村卫生工作又提出了新的要求：农村卫生事业必须尽快发展，乡村医生水平要尽快提高。正是在这样的时代要求下，带着一份嘱托与使命，一本小小的杂志开启了她扎根乡村，深耕基层，立志为百万基层医疗卫生工作者服务的征程。

但行前路，无问西东。在此后的三十余年里，杂志秉着这颗初心默默前行，杂志的足迹遍布全国各地，从青藏高原雪山脚下到南海沿岸小岛渔村，从城市社区到边陲卫生室，只要邮局能到的地方，都有杂志的读者。在诊室摆放一本《中国社区医师》杂志，成为无数基层医生的荣耀。

三十余年传播路，很多读者从创刊之初便一直追随，更有两代传递订阅者，他们都是默默奋战在一线的基层医疗卫生工作者。这三十余年来杂志陪伴他们一起成长、发展，更从他们身上，见证了我国基层医疗卫生事业翻天覆地的变化。

田间地头奔波的"赤脚医生"，一代人的坚守

今年48岁的刘立红是安徽省宿松县孚玉镇大河村卫生室的一名全科

医生，自从1998年正式进入乡村医生行业，迄今已有23年。但他与《中国社区医师》杂志相识却有三十余年了，这份缘分源于他的父亲，一位老"赤脚医生"。

那时，只有十几岁的刘立红看到父亲的药柜子旁经常放着一摞《中国乡村医生》杂志，有些已经被翻得破损了。在当时，对于父亲来说，那是他了解外边医学世界，获取医学知识的宝贵通道。

"八十年代，农村经济落后，缺医少药。父亲是初中肄业，在当时算是'有文化'的人，担任过一段时间生产队的会计，那个时候由于医药卫生条件的匮乏，疟疾、血吸虫等传染病很多，父亲需要义务为村民发放治疗疟疾的药物。我还记得经常有村民高烧，于是来找父亲拿药，父亲就从柜子里拿出一个大玻璃瓶，取出几颗大药片告诉他们如何服用，也有咳嗽的、拉肚子的……还要为村民经常肌内注射一些药物，那时注射器都是玻璃的，每次注射前父亲都要用开水蒸煮消毒。干农活之余，父亲还经常要上门为一些生病了不能起床的村民治疗，如果县里防疫站来人防疫，父亲还要带着他们挨家挨户去为村民采血和注射疫苗。有时候父亲为了方便给人看病，会背着药箱子去下地干活，能随时背起箱子就走。因为父亲没有受过系统的医学教育培训，很多医学理论知识欠缺，诊疗技术更需要提高，有一次去县里学习的时候，听到有人说起《中国乡村医生》杂志特别适合他们学习阅读，就开始订阅了。以后每遇到一些问题或者疑难之处，父亲总是爱翻翻杂志，晚上睡前也喜欢拿着看，有时候还在煤油灯下记笔记，一些杂志都被翻得不得不用订书机重新装订。"回顾与《中国社区医师》杂志的缘分，也勾起了刘立红对父亲以及那个时代的怀念。

谈及自己学医的初衷，他说："在那样简陋与艰苦的条件下，父亲用他的执着与善良为我们当地村民的健康默默奉献了一生。很多患者经过父亲的治疗而康复，我感受到患者的喜悦和感激之情，以及对父亲的崇拜之情，因此从小我就对医学充满了浓厚的兴趣。我上学识字以后，最早接触的就是家里的这些医书和杂志，这也许正是我后来选择从医之路的原因。"

刘立红父亲的经历是那个时代千千万万个"赤脚医生"的缩影,奔波在田间地头的他们为我国初级卫生保健事业的发展作出了不可磨灭的贡献。受这份长在泥土里的坚守与信念的影响,刘立红坚定地从父亲手中接下了这个重任。

从乡村医生到全科医生,见证蝶变

1994年从医专毕业,在中医院进修完,刘立红参加了全省组织的"乡村医生从业资格"考试,通过后领取了"乡村医生执业证",1998年下半年正式进入当地村卫生室成为一名乡村医生,开始为村民健康服务。"当时对所学医学知识缺乏系统理解,临床工作经验更谈不上。幸亏《中国乡村医生》杂志一直陪伴着我,只要一有空我就翻翻杂志,有些知识还特别摘抄下来,做成笔记。受地域条件影响,我们这里患腰腿痛、风湿性关节炎的人较多,我从杂志上吸取《临床经验谈》《病例报道》《验方集锦》中的精华,自己制定了一整套系统的针灸、推拿、药物、康复训练方案,治愈了一大批的患者。正是在《中国乡村医生》杂志的帮助下,我受到了当地民众的广泛赞誉和尊重。"谈到自己从业路上的成长,刘立红坦言与杂志分不开,"2001年《中国乡村医生》杂志更名为《中国社区医师》杂志,这是顺应农村基层卫生服务体系的转型和发展,杂志的内容也更加丰富,特别是一些新闻政策的报道与解读,让我及时了解到我们国家未来基层医疗卫生发展的方向,以及对我们基层医生的要求,正是那个时候,我意识到自己也要提高、要转型,正好杂志推出了执业(助理)医师考试辅导栏目,我决定跟着杂志学习。"

此后,在《中国社区医师》杂志的陪伴下,通过不懈努力,刘立红先是考取了执业助理医师资格,进一步考取了执业中药师资格,再考取了执业医师资格、全科医生资格。2019年,《中华人民共和国中医药法》颁布后,刘立红又紧跟形势取得了中医医术确有专长医师资格证,并且在2020年疫情期间,通过《中国社区医师》杂志举办的"中医医术确有专长医师资格考核经验分享"线上直播栏目与全国各地的读者分享经验,交流心得。长期的杂志订阅和学习，也让刘立红爱上了写作，时常把自己临床中积累的宝贵经验和方法写出来发表在杂志上与读者分享，让更多的人受益。

作为一名全科医生，他以可靠的能力和热情的服务赢得了村民们的信赖，成了他们值得信赖的健康"守门人"。近年来，他先后荣获"县、市级好人"的荣誉称号，是"中华人民共和国成立 70 周年安庆市卫生健康系统先进事迹报告团"成员中唯一的乡村医生，2019 年更是荣获了全国"百姓满意的乡村医生"荣誉称号。

刘立红感慨地说："从父亲那一代的'赤脚医生'到我们这一代的全科医生，这条路我们走了近五十年，一路变革，唯一不变的是我们服务村民的心。无论是在缺医少药的年代，在'非典'时期，还是在新冠肺炎疫情暴发时，我们一直都是保护村民健康的第一道防线。"

从父亲手中扛过一份责任，到独自撑起一片天空，刘立红完成了从"乡村医生"到"全科医生"的蜕变，见证了我国农村医疗卫生事业蓬勃发展的伟大历程，也见证了《中国社区医师》杂志与时俱进的历史变迁。他说："我只是我国百万乡村医生队伍中普通的一员，我的成长也说明了我们乡村医生队伍的整体素质和执业资质都在提高。"

三十余年初心不改，甘做基层"铺路人"

回顾我国基层医疗卫生事业发展的 70 余年，那是一部波澜壮阔的改革创拓史，更是无数基层人一步一步的蜕变史。从创刊到现在三十余年，《中国社区医师》杂志有幸见证了她的后半程，更有幸陪伴数万基层读者一路前行。

"在系统提高乡村医生素质和技术方面作出贡献"，背负着这份嘱托，《中国社区医师》杂志从未敢懈怠。尽管随着基层医疗卫生的发展，很多乡村医生已经变成全科医生，杂志读者也遍布整个基层医生群体，但为基层服务的初心一直从未改变过。因为我们深知这是一份责任，更是一份信任，我们深知每一本杂志的面前都有一位满怀期待的读者，而每一位读者的背后都有无数需要她来守护健康的居民。这些年,为了满足读者需求,我们拓宽传播渠道,从纸媒到新媒体再到全媒体,通过文字、图片、视频、会议,把国家最新的医疗卫生政策及时传播出去,把临床实用的医疗技术传递出去,把规范的健康知识发布出去。坚守基层三十余年,这是一个基层专业医学媒体的责任与情怀。

初心如磐,不辱使命。《中国社区医师》杂志将继续在基层医疗卫生事业这片沃土中深耕,并见证她更辉煌的未来。

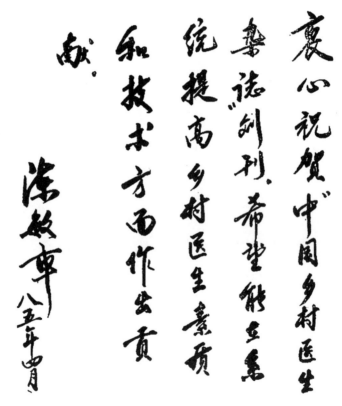

陈敏章为《中国乡村医生》杂志(现《中国社区医师》杂志)题字

(作者:《中国社区医师》杂志编辑 陆慧)

150 位女乡村医生来到北京

我们始终忘不了那 150 位来自偏远地区的女乡村医生。

2009 年,她们身穿不同的服装、讲着不同的方言,风尘仆仆地从全国各地来到首都北京,参加中国农村卫生协会组织的首届全国女乡村医生培训项目。

那时,我国有近百万乡村医生,其中有 30 万女乡村医生。除了日常的诊疗服务外,还承担着母婴保健的工作:村子里谁家媳妇怀孕了,得提醒她们生产前定期检查,得动员她们去正规的医院生产;谁家刚生了娃,得关心"坐月子"期间母子是否健康,孩子是否有奶吃,产后恢复得如何……

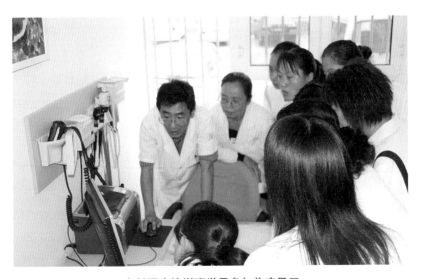

乡村医生培训班学员参加临床见习

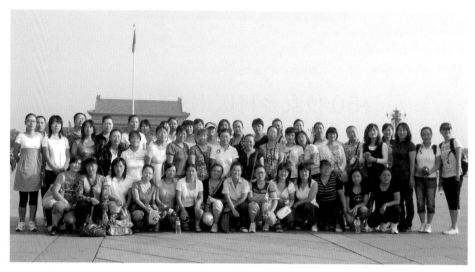

乡村医生培训班学员在天安门广场合影

这些母婴保健工作,女乡村医生做起来更方便,也更容易让村里的孕产妇接受。但如何落实农村地区的各项妇女儿童健康政策,如何进一步提高业务技能,是女乡村医生,尤其是欠发达地区及偏远山区的女乡村医生迫切需要的。

带着兴奋与忐忑,她们来参加培训班

脱产 1 个月,离开家庭、孩子,没有收入,不知道能学到什么,对未来是否有帮助……这些由当地卫生行政主管部门筛选、推荐的首期培训班 50 位优秀女乡村医生,带着兴奋、希望和忐忑来到了北京。

学员入住的当晚,就进行了入学摸底考试。尽管早有心理准备,但在看到收回来的卷子平均只有 54.27 分时,作为主办方的我们心里还是有些发凉。面对充满渴望与羞涩的目光,如何在 1 个月内传授她们最应掌握的知识、诊疗过程中最有用的技能,帮助她们打一个漂亮的"翻身仗",交出一份满意的答卷,成了我们反复思考的问题。

我们根据教学时间、乡村医生现状、临床需求等,结合乡村医生培训大纲的要求,有针对性地对学员进行"三基"和实用技能培训。

我们选择了一批见习医院和授课师资,并在示教过程中对老师的授课内容、讲课方式、深浅程度、教学课件等进行现场点评,规范了教学。2009年,国家基本公共卫生服务项目开始实施,我们安排专家为学员们进行讲解,指导她们如何规范地对孕产妇和0~6岁儿童进行健康管理。

授课内容主要针对农村地区常见病、多发病的诊疗。理论课有内科、外科、妇产科、儿科、五官科、口腔科,以及中医、护理、常用药品知识、公共卫生等内容。见习课则分为临床、社区卫生服务、公共卫生等。其中,临床技能操作培训主要有清创缝合、换药、心肺复苏、气管插管、消毒隔离等。

在病房跟着老师查房时,学员们认真观察、不时提出问题。老师们认真答疑,还根据乡村医生们的要求讲了心电图的识别。学员们高兴地说,老师教的知识回去就能用。

根据学员提出的11个在工作中遇到的问题,当时的卫生部农村司相关负责人以"医改新形势下的乡村医生发展"为主题,与学员们进行面对面的交流,让学员们对政策有了更深的理解。《健康报》《中国妇女报》等媒体对这次面对面交流进行了报道。

培训班对学员的要求非常严格:在学习期间不能请假,不能中途退学,每天上午、下午和晚自习3次记考勤。周末是见习时间,1个月的培训期间只休息2天,学习强度很高,但每位学员们课上、课下都很遵守纪律,按时参加学习和各种活动。一位授课教师这样评价:"这批乡村医生专业水平比我们想象得要高,而且听课很认真,讲课时没有感到交流困难。"

在结业考试时,大家的平均成绩达到了88.57分,师生和主办方都感到收获颇丰。

"给我开启了一扇学习之窗"

培训期间发生的一些小故事,至今让我们记忆犹新。

在学员报到时,我们发现有一位来自河北的女乡村医生胖得有些不自然,经询问得知,她是怀孕7个月的准妈妈。为保证学员的身体健康,我们力劝她放弃培训,但她表示,自己要坚持学习到培训结束。

她是一位非常出色的学员,考试成绩很优秀,培训结束回家后1个多月,就生了一位健康的宝宝。

在参加了女乡村医生培训后,她还是一直坚持学习,考取了执业助理医师,并报考了执业医师。这些年,她还通过成人高考获得大专毕业证书,还考取了执业药师、健康管理师。

她说:"这么多年一直在努力,觉得很充实。"现在她仍然活跃在乡村医生的岗位上,承担着3 000多位村民的基本医疗和基本公共卫生服务。

还有一位来自内蒙古大草原的乡村医生,她听、说汉语还勉强可以,但是用汉字记笔记和考试就困难了。入学时她考了41分,急得直哭,但还是坚持着。

看着她用蒙古文认真记录的课堂笔记,我们都非常感动。每天她比别人用更多的时间学习,往往夜深人静时才恋恋不舍地回宿舍休息;清晨,她又伴着第一缕阳光来到教室。

功夫不负有心人,培训结束时的考试,她取得了70分的好成绩。现在,她依然行走于蒙古包之间,为牧民出诊、宣传健康知识。

在培训期间,学员们强烈要求到天安门看升旗。当国旗缓缓升起的时候,学员们淳朴的脸庞上流下了激动的热泪。

1个月的时间很快过去了,当送她们上火车的时候,我们彼此感到了深深的不舍。回家后,许多学员给我们来信表达了对这次学习的感念。

来自内蒙古自治区呼伦贝尔草原的苏秀丽写道:"这次培训不但让我们学到了知识,还开阔了视野,改变了观念。以前的培训学习好像给了我一碗充饥的饭,而这次培训却给了我一粒种子,给我开启了一扇学习之窗,明确了学习、工作的方向。"

来自山西省临汾市尧都区金殿镇的郭香平说:"我回到工作岗位后,时刻铭记着老师说的话,克服掉了很多毛病。这次培训给了我鼓舞,觉得当乡村医生很光荣。"

培训项目先后举办 3 期,共培训 150 位女乡村医生。当年来北京的女乡村医生姐妹们,我们知道你们仍然坚守在基层岗位上,为家乡父老乡亲们的健康努力奉献着。谢谢你们。

(作者:中国农村卫生协会原副会长兼秘书长　殷菁　中国农村卫生协会原培训部主任　丁小燕)

我所亲历的世界家庭医生组织
进入中国的前后

2021 年是世界家庭医生组织(WONCA)成立 49 周年,也是中国加入 WONCA 的 27 周年。在中国共产党迎来百年华诞的时刻,作为 WONCA 进入中国并促进我国全科医学发展的见证人,我为中华人民共和国在党的领导下取得的卫生事业发展的丰硕成果而感到由衷的自豪。

WONCA 进入中国之前:我国全科医学有两块"试验田"

我国近代史上的第一块具有全科医学和社区卫生服务性质的"试验田"始建于 20 世纪 20 年代的北平东城区。1923 年,北平协和医学院聘请美国医生兰安生担任公共卫生学教授,开启了中国预防医学的教学与实验活动。1925 年,他和协和医院的一些医生以北平市东城内一区为实验基地,成立了"京师警察厅试办公共卫生事务所",1928 年以后改称"北平市卫生局第一卫生事务所"(以下简称"一所"),著名的林巧稚、杨崇瑞等都参加过"一所"的工作,自 1925 年成立之日起,一所的医护人员就一直坚持为北平东城区的数万百姓提供长期的疾病诊治和健康管理服务,一直坚持到 1956年,才由于种种原因停业。为解决当地居民的疾病和健康问题,一所建立了三级医疗保健网。这个"网"的基层是地段保健,其次是一所医疗保健各科门诊,再次是合同医院。其中,地段保健主要由公共卫生护士通过家庭访视来实现,各科门诊医生通过诊疗来进行健康宣教,合同医院则承担住院病人的治疗,一旦病人出院,即由护士开展"家庭病床",进行床边护理和治疗。如此,既在很大程度上预防了疾病,也能让病人得到及时有效的治疗,同时节省了医疗成本。

多年来,一所的防治结合、预防为主、三级医疗保健网、家庭病床等精髓,并没有被遗忘。中华人民共和国成立以来,我国的卫生工作方针始终强调卫生工作要面向广大群众,强调防治结合、预防为主;城乡也都设有三级卫生保健网,其中,最基层一级——二十世纪五六十年代的农村"赤脚医生",更是曾一度将我国的基层医疗卫生工作推向世界前列,受到世界卫生组织的赞扬。

1985年,北京市东城区朝阳门医院(以下简称"朝阳门医院")率先进行了防保体制改革,率先提出了"家庭保健医生"这一概念,并在居民社区建立起社区卫生保健站(全科医疗站),提供"家庭病床"服务,以对家庭的医疗保健管理为抓手,实现了对居民精准连续有效全程地健康管理,被广大群众所认可,成为中华人民共和国最早的能够体现出全科医学理念的社区医院。中国的第二块全科医疗"试验田"由此开辟。

所有这些,都为WONCA进入中国奠定了深厚、滋润的土壤。

WONCA进入中国:撒下全科医学的种子

1986年,北京迎来几位尊贵的客人:WONCA时任会长——马来西亚的M.K.拉加库玛博士(以下简称"拉加库玛")、副会长——加拿大的党瑞博士和继任会长中国香港的李仲贤博士。他们应中华医学会之邀来到北京,作为WONCA的使者,目的是让中国了解全科医生的概念和全科医疗服务在国外取得的成效,接受并引入WONCA。

拉加库玛、李仲贤等一行拜访了北京医科大学和中国协和医科大学,称并未发现我国有全科医学模式。中华医学会时任秘书长王树岐得知此事后,将他们介绍到首都医科大学,时任校长徐群渊和教务长周东海(后任卫生部科教司副司长)向他们介绍了北京的全科医学模式。随后,两人找到时任北京卫生局副局长的李世绰(后任卫生部外事司司长)和李长明(后任卫生部基妇司司长),请他们向WONCA官员介绍情况,并陪同到东城区朝阳门医

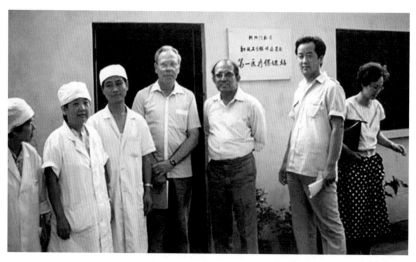

WONCA 拉加库玛等一行在朝阳门医院考察

院考察。通过亲眼所见,拉加库玛和李仲贤博士充分肯定了中国在卫生改革中发展初级卫生保健的做法。

拉加库玛、李仲贤等的到访,传播了 WONCA 的先进理念,在中国很多有识之士的心里撒下全科医学的种子,知道了在基层医院工作的医生不应该是专科医生,而应该是全科医生,要发展全科医学,要改革,要做基层老百姓所需要解决的事。中华医学会也立刻行动起来,使得全科医学从此在中国的大地生根发芽。1986 年和 1988 年,中国先后三次派代表参加"世界家庭医师组织"年会及亚太地区会议。1987 年,在马尼拉全科医学论坛上,中国代表还介绍了北京朝阳门医院家庭病床、家庭保健经验。

中国在全科医学方面的努力和探索,赢得了 WONCA 的关注和肯定。1988 年,世界卫生组织与东城区政府签订了"城区人群健康管理合作中心"合作协议,1988 年 9 月,WONCA 将全科医学模式引入中国。1989 年是具有纪念意义的一年:1 月,北京全科医生学会成立,并成为 WONCA 的准会员,李世绰任会长;5 月,朝阳门医院在两个居委会设立了全科医疗/初级卫生保健站,率先进行全科医生服务试点;10 月,首都医科大学全科医学培训中心成立,该校时任校长徐群渊任主任;11月,在李仲贤的热心支持下,在北京召开了第一届国际全科医学学术会议;会后,世界家庭组织制定出对我国全科医学发展援助计划,并申请到加拿大国际发展局的援助基金。1991年,首都医科大学成立了社区医学教研室,顾湲教授进入中国香港大学进修半年;1992年,英国皇家医学院全科医生学院开始接受中国学生到英国参加全科医学培训,北京全科医生学会委派朝阳门医院黄宇新医生前往学习;应英国皇家医学院邀请,朝阳门医院院长王炜到英国进行考察……中国最早的一批(约十余人)全科医生、全科医学研究者和实践者陆续诞生。1993年,中华医学会正式成立全科医学分会,时任常务副会长曹泽毅任全科医学分会会长。1994年,中国成为WONCA的正式成员国之后,他们一些人成为研究、实践和推动全科医学的中坚力量。

全科医学引入我国,无论对整个中国,还是世界,都具有重大意义。

全科医学服务在北京东城区开花结果

1988年9月7日,美国凯洛克基金会国际卫生项目代表团来北京市东城区朝阳门医院考察保健部工作。"朝阳门医院拐棒卫生站联合防治站"于1986年12月25日成立,当时作为辖区卫生保健的基本单元,负责辖区居民的医疗、保健等工作,里面的工作人员,也就是现在我们大家所熟知的家庭医生,经过医学模式的演变和医疗卫生体制改革的不断深化,出现在社区卫生服务机构的全科医生、家庭医生,以签约服务的方式保障辖区居民的家庭健康,做到连续、全程的医疗和保健服务。

在朝阳门医院的辖区里,住着被誉为"汉语拼音之父"的中国著名的语言学家——周有光先生,他和家人早在1995年开始便与朝阳门医院签署了《家庭医生健康承诺书》,龚广才医生成为周老的第一位家庭医生,并且逐渐成为一对好朋友。签约后周老先生给远在加拿大的儿子打电话,欣喜地说:"我们在中国也享受到家庭医生式服务了,你不用担心我和你母亲的健康了。"从此,周老接受朝阳门医院提供的家庭医生式服务长达20多年,一直到 2017 年去世,享年 111 岁。

　　作为我国全科医学的发祥地,北京市东城区多年来一直在传承着全科医学的理念,在为辖区居民的服务中不断谱写新的华章。2005 年被评为首批全国社区卫生服务示范区;2005 年,开展了社区卫生服务改革,并被批准为社区卫生服务改革试点区;2021 年共组建了 243 个家庭医生团队,签约率 36.51%,重点人群签约率 95.79%。

　　(口述:中国社区卫生协会　王炜,整理:中国社区卫生协会　关晖　姚维)

家庭医生服务从这里开始

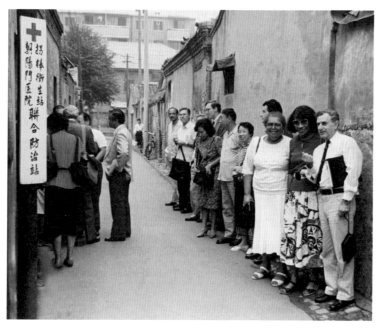

1988 年 9 月 7 日,美国凯洛克基金会国际卫生项目代表团考察北京市
东城区朝阳门医院

在这张珍贵的档案资料照片中,"朝阳门医院拐棒卫生站联合防治站"
的牌匾赫然映入眼帘。这是 1988 年 9 月 7 日,美国凯洛克基金会国际卫生
项目代表团来北京市东城区朝阳门医院考察保健部工作。当时,朝阳门医
院卫生站联合防治站成立已有 2 年的时间。

图片中位于前拐棒胡同的拐棒卫生站联合防治站成立于 1986 年 12 月
25 日,作为辖区卫生保健的基本单元,负责辖区居民的医疗、保健等工作。

也就是现在我们大家所熟知的家庭医生,经过医学模式的演变和医疗卫生体制改革的不断深化,出现在社区卫生机构的全科医生、家庭医生,以签约服务的方式保障辖区居民的家庭健康,提供连续、全程的医疗和保健服务。

20世纪80年代初期,朝阳门医院提出了"家庭保健医生"这一概念,并且在此基础上建立了社区卫生保健站,是家庭医生的雏形,以对家庭的医疗保健管理为抓手,实现了最初的精准连续、有效全程的健康管理,在相当长的一段时期内得到了广大居民的认可,也留下了许多令人感动的故事。

1984年,世界家庭医师组织到中国考察家庭医生的现状,经多方打听和联络都被告知:中国还没有家庭医生这种形式的医疗保健服务。就在他们将要离开中国与我们的一位老领导辞行时,这位老领导很诧异怎么这么快就完成了考察任务。世界卫生组织的代表说:"很遗憾,我们没有看到中国的家庭医生和类似的服务机构。""北京市东城区朝阳门医院就有啊。"这位老领导说。

于是国际专家们改签了机票,来到了朝阳门医院以及设立在社区的两个社区卫生保健站。他们看到了中国最早的家庭医生的雏形,看到了基本医疗和基本公共卫生最早的社区结合典范,非常欣喜也非常激动。在这之后,世界银行、美国家庭医生组织、加拿大家庭医生联合会等多家世界组织前来考察交流学习。

中国著名语言文学家、被誉为"汉语拼音之父"的周有光先生就居住在朝阳门医院所辖辖区。周老先生生前提及他的家庭医生团队,总是赞不绝口,言语里洋溢着感激之情。"我特别感谢朝阳门医院家庭医生团队给我提供的服务,我这么长寿,主要归功于他们无微不至的关怀和照顾。"这是周老108岁时接受家庭医生访视,对医生们说的话。据周老介绍,他和家人早在1995年便开始接受家庭医生式服务,从此与家庭医生结下了不解之缘。

有一年夏天,周老先生和老伴儿吃了冰箱里的食物后拉肚子,于是老两口到大医院去看病,几经治疗,症状就是不见好转。恰好当时朝阳门医院推广家庭医生式服务,居民签约后可以享受到24小时家庭医生团队的服务。

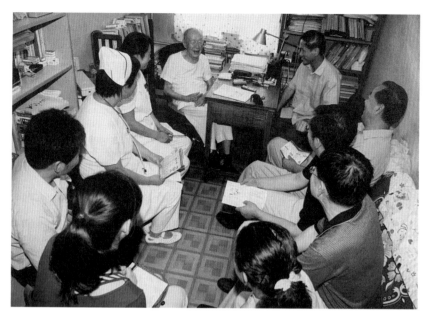

时任朝阳医院副院长王炜(右四)率领家庭医生团队看望周有光(中左)

老两口抱着试试看的心态找到了朝阳门医院,当时接诊的是全科医生龚广才,龚大夫耐心询问了病情和病因,开具了处方,叮嘱老两口按时服药并注意日常饮食。经过治疗,老两口拉肚子的症状得到了缓解,很快恢复了健康。通过这次经历,周老先生一家人结识了全科医生,也接受了细致周到的家庭医生式服务。当年,周老全家人与朝阳门医院签署了《家庭医生健康承诺书》,龚广才医生便成了周老的第一位家庭医生。

周老先生早年患有气管炎,每年冬天都要发作,一发作起来就咳嗽不止,他找到了当时的全科医生龚广才,龚医生经过耐心地询问和观察,发现了周老先生频犯气管炎的原因,是由于秋冬季节更替之际不及时更换保暖衣物,冷空气刺激气管,诱发了气管炎。龚医生找到病因后,叮嘱周先生按时用药,日常生活中要及时增减衣物,减少外出,避免冷空气的刺激。通过采取一系列的健康生活方式,周先生气管炎发作的频率大大减少,症状也减轻了许多。此后,每年一到9、10月份,龚医生都会记得提醒周先生及时采取措施,适当增加衣物,防止气管炎发作。多年坚持下来,困扰周先生的气管炎老毛病居然痊愈了,至今再也没有发作过。周先生感激地说:"我这么多年的老毛病都被治好了,还得感谢耐心周到的家庭医生啊!"而龚医生却说:"周先生疾病痊愈的主要原因在于他的依从性很好,周老先生一家人很信任我和我的医嘱,甚至我说过的对待疾病应注意的细节问题,他们都记得很清楚,我也很感谢患者对我工作的信任,基于这样的信任,我们就更需要对患者负起责任来。"

时间流逝,为周老先生一家人提供服务的家庭医生团队前后守护周老先生的健康20余年,家庭医生中有的已经退休,而守护老人健康的服务却从未停止过。

(作者:北京市东城区朝阳门社区卫生服务中心 徐露)

我与全科医学结下不解之缘

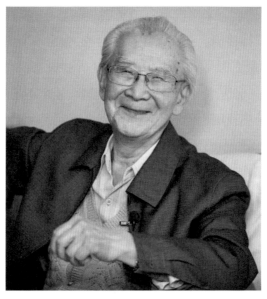

曾昭耆,曾任北京医院心内科主任、大内科主任,
享受国务院政府特殊津贴

有人问我:"您这位大医院的心内科教授,为什么喜欢和基层医生在一起？"我想,这事从表面看似乎有点偶然,但其实有着一定的历史渊源。

我答应了顾湲教授

1995 年,我把新出版的《做一个好医生》送给北京市东城区医学会的理事。时任朝阳门医院院长的王炜读后对我说,没想到我在书中谈到了全科医学,问我愿不愿意去看看全科医生。我觉得有意思,就答应了。

几天后,王炜带我来到北京市宣武区一家小医院。在一间不大的屋子里,首都医科大学顾湲教授正在为基层医生讲授有关全科医学的基本知识。接着,她请我跟医生们说几句。当时,我讲了德国的家庭医生在医疗保健中的良好作用,表明在我国开展全科医学有广阔前景。

我曾在德国心脏病中心工作两年多。那家医院医疗设备很现代化,但门诊患者并不多,因为绝大多数居民都有自己的家庭医生,通常小病或常见病就由家庭医生处理。来医院就诊的患者,多数是由家庭医生出具书面转诊要求,医院才安排接诊。在门诊经必要检查,做出诊断、提出处理意见后,大多数随即转回家庭医生处理,只有个别复杂重病患者收治入院,经确诊、治疗后再转回。一名医生一天门诊接待的患者,通常不超过10位。

当时,我真希望我国也能有家庭医生服务。可是那时,公众对全科家庭医学完全不了解,政府也还未将它列入规划。顾湲教授已经默默工作了好几年,那种精神很令人佩服,但仅凭她个人的力量,显然很单薄。她知道我已离休,比较自由,希望我支持她的工作,我答应了。

初期,她请我给首都医科大学全科医学专业的学生授课,给从外地医学院校来北京进修全科医学的医生们讲临床,我也与她一同前往方庄社区、汽南社区,协助发展全科医学。特别是方庄社区(现北京市丰台区方庄社区卫生服务中心),能有今天的名声和成就,我认为与她的长期指导有关。

后来我在北京一些医院讲接诊技巧、社区用药,后来又讲临床思维等。再后来,我去外地的机会逐渐增多,一般是讲课,并深入基层、乡村,关注、帮助基层医生和乡村医生,有时也为当地医学院校培训全科师资骨干。

最初那几年,工作的确非常困难,全科医学相关的学术活动往往只有二三十人参加,显得冷冷清清,但大家干劲儿十足。

编写一本实用手册

1998年,北京市卫生局邀请专家参与撰写《全科医师实用手册》。我记得第一次讨论撰写思路时,是在首都医科大学一间大教室里。来自各科的专家、教授有二十余人,大家发言踊跃,但因为对全科医学并不了解,基本都是为自己所在专科说话。口腔科专家说,仅牙病就能写一大厚本书;临床各科教授也强调本科内涵的复杂性。

会上,顾湲教授详细解释了全科医学的内涵,强调全科实质上是一个新的专科。全科医生不是公共卫生医生,他们要整合临床各专科,兼顾"防、治、保、康、计、教"六位一体,强调以人为中心、以家庭为单位、以社区为基础,针对不同年龄、性别人群的各种不同健康状况,体内各系统、器官可能存在的各种疾病,进行长期的、全方位的照顾,从个体和群体的角度做好健康维护与促进工作。

我作了补充说明:全科医生是医生,书的内容应以临床为主,一般可按适合大专或中专水平者阅读撰写,但不是划一条"等高线"。有些问题只需一般性了解,有的却应讲得深入而具体,甚至达到专家水平。全科医生好比是战争中的指挥员,他可以不会驾驶飞机、坦克,但他要能掌握整个战局,组织调动各种力量,赢得胜利。

通过几次讨论,大家基本上统一了认识,最终写出的稿件大多较好。

此后,在顾湲教授周围形成了一个氛围极佳的专家团队,虽来自不同单位,但都坦率地发表意见;也有争论,但没有私心或意气用事,气氛融洽,合作愉快。

团队为培训和考核基层全科医生做了不少工作,每年集中出考题,为全科医生做考前辅导。虽然工作量不小,报酬也不多,但大家都认真负责,持续工作到 2009 年,为《全科医师实用手册》完成第四版修订。

希望寄托在他们身上

2002 年,《中华全科医师杂志》创刊。一般专科杂志都是先有比较成熟的作者队伍,而该杂志则主要是由专科医师主办,通过杂志培训全科医生,任务比较艰巨。十多年来,我根据基层医生的问题和需要,写了近 60 篇文章。

后来,中国医学论坛报社创办《全科医学周刊》,我为其写了几十篇《病例故事》。

2010年前后,顾瑗教授提出,为基层医生写一本放在身边随时翻阅的书。那时,作者投稿质量参差不齐,我和她分头加工校改,部分重写,费了不少劲,最后于2014年出版《基层医生临床手册》。

再后来,顾瑗问我:"有没有兴趣为基层医生编写诊断技能的书?"

我说:"有兴趣,没胆量。"因为关于诊断技能,涉及物理诊断(即查体技术),而这些,近些年的教科书都不大讲了,以前出版的《物理诊断学》也难找到,只能根据当年做学生时老师的教导,以及自己在临床工作中的体会,一点点地回忆、整理,重新写就。

对于基层医生来说,病史、查体的知识及技能十分重要,那是基层医生的"看家本领"。我开始动脑筋撰写,并选用了数百个典型病例。经过两年时间,我投入几乎全部的精力,于2016年出版了《基层医生诊断技能手册》。

近些年,在基层、社区推广全科医学,已经得到政府和全社会越来越多的关注和肯定。如今,我年纪大了,不能再做多少工作了,但我欣喜地看到,一批又一批富力强的中青年医生,已经满怀热情地投入这一伟大事业,后续大军正在不断成长壮大,展现出欣欣向荣的前景。我们对全科医学的热切希望,就寄托在他们身上。

(口述:北京医院心内科、大内科原主任曾昭耆,整理:《健康报》记者赵星月,照片拍摄:张丹)

曾少有人走的路,今有更多同行者

"处处看到希望"

我结缘全科医学,要从50多年前讲起。

20世纪70年代,我到大兴安岭地区插队,很快成为田间村落的"赤脚医生"。彼时虽无系统的医学培训,但是凭借强烈的责任感,我到处求教、勤思苦研,以《农村医生手册》和有限的中医学书籍为教材,用"一根针""一把草"以及不多的基本药物,解决了当地不少常见病、多发病的治疗和预防问题,被老乡们交口称赞。那些年的经历,在我心底化作农村卫生与农民健康情结,我深知扎根在基层的全科医护人员对于农村父老乡亲是何等重要。

返城学医、从医后,我发现情况不同了。医院门诊和病房日渐拥挤,医患关系却愈发疏远。那时,我国的医学教育和医疗服务体系以高度专科化与生物医学模式为主,无论在大小医院,医生的注意力都集中于生物学疾病病因的查找与去除,而与患者及其家庭、社区有关的各种致病危险因素,则不属于医生的关注范围。打个比方,专科医生给患者量血压时,发现血压高就开降压药,常常忽视高血压背后患者的血糖、代谢、不良生活方式以及心理压力等问题。当然,依靠大医院专家去解决上述问题是不实际的,毕竟专家们要集中力量解决少数人的疑难重症,对于常见慢性病,他们的角色原本应为技术后盾。相反,大批的慢性病患者和高危人群,应由基层一线医生提供全方位的管理,可当时基层有能力的医生几乎都流失了,很多村卫生室甚至乡镇卫生院都成了"鸡肋"。

20世纪70年代后期,我涉足医学史、医学哲学、生命伦理学研究领域,将国内外专家对现代医学发展趋势和医学模式转变的讨论与自己的服务感受结合起来思考,逐渐体会到在我国进行医疗体制、模式改革的迫切性和艰巨性。

20 世纪 80 年代后期,WONCA 的领导人陆续来国内讲学,使我有幸接触到全科医生和全科 / 家庭医学,感到这是在我国实现"人人享有卫生保健"的必由之路。"他山之石,可以攻玉!"于是,我转而研究国际基层医疗服务模式,以期将全科医学概念引入我国,使得民众能够在家门口经济有效地解决健康问题。1989 年,我所任教的首都医科大学在 WONCA、中华医学会和北京市卫生局的支持下,成立了全国首个全科医师培训中心。我毫不犹豫地投身其中,成为主持日常工作的负责人,并联合国内其他不同层次的医学院校,就创建符合我国国情的全科医学教育和全科医疗服务体系展开了理论与实践的艰苦探索。4 年后,全国首个全科学术团体——中华医学会全科医学分会成立,这标志着全科医学学科在我国正式建立。时任卫生部部长的陈敏章任名誉会长,我任常委及秘书长。分会成立之初,相关学术活动参会者寥寥,可陈部长在百忙之中多次莅临相关学术会议并发言。

1994—1995 年,我在香港中文大学进修社区与家庭医学,师从来自澳大利亚的韦斯利·费伯(Wesly Fabb)教授——世界家庭医生组织自 1972 年成立后前三十年的总干事,被尊称为 MR. WONCA(WONCA 先生)。某日,获悉当时的香港中文大学社区与家庭医学系主任、原香港卫生署署长李绍鸿教授赴京参会,我临时请他捎封信给陈部长,信中对跟随费伯教授及香港同道学习社区家庭医学的心得进行汇报,并就在我国开展全科医疗试点提出若干建议。李教授返港后告诉我,陈部长上午收到信,中午便利用休会时间给我写了回信。展开信笺的一刻,字里行间满是真挚激励与中肯指点。他在信中指出,"今后基层走向社区、走向家庭是发展的必然趋势。因此要做好这方面的思想舆论准备和组织人才的准备,我会利用多种机会予以支持推动。"这令我感佩不已,觉得他不仅是一位令人仰视的长者,更是一位风雨同舟、推心置腹的同道。

1995 年仲夏，中华医学会全科医学分会第一任主任委员曹泽毅教授率团到香港参加第十二届世界家庭医生大会。专家们被安排入住香港大学学生宿舍。上下铺空间拥挤不说，还未配备空调，待上几分钟就汗水涔涔。正值我在香港中文大学进修，我欲为他们另寻个条件稍好的住处，却被曹会长婉拒。落座会场，专家们西服革履，一回宿舍，就闷热难耐地打起赤膊。即便如此，那时的学术氛围依旧浓厚。

从 80 年代后期起，国外许多全科 / 家庭医生（包括学校教师和临床导师）来华交流或协作，进入国门的第一站便是首都医科大学全科培训中心；其中，来自以色列、美国、加拿大等国的医生成为中心的客座教授；除了在日常教育培训、试点建设与科研等方面提供全方位的实际帮助之外，他们还不断寻找资源协助我们团队成员出国进修。这为我们创造了广泛接触各国全科医生的机会。

马来西亚的 DR. M. K. Rajakuma 曾任 WONCA 主席，他从 20 世纪 80 年代后期起多次来访，赞赏我国农村卫生取得的巨大进步，赞扬"赤脚医生"与合作医疗制度对广大农民的卫生保健发挥的关键作用，乃至对世界各国卫生事业的启发。20 世纪 90 年代后期，他对中国在卫生体制方面出现的一些问题表示了忧虑，在公开与私下场合（记得最后一次是在 2003 年北京亚太地区 WONCA 大会上）大声疾呼，不要因为强调经济发展而忽视健康公平、忽视农民和贫困人口的健康照护，提醒我们不要忘记"人人健康"的大目标与现代社会中的和谐。这位可敬的老人现已仙逝，他给世界家庭医学界和中国同道留下了宝贵的精神遗产，现在每届世界家庭医生大会都举办以他名字命名的面向各国年轻医生的主题论坛。

这种频繁往来与密切接触，使我和首都医科大学全科培训中心的同道们对这门学科、这支队伍在理论模式上的先进性与服务实践上的合理性产生了极为深刻的印象。尽管各国的家庭医生在性别、年龄、种族、国籍、出身、经历、职务、个性等方面有诸多区别，然而在专业素质上却如出一辙，我把这些共同点总结为：强烈的人文情感、出色的管理能力、执着的科学精神，这种奇妙的人格特质,使世界人民能放心地把自己的健康托付给他们,使全科医生队伍能在强手如林的专科化时代以不可阻挡之势发展壮大,成为高素质的专业学科的载体和"人人享有卫生保健"目标的主要承担力量。我们出版的第一本教材《全科医学理论与实践》就是在这种人格冲击和精神激励下写成的。

回想起这一幕幕,我不得不说,我国全科医学发展幸获 WONCA、我国卫生行政部门和中华医学会领导的巨大影响、支持与关爱,虽艰难重重,却处处看到希望。

"这是信心所在"

1992—1995 年,我们在全国各地多家医疗机构布局全科医学试点,其中规模较大的一个是在天津市河东区。

河东区的经济相较其他城区落后,钱袋空虚使老百姓多病缠身也不舍投医,大小医院门庭冷落,基层医生月收入平均仅在 200 元左右。在时任天津市卫生局张愈局长和河东区卫生局吴春秋、董燕敏两位局长的动议和统一部署下,我们进行了试点项目的设计与实施,在居民社区的小胡同里建立全科医疗站。几间低矮的小诊室,几件简陋的器械,随着参与试点的河东区多家街道医院陆续派遣医生团队进驻,一个个站点变得有模有样。渐渐地,居民健康档案建立起来了,慢性病规范化管理、家庭医生签约服务等也初见雏形。

我们鼓励全科医疗站实行有偿签约,否则老百姓就不会重视。签约服务费初定每人每年 30~50 元,医药费则另行结算。几个月下来,全科医疗站火爆异常,居民们口口相传,"站点离家近、花销少、看得好!"确实,以慢阻肺患者为例,通过预防、治疗、康复多管齐下,过去需长期或反复住院的患者,在全科医疗站病情就能得以控制。由于适应居民的健康需求开展了多种中西医适宜技术,受到了群众的拥护,各方面的满意度大大改善。当时效益理想的站点,医生月收入约一两千元,最高可达 3 000 元。从 200 元提升到 3 000 元，基层医生的热情不言而喻。起初，被派下去的医生心里不是滋味儿，免不了与院长争执，"凭什么让我下社区，我犯什么错误了？"后来全科试点屡见成效，医生和院长的争执变成："凭什么不让我下社区？"而院长则认为，最好的安排是让全院医护人员轮流下社区，让社区群众担当我们改善医疗卫生服务的动力源和督导。如能这样坚持进行的话，那么全院员工的服务态度和医疗质量都能上几个台阶。

1995 年年底，我将天津市河东区成果的初步总结上报给陈部长，他阅后激动不已，并向中央领导汇报这一经验，以社区全科医疗模式推动医改。1996 年 12 月，全国卫生工作会议在京召开，会上陈部长强调支持社区卫生和全科发展。1997 年印发的《中共中央、国务院关于卫生改革与发展的决定》明确提出"加快发展全科医学，培养全科医生"。在发展全科医学的浪潮下，1999 年，北京市丰台区方庄第一医院挂牌成为全国第一家社区卫生服务中心。

回望三十载征途，全科医学的概念渐入人心，基层医生的地位日益提升，我国全科医学发展取得长足进步。然而不能否认，家庭医生服务从签约到履约仍任重而道远，基层医生距离达到"小病善治、大病善识、急病善转、慢病善管"的临床能力要求仍需砥砺前行。但我欣喜地看到，越来越多的青年医者乐于投身基层：在这里，他们有更多时间和精力去施展医生的基本功，去解释病情、抚慰患者、充当社区百姓的"健康教练"，也因此拥有了更和谐、更可信赖的医患关系；透过患者，与之相关的人文、社会、环境的相互影响等许多深刻问题等待他们去钻研，他们的视野不再局限于疾病本身。特别是积极应对人口老龄化已上升为国家战略，慢性病管理领域正从"治病"向"管人"转变，基层医疗团队在其中将大有可为，这是我对全科医学的信心所在。

（口述：首都医科大学全科医学教授　顾湲，整理：《健康报》记者　赵星月）

我与全科医学共成长

20 世纪的最后几年,杜雪平做出了一个改变自己职业生涯轨迹的决定,她每天打交道的人,从三级医院冠心病监护病房里的重症心脏病人变成了月坛社区的老少居民。从首都医科大学附属复兴医院(以下简称"复兴医院")一名心内科医生,成为一名下沉到基层的社区医生,从监护病房走向社区,从微观走向宏观,从疾病的下游——被动医疗,到疾病的上游——主动干预,并成为中国全科医学的探路人,杜雪平说,她从没有后悔自己做出这个影响一生的决定。

断了自己在三级医院的后路

1995 年,时任复兴医院副院长的杜雪平在国家科委课题"月坛社区与健康促进示范工程"的推动下,启动复兴医院社区卫生服务工作,由心内科主任转变为一名社区医生,工作重心由专科医疗转向全科医学。1996 年创建了第一个社区卫生服务站"红苹果",致力于社区预防、基本医疗、预防保健、社区康复、健康教育、计划生育指导以及社区卫生服务科研教学等方面的研究和实践。

1997 年印发的《中共中央、国务院关于卫生改革与发展的决定》中,明确了中国发展社区卫生服务的改革方向。杜雪平说,这是"中国医疗卫生发展史上一个里程碑式的文件"。文件提出改革城市卫生服务体系,积极发展社区卫生服务,逐步形成功能合理、方便群众的卫生服务网络。基层卫生机构要以社区、家庭为服务对象,开展疾病预防、常见病与多发病的诊治、医疗与伤残康复、健康教育、计划生育技术服务,以及妇女儿童与老年人、残疾人保障等工作。要把社区卫生服务纳入职工医疗保险,建立双向转诊制度。有计划地分流医务人员和组织社会上的医务人员,在居民区开设卫生服务网点,并纳入社区卫生服务体系。

彼时复兴医院响应国家号召,逐渐在周边建设了 5 个社区卫生服务站,作为医院向基层延伸的"派出机构"。正是从时开始,杜雪平逐渐对社区卫生服务有了更深刻的认识。在她看来,当时党中央、国务院已经关注到居民健康的重要性,而这样的意识正是今天健康中国战略的"种子"。

进入 21 世纪的第一年,杜雪平"彻底断了自己在三级医院的后路",在她的推动下,复兴医院下属 5 家社区卫生服务站与北京市西城区月坛医院合并成立了月坛社区卫生服务中心,她也辞去了三级医院副院长的职务,成为月坛社区卫生服务中心主任。杜雪平全身心投入到推动社区卫生事业发展的工作中,以三级医院优势医疗资源为依托,辐射月坛社区,构建起新型的基层医疗卫生服务体系。

心里一直有一个挥之不去的忧虑

2005 年,杜雪平从事社区卫生服务工作 10 年后,月坛社区 13 万人群第二次社区卫生诊断报告显示:居民对高血压防治知识的知晓率从 11.09% 提高到 88.02%,对糖尿病防治知识知晓率从 5.22% 提高到 75.00%,居民食盐摄入量从平均 18 克 / 日降低到 8.6 克 / 日,参加锻炼的比例从 38.70% 提高到 69.80%;居民首选社区卫生服务机构就诊的比例从 1996 年的 2.10% 提高到 2005 年的 41.36%,初步实现"小病在社区、大病上医院、康复回社区"的医疗资源合理配置分级诊疗局面。

但在杜雪平心里一直有一个挥之不去的忧虑。月坛社区卫生服务中心成立之初,来自复兴医院的 48 名"创业者"中,一半是内科医师、一半是公共卫生医师。杜雪平越来越深刻地认识到,缺乏合格的全科医学人才是制约社区卫生服务发展的关键短板,如何尽快地培养更多的全科医学人才,成为她在工作中思考最多的问题。

在国家一系列"里程碑式"的政策文件印发后,首都医科大学审时度势,成立了公共卫生与家庭医学学院,在校领导的支持下,时任院长的梁万年教授提出明确的规范化培养全科医学人才的政策和举措,在全国高校中率先建立了全科硕士研究生培养制度。从 2003 年起,身为首都医科大学教授的杜雪平开始招收全科医学硕士研究生,并在探寻全科医学人才规范化培养路径上投入了越来越多的精力。

2011 年《国务院关于建立全科医生制度的指导意见》发布,在国家政策的推动下,杜雪平和首都医科大学公共卫生与家庭医学学院团队开始研究全科住院医师规范化培训模式,即临床医学本科毕业生,按照"5+3"的模式(三级医院临床科室轮转学习 27 个月,基层医疗卫生机构 6 个月)接受全科医学规范化培养。此后,随着全科医学和社区卫生的发展,以及全科住院医师规范培训工作的全面展开,身为中国医师协会全科医师分会会长的杜雪平,全力推动我国全科住院医师规范化培训基地的建设,主导并参与了各种规范及标准的制定。如今,全国已建立全科医生规范化培养基地 700 余家。

WHO"笹川卫生奖"评委一致通过

社区卫生、全科医学的发展需要能够把握方向的全科学科带头人。"转行"后的杜雪平也一直致力于推动全科医学和社区卫生在全国的发展壮大,卫生资源基础薄弱的中西部地区更是她关注的重点,杜雪平以全科医学专家的身份开展全科医学培训讲学,对当地社区卫生服务的发展给予技术上的指导,新疆、甘肃、内蒙古等省(自治区)的社区卫生服务机构是她经常奔赴的地方。月坛社区卫生服务中心也在中西部地区,特别是经济欠发达和社区卫生服务处于起步阶段的地区,建立起"手拉手"友好合作的社区卫生服务机构互动机制。

2010 年 5 月 17 日,第 63 届世界卫生大会在瑞士日内瓦万国宫开幕。来自世界卫生组织 193 个成员国的代表参加了此次会议。中国卫生部长陈竺率团出席本次会议。在那一年的大会上,来自中国北京的杜雪平被世界卫生组织授予"笹川卫生奖"。

"笹川卫生奖"于 1984 年设立并提供基金支持,授予在推动卫生规划或初级卫生保健发展方面取得成就的个人或机构。每年各国政府卫生行政部门和历任获奖者可以向世界卫生组织推荐获奖候选人,由世界卫生组织执委会做出决定。

杜雪平从来自 15 个国家的候选人中脱颖而出,世界卫生组织将当年的"笹川卫生奖"授予了她,并评价:杜雪平教授毕业于白求恩医科大学,她完全继承了白求恩的精髓,把精力全部投入发展中国初级卫生保健。

经过不断的探索实践,我国在发展社区卫生、培养全科医学人才方面逐步取得了有目共睹的成绩。20 多年间,《关于建立全科医生制度的指导意见》《关于改革完善全科医生培养与使用激励机制的意见》,几乎每一次有关全科医学重大改革举措和政策的出台,杜雪平都贡献了自己的思考和智慧。

(作者:《健康报》首席记者 刘志勇)

学生眼中的祝墡珠导师二三事

清楚地记得 2011 年,《中国医学论坛报》刊登了祝墡珠教授的专访,我在阅读之后,将报纸放在了案头。那天,同事进入我的诊室,一眼瞥见报纸头版上的照片,便惊呼起来,"嗷哟哟,祝教授上头版呐",说着还一边拍拍胸脯,表达敬重的同时,好像还需要抚慰下,那出其不意间见到大人物后的小心脏。

这就是一个缩影,毫不夸张地讲,早在十多年前,在上海数千名社区全科医生中,谈及祝墡珠教授,几乎是无人不知,无人不晓。这与祝教授带领团队,多年来深耕全科医学实践与教学不可分割。

祝教授是我的硕士导师,我那名同事不经意间流露出来的敬畏感,还是让我感到有点意外,因为在我眼中,她如同和蔼的长辈般可亲可敬。平常,知道导师是个大忙人,学习工作中必要时联系导师,电话那头,她叫出我名字的那声音,总是那么亲切自然,让面对恩师天然有压力的我,倍感轻松自如,她或是娓娓道来,或是简洁明了进行点拨,总让我获益匪浅。所以导师在我心目中的形象,是亲切温暖有力量。而让我同事感受到的威严形象,正是与她在全科各种教学培训中所展现的,一贯认真负责,一丝不苟,毫不含糊的工作作风有关。偌大的培训会场,前来学习的上海乃至全国的全科医生,您只要是其中一员,很大程度上,会受到教授探究学术精神的影响,激发出学习的劲头,不敢懈怠,而且参加培训以后,心目中便深深刻上了祝教授的印象。是的,祝墡珠教授似乎就具备这股神秘的魔力,我的这个全科医生同事,就是参加了教授组织的"上海市全科师资培训"之后,才对她更敬畏有加。

全科医学从起步开始发展,亟须这种力量。2000年底,复旦大学附属中山医院首届美国中华医学基金会(CMB)全科医生规范化培训班成立,我们成了最早期的一批全科医师规范化培训的学员,祝教授与当时的复旦大学附属中山医院杨秉辉院长,不遗余力地为我们请来各学科顶尖人物,如陈灏珠、林果为、王吉佩等大家进行讲课。祝教授也亲自为我们授课,其中有次讲授"以问题为导向学习"的基于问题的学习(problem-based learning,PBL)教学法,让同学自己分演医生与患者,然后其他同学们进行点评。对大多刚毕业的医学生来说,和我们一同参加培训的中山医院全科的当时已是主治医师的寿涓、王健等人,既是同学又是老师,所以对她俩学霸级的"表演",同学们认为很是完美的,没有提出任何意见,此时,祝教授开评了,记得对她俩的点评非常全面,细致入微,鞭辟入里,指出不少需要改进的地方,在她们俩点头称是的同时,还提出更高的要求。这是我第一次体会到导师对教学的一丝不苟的严谨。

对于全科专业知识与理念,从事多年急救专业的全科医学导师,也是拿捏得相当精准。有一次,祝教授在上海广播电视台里进行医学咨询,打进来的电话询问"耳鸣是咋回事儿",我们这些低年资的全科医生就觉得,这个问题有点广泛,应该具体询问病史再能大体判断,而教授的回答,相当睿智,"如果是三四十岁的年轻人,考虑下是否存在近期工作劳累,需要进行休息调养;如果是六七十岁老年人要考虑脑血管及微循环问题,大多需要进行必要检查和药物干预"。寥寥数语,便指明了大体方向,将复杂问题简单化,通俗地完成医学科普,让学生感到由衷的佩服。

还有印象深刻的一次,是毕业后,与导师相逢在上海市徐汇区漕河泾社区的"全科沙龙"活动中,有个腰痛"马尾神经受压"的案例,由于事先我查阅了资料做了准备,准确地命中了最终公布的答案,而复旦大学附属中山医院的全科医生,从"少见病"考虑,就没那么幸运了。祝教授会上点评,当即表扬社区医生水平提高,也提点身为三甲医院培训基地的医师,没有什么理由松懈,要认真对待每一次的学习讨论机会。自此以后,在上海每月开展的

"社区全科沙龙"案例分析中,准备发言的全科医生,都精心准备PPT,提前上交给承办方。

二十多年过去,全科医学取得的发展与成绩有目共睹,这离不开祝教授等一大批先驱者的实践引领。祝教授从二十余年前转型,树立了促进"全科医学高质量发展"的初衷;以她博学深厚的专业背景;以她严格的教学管理以及高超的人格魅力,带领中山全科团队,以点带面,引领了上海乃至全国社区全科大踏步前进。2016年,在祝墡珠教授等专委会领导的努力下,海峡两岸医药卫生交流协会全科医学分会委员集体被世界家庭医生协会(WONCA)接受为委员,祝墡珠教授当选为亚太地区常委,更是将中国全科的影响力延续到了国际上。

对祝教授而言,如果仅仅是教学管理严格要求,一定程度上推进全科教学是肯定的,但断然做不到今天全科医学如此高质量的发展。这和她的人格魅力与奉献精神息息相关。

多少次,她顶着腰痛办公写作,只有她的科室内的同事知道;多少次,她以略显沙哑的嗓音,坚持长久的发言与授课,听过课的所有人都知道;她身边亲密的"战友"——潘志刚教授,清楚地知道她领导参与了多少的科教研活动,还有她如何克服身体不适,参与各种科教研以外的社会活动来推动全科发展,由衷地发出感叹,祝教授是"要强又奉献"。

作为她的学生,我深深地明白她对我的影响有多大,从2004年规范化培训结业以后多年,我一直谨记恩师教诲,坚持在社区全科临床实践。导师只言片语的教导,我牢记并坚持至今,在科教与团队管理中"推功揽过",在临床诊疗中"兢兢业业",在日常全科医学工作中将自己微薄的力量,发挥最大化的价值。

(作者:上海市静安区石门二路街道社区卫生服务中心 刘春辉)

教学相长，遇见更好的自己

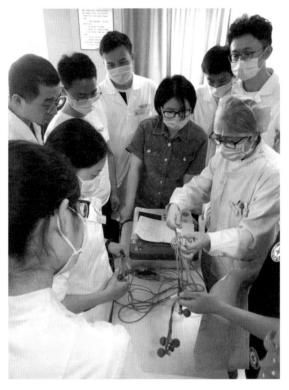

为学员进行心电图技术培训

在十多年的全科医学工作中，我们发现，全科医生要做的卫生健康服务有很多：为患者提供全科诊疗服务、家庭医生签约服务、健康管理；负责规培生、研究生的带教与授课；在新冠肺炎疫情防控中，更是承担起防控"前哨"，很好地发挥了"网底"作用……这些工作内容与"健康中国战略"非常契合。在工作中，我们既见证了社区卫生的新变化，也遇见了更好的自己。

成为全科医师规范化培训基地

"请接诊医生对刚才的病例进行总结,我们每个人都思考一下有没有问题?"在北京市北太平庄社区卫生服务中心(以下简称"中心")一楼的示教室里,随着一声提问,接受全科医师规范化培训的学员们开始思索起来,而现场跟诊的全科医生们也紧跟节奏,认真观摩着整个带教过程。这是北京大学医学部全科医学系主任、北京大学第一医院全科医学科主任迟春花进行门诊带教的一个场景。

迟春花是北京市首批综合医院临床医生完成全科转岗培训的专家之一。自2018年起,她在中心办理了多点执业,定期到中心出诊带教。

中心的前身,是1956年成立的北太平庄门诊部。

52年后的2008年,中心成为北京市"全科医师规范化培训社区培训基地"。

2013年、2017年、2020年,中心分别与三家国家全科住院医师规范化培训基地——解放军总医院、北京大学第一医院、北京大学第三医院签约,共同承担全科医生的规范化培训工作。成为培训基地后,中心经过层层选拔,培养了首批全科医师带教师资。如中心推荐全科医生杨鸿雁参加了"北京市全科医学优秀师资计划"培训,成为北京市首批"百名优秀师资"之一,临床带教和理论授课水平获得很大提高,逐渐成长为中心的教学骨干。

中心的全科医生还加入了北京大学第一医院、北京大学第三医院、解放军总医院的全科教研组,参加北京大学医学部全科师资培训班、北京大学第一医院和北京大学第三医院的师资培训等。中心的每一位全科带教老师在培训中都像海绵一样吸收新理念、新知识,再回到社区一次次地改进教案,不断提升教学水平。

目前,中心的全科带教老师已有25位。

通过培训基地这个平台,中心还参与了多项科研项目,如慢阻肺社区管理、糖尿病管理、睡眠障碍管理等领域的研究,这不仅拓展了社区医生的知识面、提升了服务能力,也产出了不少科研论文。

吸引更多优秀人才加入全科医生团队

一名来自贵州省遵义市的全科规培学员在中心全科医学科跟诊时，带教老师问她："对刚才的入科教育有什么感受啊？"这名学生感慨地说："没想到患者这么多，这里的就医环境这么好，有三级医院专家定期出诊，还能做心脏彩色多普勒超声检查，条件真的超乎我的想象。"

带教老师说："我们这里不光'硬件'好，'软件'也很棒啊。我们这里有不少医学硕士，还有医学博士呢。"

这位学员很吃惊："没有想到社区会有这么多高学历的医生。"

2018 年，国务院办公厅印发《关于改革完善全科医生培养与使用激励机制的意见》。随着国家对全科医学的重视，先后出台了一系列利好政策，全科医生的发展空间不断扩展。随着越来越多的患者选择在社区诊疗，全科医生的职业满足感也越来越强，也吸引了更多的优秀人才加入中心的全科医生团队。

在中心的学习经历，让这位来自遵义的学员对全科医生有了新的认识。她说："我一定要学好全科，做一名优秀的全科医生。"

"老师，我通过全科医师规范化培训考试啦，感谢您 3 年的培养与帮助。"全科医师规范化培训学员常说的这句话，是对中心所有师资辛勤付出的最大回报。

及时转诊，救了急性心肌梗死患者

中心通过全科医师规范化培训基地这一平台，和北京大学人民医院、北京大学第一医院、北京大学第三医院等医联体医院建立了双向转诊平台。在患者需要的时候，中心能够快速地通过绿色通道进行转诊。

2021 年 5 月一天的 11:30 左右，一位大娘将自己的老伴儿搀扶进了全科医生刘苹的诊室："大夫，您赶紧给我老伴儿看看，他肚子疼。"

刘苹马上招呼患者坐下。大娘说："老伴儿一早吃了饭就出门去运动，回家就肚子疼,有 1 个小时了,他也不吭声。我看他脸色不对,还一个劲儿地冒汗,我实在不放心,硬把他拽来了。"

刘苹仔细询问了患者的临床表现,查阅健康档案了解既往病史,并详细进行体格检查。排查了多种腹部疾病后,刘苹又马上将患者送到心电图室检查,进一步排查心血管系统疾病,结果显示:急性下壁心肌梗死。

按照应急预案,刘苹与大娘说明病情,中心护士刘进、李翠霞立即配合医生进行抢救,制动、吸氧、开放静脉通道,给予阿司匹林、硫酸氢氯吡格雷片等药物,密切监测呼吸、血压、心率等各项生命体征,拨打"120"急救电话联系转院。

同时,中心立即与北京大学第三医院心内科绿色转诊通道取得联系,第一时间将病情在微信群内进行了汇报。15 分钟后,急救车将患者转往北京大学第三医院。

当天 12:45,北京大学第三医院回报:患者经造影检查右侧冠状动脉闭塞,已放置支架,目前患者病情平稳。

那几天,家庭医生团队每天都给刘大爷打电话

在新冠肺炎疫情防控中,社区是遏制疫情扩散蔓延的重要战场,其中全科医生的作用显得尤为重要。除了进行常见病、多发病、慢性病的诊治,还要对社区患者的情绪、心理进行安抚,提高患者对疫情的自我防控能力,帮助他们克服恐慌心理。

前一阵子,辖区的刘大爷来到门诊。他患有高血压、糖尿病、冠心病。到了诊室门口,刘大爷神色恐慌、面带焦虑,就是不肯进入诊室就诊。接诊医生走出诊室,在候诊区为刘大爷测量了血压及心率。经沟通后接诊医生才得知,刘大爷听闻小区内有新冠肺炎密切接触者之后,就出现了头晕、头痛症状,夜间睡眠不好,引发血压升高。

了解情况后,医生为刘大爷调整了用药,并耐心讲解了新冠肺炎防控相关知识。刘大爷紧张焦虑的情绪这才慢慢地放松下来。之后的几天,家

庭医生团队每天都通过电话与刘大爷沟通，随时关注他的身体及心理状态。刘大爷非常感谢中心全科医生对他的帮助。

除了参与社区疫情防控外，中心做了很多工作：参与北京市卫生健康委疫情防控宣传海报的制订；在搜狗平台录制语音，解答居民困惑；在专家公众号上发声，阐述全科医生在疫情防控中的作用；与北京大学第三医院联合发表论文，解读全科医生在疫情期间分级诊疗中的重要作用……

中心的全科带教师资在工作中付出了辛勤的汗水，也提升了自身的能力。他们用行动证明：教学相长，笃学尚行。

（作者：北京市海淀区北太平庄社区卫生服务中心　甄冬云　雷超）

在基层燃起我的从医热情

1998 年夏

从小在父亲的耳濡目染下,我对中医产生了浓厚的兴趣,长大后却又迷恋上了外科手术,于是求学时我选择了临床医学。毕业后,我顺利入职广东省肇庆市端州区黄岗镇医院。初时懵懂,在带教老师的悉心带领下,我逐渐熟知了这个行业,真正开始了自己的从医之路。

黄岗镇人数众多,经济发展水平较高,我所在的医院就在镇子最好的地段上,是当地最好的医院,很多居民染病都会来求医,一些常见病都能得到很好诊治。我如愿以偿,成为梦想中的外科医生,虽然条件不如大型医院,但我得到了很多锻炼。

我所在的地区肾结石的发病率很高,治疗后复发的概率亦居高不下。考虑当地以石材闻名,水源中可能含有较多矿物质,较高的肾结石发病率很可能与饮用水有关。于是,我叮嘱一位患者让他近期尝试喝纯净水,果然无复发。患者复诊的时候握着我的手说:"陈医生,很谢谢你。我看病将近 10 年,可是病魔却从未放过我。没想到被您提醒后才知道,原来问题的根源在饮用水上。真的很谢谢您,把我从病魔手中解救。"

我也很欣慰,同时我隐隐有种跟常规治疗不一样的思路:患者的病治好后会复发,是不是我们只是在治标而不是治本?治病,不但要解除患者的病痛,还要解决发病的源头。

从那刻开始,在诊治的过程中,我绝不会再简单开药对症治疗了,而是要打破砂锅问到底,尽可能地查明病因。

2008 年冬

时光匆匆,我从刚入行的懵懂少年成为如今能独当一面的医师,医院也在建新的住院大楼,能更好地为人民服务了。

这时,领导交给我一项新的任务:建立新的科室——公卫科。公卫科,顾名思义就是公共卫生管理科室,而我是一个外科医师,如何能做好这项工作呢? 接着,我在阅读一些国外报告的时候发现,他们的医疗体系不同于国内,国内讲究专科治疗,而国外是全科医疗,就是每个医生都会看各个系统的病,而且最吸引我的一点是他们的家庭医生体系,而这个体系与公卫科的其中一项工作——慢性病管理,不谋而合。老百姓一直抱怨的"看病难、看病贵",其实大部分慢性病患者的症状并没有很重,他们大可不必每月到大医院排队复诊,可以到基层医院进行诊治,若病情无法控制再到大医院详细诊治。

这 10 年来,我一直在思考,作为医生,想要"治本"就要从患者最基础的情况入手。如今有了机会,可以让我从患者的日常入手,从根源上去根治他的疾病,于是我选择了接受这个任务,成为公卫科的医师。

公卫科成立以后,确实帮助了很多患者,有的仅仅通过改变生活习惯就摆脱了病魔。印象最深刻的是一个 20 多岁的小伙子,之前因工作需要大量喝酒,再加上三餐不定时,就诊的时候已经出现面色偏黄,还有长期饥饿痛,考虑他是肝功能损害合并十二指肠溃疡。根据他的情况,我们给他开了简单的对症药物,同时叮嘱他学会拒绝饮酒,定时三餐。他一脸苦笑地说:"医生,我也很想不喝酒,可是我的工作不允许;我也很想三餐准时,可是有时候客户一个电话你就要过去,怠慢了客户这单就谈不成,我的压力很大啊。"我认真地开导他,他也听从了我的建议。3 个月后,他因症状改善而特意回来感谢我。

很久以前我觉得,想要解决病痛就要吃药或者动手术,但现在我却觉得,很多大病都是由小病积累而来,而小病往往不需要治疗,仅仅需要改变作息、饮食等生活习惯就能解决。真正的治疗,应该从预防开始。

2018 年春

时光荏苒,白驹过隙,曾经意气风发的少年也变成了带教老师,所幸仍能发光发热,为群众健康贡献自己的一份力量。

在这 10 年里,肇庆市继续飞速发展,黄岗撤镇改街道,再无黄岗镇医院,取而代之的是黄岗社区卫生服务中心。

但无论时代怎么变化,为人民服务的初心永不变,我们仍旧在为群众健康而努力。如今的高血压、糖尿病管理有了更严格的标准,我们能更好地根据标准来劝导群众无病防病、有病治病,劝导依从性较差的患者严格遵医嘱服药。

我们团队也经常下乡筛选新的慢性病群众、老年人。

我很庆幸这么多年来,一直有群众信任我们,在我们这里每年体检、接受随访。

就像 80 多岁的罗叔夫妇,下楼已经不方便了,但仍然愿意年年来体检,每一次的随访都会详细地讲自己的用药情况、饮食变化、中医治疗进度。他们常说,很感谢我们关心老人,其实我们也感谢他们愿意信任我们。我想,这就是良好医患关系的体现:患者感谢医生,而医生也感谢患者。

随着人民生活水平的提高,群众的健康意识都有所提升。近年来,因基础疾病的并发症而导致死亡的人数不断下降,其中离不开群众与基层医生的努力。

愿下个 10 年,国泰民安,民众能免去病痛的折磨,我们一起走向光明的未来。

(作者:广东省肇庆市端州区黄岗社区卫生服务中心 陈千云)

从三级医院到社区,初心不变

"张老师:孙××的女儿下午给站上回电话了,说他爸爸同意美多芭治疗了。下午又去看杨××的压疮,已经结痂了。"点开微信,我看到北京市东城区吉祥社区卫生服务站的护士发来的消息,心中充满欣慰。

指导家庭医生签约精准服务试点工作

2018年3月,北京市东城区在景山街道景山东街社区开展托底帮扶老年人家庭医生签约精准服务试点工作。作为北京市东城区社区卫生服务管理中心(以下简称"社管中心")的一名社区护理工作管理者,同时也曾经是一名社区护理工作者,我有幸参与组织了此次试点工作。

景山东街居委会对辖区常住居民中65岁以上老人进行了梳理,对行动不便的28位托底帮扶失能老人进行了需求调查,将需求结果交给吉祥社区卫生服务站。吉祥社区卫生服务站对需求表进行汇总分析,并录入信息管理系统,系统自动上报给区社管中心。区社管中心组成专家团队,对28名失能的老人进行了初步评定。28位失能老人均为高龄,且因各种原因不能出门,部分瘫痪在床,大部分生活不能自理,其医疗需求均需要入户解决。

这28位老人的需求集中在入户治疗、慢性病管理、送药到家及体检等方面,部分患者需求迫切,希望可以通过付费满足相关需要。我们选择了5名老人作为第一批系统评估的对象,对他们开展入户签约和评定工作。

我和吉祥社区卫生服务站的护士一起对5名老年人进行护理评估。针对每个人不同的健康问题,我们制订了护理措施。实施后,经过3个月的上门入户,5名老年人的急症健康问题得以解决,并帮助家属克服困难。在景山东街社区试点的过程中,我们制订了32项(失能/半失能)老人疾病管理社区卫生服务诊疗与照护清单式服务菜单,定制个性化护理计划,统一服务流程,真真正正让社区卫生服务精准贴近居民的需求,让他们感受到服务有温度、有品质。

试点工作取得了一定的成效,切实地提高了居民的获得感。我在日常工作中对自己从事的社区护理工作不断反思、不断总结、不断改进,从不足中细致查找教训,从成功中不断积累经验,在实践中努力增长才干。同时,我通过理论与实践的反复磨合,使学习的业务知识更加牢固、更加实用有效、更加适合工作需要。

面对新岗位 迎接新挑战

以上只是我从事社区护理工作近15年来的一个场景。2007年1月,我从北京市一家三级医院调入社管中心,开始从事社区护理和医院感染管理的工作。面对新岗位、新挑战,我从基本工作做起,主动适应,很快进入新角色。为充分发挥社区护士在社区卫生服务团队中的重要作用,我们开展了社区护理工作调研,对社区护士数量、人员素质和发挥作用情况等进行了调查分析。在此基础上,我们起草了《社区护士在社区卫生服务团队中发挥作用情况的调研报告》,对社区护士人员结构老化且数量不足、队伍整体素质偏低、服务理念滞后及团队观念和意识不强等问题提出了改进意见和建议,强化了今后社区护理工作的针对性。

面对社区的慢性病、老年病等重点人群的健康需求,社区护理人员是家庭医生服务团队不可或缺的技术力量,必须更多地掌握过硬的社区护理技能,才能适应和满足社区居民日益增长的健康服务需求。为提高社区护士健康管理、老年护理、康复促进、安宁疗护等护理服务能力,我们充分利用区域内医疗资源优势,与首都医科大学附属北京同仁医院(以下简称"北京同仁医院")联系,邀请参加过北京市护士规范化培训师资培训的护士长和护理业务骨干担任主要授课师资,为社区护理人员进行社区常见病、多发病护理专业知识和相关操作技能的培训，平均每年授课 15 学时，参加社区护理人员约 200 人次；每年参加社区卫生家庭医生服务团队技能考核 2 次；聘请 3 名护士长为社区招聘操作技能专家。

与知名医院合作提升基层能力

随着经济社会的飞速发展，慢性疾病谱发生显著改变。慢性伤口发病率较高，花费巨大，而医院—社区的医疗资源未有效整合，导致社区的慢性伤口患者因多种原因不能到医院就诊。另外，社区医务人员对此类伤口的治疗经验不足，导致部分患者创面迁延不愈，未得到及时有效的管理。2015 年，我们与北京同仁医院开展了慢性伤口管理合作，建立了医院—社区慢性伤口管理平台，使慢性伤口管理标准化，有效保障社区慢性伤口管理的治疗水平，把伤口领域的新理念带入社区。此外，双方建立社区慢性伤口双向转诊工作方案和工作流程，将北京同仁医院《社区病人伤口评估记录单》纳入东城区社区卫生服务信息系统，由社区医务人员进行评估，划分转诊条件，明确处理流程。截至目前，转诊患者 50 余人次，换药 100 余人次。此外，我们和北京同仁医院组织社区慢性伤口管理培训班 8 次，参加的社区医护人员 500 余人次；开展慢性伤口临床技能培训 4 次，参加的社区医护人员 200 余人；选派医护人员到北京同仁医院伤口治疗中心进修 100 余人。2019 年，与北京同仁医院进行优质护理服务医院—社区联动模式获得"北京示范单位"称号；2020 年与北京同仁医院联合申报基于"互联网＋延续性护理服务"的医院—社区联合慢性伤口照护模式首发课题获批。

2020 年，在抗击新冠肺炎疫情中，我认真修改医院感染领导小组职责及相关制度，定期进行疫情防控督导，共对社区卫生服务站督导 50 余次，邀请市级专家对社区卫生服务中心督导 2 次；组织协调 30 人组建核酸检测小组，带队 7 次完成区级核酸检测任务，组织协调 20 人支援丰台区 3 700 人的核酸检测任务，指导 4 家社区卫生服务中心完成发热筛查哨点建设。参与编写《基层医疗卫生机构重大疫情防控预案与演练手册》和《北京市社区卫生服务机构新型冠状病毒疫情感染防控工作指南》。

社区护理管理者是全区社区卫生服务机构护理管理工作的组织者和指挥者,其工作水平的高低直接影响着社区卫生服务管理中心乃至全区社区护理整体工作的开展和发展。为不断丰富自己的专业知识,我主动利用业余时间加强专业学习,及时完成了护理本科学业,以社区护理及医院感染知识等与本职工作紧密相关的领域为重点,不断丰富业务知识,在完成本科学业后又取得了管理专业研究生学历。

(作者:北京市东城区社区卫生服务管理中心 张冬梅)

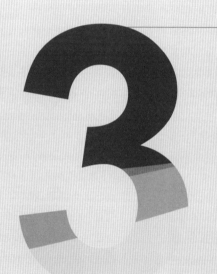

第三章

不忘初心
砥砺前行

党的十八大以来，以习近平同志为核心的党中央团结带领全国各族人民迈进了全面建成小康社会的新时代，提出了一系列治国理政的新理念、新思想、新战略，出台了一系列重大工作举措，把民生作为党和国家工作的大事，对全国人民作出庄严承诺：到2020年实现全面建成小康社会，开启了建设健康中国新征程。

2016年8月，党中央、国务院召开21世纪以来首次全国卫生与健康工作大会，习近平总书记出席会议并发表重要讲话。他强调，没有全民健康，就没有全面小康，要把人民健康放在优先发展的战略地位。会议确立了新时代党的卫生健康工作方针："以基层为重点，以改革创新为动力，预防为主，中西医并重，将健康融入所有政策，人民共建共享"。2020年6月1日起施行的《中华人民共和国基本医疗卫生与健康促进法》，为基层卫生发展提供了重要的法律依据。

在习近平新时代中国特色社会主义思想的指引下，国家卫生健康委员会贯彻新发展理念，在深化医药卫生体制改革中坚持"保基本、强基层、建机制"基本原则，以问题为导向，围绕提升能力和激发活力两个关键点，以实现"县级强、乡级活、村级稳、上下联、信息通"为目标，进一步夯实基层医疗卫生服务网底，推动卫生健康事业高质量发展。制定了基层医疗卫生服务机构能力标准，推进卫生机构联动，加强机构管理和安全生产；建设以全科医生为重点的基层医疗卫生队伍，优化人员结构，提高整体素质；进一步推进基本公共卫生服务，逐年提高补助经费，加强慢性非传染性疾病管理和重点人群健康管理；着力提高基层医疗服务水平和质量，开展家庭医生签约服务，推进分级诊疗；深化基层卫生综合改革，维护机构公益性，完善激励约束机制；利用先进技术，引入智慧医疗、远程医疗、便携式诊疗、移动药房等。同时关注低收入地区的基层空白点建设和低收入人群的健康服务，圆满完成健康扶贫任务。截至2020年底，全国基层医疗卫生机构97万个，基层医务人员434万人，建成社区医院1 410家、达到标准化建设的基层医疗卫生机构1.3万家，为全力推进健康中国建设、实施乡村振兴战略、积极应对人口老龄化、全面建成小康社会提供了强有力的健康保障和强大支撑。

新冠肺炎疫情发生以来，在党中央、国务院的坚强领导下，广大基层医务人员听党指挥、舍生忘死、冲锋在前、日夜坚守、持续作战，开展联防联控，涌现出了一大批先进模范人物和模范群体，体现了基层卫生人员在大疫面前维护人民群众生命和健康的责任与担当，展现了基层卫生人员团结一心、不怕牺牲、斗志昂扬的精神面貌，以实际行动践行了生命至上、举国同心、舍生忘死、尊重科学、命运与共的伟大抗疫精神。

书写更多基层健康故事

"您的血压太高了,暂时不能接种新冠疫苗。"

在广东省深圳市福田区笔架山社区健康服务中心,新冠疫苗接种点禁忌证咨询处的方宝莲医生正在为居民进行健康科普。她还得对疫苗接种情况进行统计、准备明天的物资、打包分类垃圾、参与医务人员紧急培训、疫苗的配送协调与冷链管理……一天的任务满满当当。

事实上,在深圳市开展新冠疫苗大规模接种工作前,忙碌就已经是当地基层医务人员的常态了。自深圳市政府大力推行医药卫生体制改革以来,基本公共卫生服务覆盖全市居民的工作取得了显著成效。近年来,"人人享有基本公共卫生服务"的理念更加深入民心,尤其在基层疾病预防控制、肿瘤早期筛查、慢性病患者健康管理等方面,居民切实地体会到基层健康"守门人"的重要性。2019 年,该市基层医疗卫生机构共有在岗卫生工作人员 31 813 人,完成诊疗 4 692.06 万人次。其中,社区健康服务中心在岗卫生工作人员 9 992 人,完成诊疗 3 615.13 万人次。

牵手家庭医生

"肺部胸片检查报告提示肺部肿物。"短短的一句话让王阿姨的心犹如掉到了冰窖。她是居住在福田区 20 余年的老人,每年都能参加当地社区健康服务中心组织的 65 岁以上老年人免费体检项目,年年都没查出什么大毛病。却没想到,在 2019 年给她开了这么大的一个"玩笑"。

"这可怎么办?"王阿姨着急地向她的签约家庭医生——侨香社区健康服务中心曾医生求问。曾医生在安抚王阿姨的焦虑情绪后,建议她到上级医院做胸部 CT 检查,进一步评估病情。曾医生通过"医院—社康"医联体平台,替她线上预约了胸部 CT 检查,第二天便完成了检查。检查报告提示,王阿姨肺部肿物可能是肺癌,建议王阿姨住院治疗。王阿姨随后通过家庭医生预约了中山大学附属第八医院呼吸内科的床位,第三天便住院接受治疗。出院后,王阿姨定期回到社区健康服务中心进行伤口换药,定期复查血常规、肿瘤指标等。

这是深圳市家庭医生签约服务深入推动的一个缩影。在全国,家庭医生以"签约"为桥梁,为居民提供疾病筛查、诊断、治疗一体化服务。而在深圳,近年来面向 65 岁以上常住居民开展的每年一次免费体检已成为该市各社区健康服务中心全科医护的常态化工作,每年通过免费体检筛查出的高血压、糖尿病、肿瘤等疾病的案例不在少数。此外,当地社区健康服务中心还承担了乳腺癌、宫颈癌、结直肠癌筛查,并且将"肿瘤医防"融合到基本公共卫生服务工作中。

从医院内扩大到医院外,除了家庭医生的咨询诊疗,更有家庭病床服务。家庭病床服务是社区卫生服务的重要内容之一,是方便老年人、残疾人、慢性病等患者获得连续性医疗服务,提高基本医疗卫生服务可及性的有效方法。

以通新岭社区健康服务中心为例,该中心主任黄良玉介绍,经过多次社区走访调查发现,通新岭片区住房以老旧楼梯房为主,且大部分居民为二十世纪七八十年代来深圳的建设者,部分居民因病行走障碍,导致看病难。

"走出社康"——黄良玉带领社区健康服务中心医护人员实施这一策略,打破传统门诊服务地域限制,开展上门服务,为不方便行动的居家患者提供上门医疗,解决老年人、慢性病患者看病难的问题。对因病卧床或身体衰弱、生活不能自理的居民开设家庭病床服务,送医送药上门,提供预防、医疗、保健、康复或护理等服务。同时,落实双向转诊,根据家庭病床患者病情变化,定期将其转至上级医院进一步检查治疗,保障家庭病床患者在家治疗的安全。

"为了更好地提升家庭病床服务能力，我们还邀请专家一起开展家庭病床查房，让患者在家中足不出户，即可享受到大医院专家教授的治疗，精准解决患者看病难的问题。"黄良玉说。

筑牢"医联体"

在深圳，"医联体"这条路怎么走才合适？中山大学附属第八医院副院长、八卦岭社区医院院长林汉利对此颇具话语权。

2000年，林汉利医学本科毕业后，成为一名内科医生。在日常诊疗中，他发现很多患者因选择就诊专科不当，往往辗转于多个科室，而患者离开医院后，往往依从性较差，因无人跟进而影响治疗效果，从而间接造成了"看病难、看病贵"的情况。

如何才能更好地实现患者在医院—社区的联合管理，获得更好的照顾呢？这个问题，成了林汉利十年医联体服务及体系建设故事的开端。

2012年8月，林汉利硕士毕业后，担任深圳市福田区人民医院（现中山大学附属第八医院）院务委员。有了管理理论的支撑、工作经验的借鉴以及工作岗位的支持，林汉利开始深入构思适用于深圳市"院办院管"社区健康管理模式下的医联体服务及体系建设。

2014年8月7日，在林汉利主导下，"福田区医疗联合体启动暨合作协议签约仪式"在福田区人民医院举行，该区5家区属医院、67家社区健康服务中心及周边的民营门诊部加入，成员单位数量超80家。成员单位的患者只需要凭转诊单和转诊卡，即可在医联体内其他医疗机构享受"优先预约、优先就诊、优先检查、优先住院"的"四优先"服务，不需重新挂号排队。一时之间，该院吸引了众多同行纷纷前来学习。

"四优先"服务真的落实了吗？林汉利一直在思考。在培训和实践中，他发现，部分未分化疾病、诊断未明确或多病共存的患者转诊到医院后，依然面临分科不明确的情况。"医院需要有个全科医学科！"

说干就干。2016年7月15日，福田区首个全科医学科在福田区人民医院挂牌,负责医院分级诊疗工作的启动、实施、监督、协调及日常统计等工作,同时也肩负着对医院下属社区健康服务中心在疾病规范化诊治、慢性病健康管理、居民健康教育等领域的专业指导和培训,并以高血压、糖尿病为试点,实施基层首诊、双向转诊、急慢分治、上下联动的分级诊疗制度。

"医联体"需要更高的平台才能提供更好的服务。借着院校合作的东风,福田区人民医院于 2016 年 8 月正式成为中山大学直属附属医院,更名为中山大学附属第八医院。

为了进一步推进分级诊疗,加大全科医学人才培养及引进力度,2020年 8 月 26 日,中山大学附属第八医院举行全科医学中心启用暨院企健康共管项目签约仪式。林汉利提出的院企健康共管项目主要内容包括为每个签约企业量身定制"七个一"送医上门服务:为每个员工签约 1 个家庭医生团队、建立 1 份健康管理档案、配置 1 名健康管理联络员、设立 1 条电话服务专线、开通 1 个绿色就诊通道、举办 1 次免费健康讲座、提供 1 场健康公益义诊,为企业员工提供可及便捷的全方位服务。

凭着一腔热爱,林汉利对基层卫生工作的探索马不停蹄。牵头成立深圳市医师协会全科医师分会、深圳市医院管理者协会基层卫生与健康管理专委会,建立院本部与社区健康服务中心的老高糖"三共"管理机制,创新总结出的"党建引领 + 专业保障 + 多元参与"的"ACT"新冠肺炎疫情社区防控模式被中国—世界卫生组织新冠肺炎联合专家考察组写入联合考察报告……"基层卫生健康管理只要用心,总会有收获。"林汉利的口头禅时常挂在嘴边。

医防融合的中医印记

清晨,在中山大学附属第八医院附属下沙社区健康服务中心一间诊室内,老年人体检工作有条不紊地进行着。

"看看您的舌头。"医生郭永秀正在为一位患者把脉,"舌色淡白,边有齿痕,舌苔白滑"。结合患者脉象细软无力且缓,郭永秀对患者的体质已经有了判断。

"阿姨,您平时要注意少吃寒凉食物,可以在饭菜中加入温性食物如生姜、花椒等,夏天空调度数不要调太低,可以多晒晒太阳。"随后,郭永秀还指导患者自行查找穴位并教授按摩手法。接下来一段时间,她将以短信的形式,对做过中医体质辨识的老年患者进行回访追踪和动态监测,并更新建议,进行全过程健康管理。

健康管理以预防为主,强调疾病的早期评估干预及诊治,也体现了中医药"治未病"的理念。近年来,中医药在疾病预防保健方面的作用逐渐被社会认可,中医"治未病"的理念已成为现代健康服务管理体系中的重要内容之一。在深圳,基层医疗卫生机构基本配备了中医,他们充分利用自己所长,从中医"治未病"角度对居民进行健康管理。

体质辨识是"治未病"的抓手与依据,也是深圳市社区健康管理工作的一大亮点,不局限于老年人健康体检,还应用于日常出诊服务中。

"通过对患者体质的判断,给予他们情志、饮食、生活、运动等多面的指导,可以改善患者的体质,使其趋于平和,这样就可以在力所能及的范围内预防疾病的发生。"郭永秀表示。

"'十三五'期间,我们初步建立了基层首诊、双向转诊、急慢分治、上下联动的分级诊疗服务模式。"深圳市卫生健康委负责人介绍,该市在每个行政区建了1个高水平的综合性区域医疗中心,每个行政区至少有1个与社区健康服务中心联动的基层医疗集团,每个社区至少建立1个社区健康服务中心,建立了"15分钟健康服务圈",这样的体系能够基本满足深圳全市两千万人口城市居民的医疗卫生保障需求,让市民的就医在可及性、公平性、便捷性方面得到明显改善。

(作者:《健康报》驻地记者　蔡良全)

我亲历的三明医改

作为三明人,我有幸见证了三明医改的进程。

我所居住的美丽山城在绘制"医改蓝图"中精雕细琢,以时间为轴,药品虚高的"挤出线"、医护人员的"年薪线"、医疗资源的"下沉线"、惠民利民的"民生线"……一条又一条改革路径,记录下了三明医改的轨迹。

做完一次骨科手术后,这位副院长打电话和我分享了一件喜事

2012 年 2 月,三明医改正式启动。

第一个动作,是将 129 种辅助性、营养性且历史上疑似产生过高额回扣的药品品规,列为第一批重点跟踪监控对象。

措施实施 1 个月后,原本一直刹不住的"医药费用猛涨"立马回落。当年 5 月,当我看到最新统计报表时,"吓了一跳":全市 22 家公立医院药品费用环比下降 1 673.03 万元。这意味着什么? 我粗略算了一下,一年差不多能节省 2 亿元。

果然,2012 年底,三明市职工医保统筹基金首次结余 2 200 多万元。这让我们的医改团队看到了曙光,也说明我们找准了医改的核心症结——药。

第二个动作,是取消"以药养医"。从 2013 年 2 月 1 日起,三明市全面取消药品加成,实行县级以上医院药品零差率销售。医院由此而减少的差价收入,在不增加患者负担的前提下,通过调整医疗服务价格、政府补助、加强医院内部管理等措施进行弥补。

第三个动作,是建立跨地区药品采购联盟。在保证药品质量的前提下,实行最低价采购,严格落实"一品两规""两票制"和药品采购院长负责制、

提升医疗服务价格等政策,斩断药品和医院之间的利益链条。

这一个个掷地有声的改革措施让患者真正受益。2017 年的一天,时任将乐县医院副院长黄林新在做完一次骨科手术后,打电话和我分享了一件喜事:过去用于骨科手术固定的髓内钉,平均费用为 1.7 万元,现在为 9 500~9 700 元;手术费用从 1 400 多元上涨到 2 000 元;患者自付部分则从 1.2 万元下降到 6 000 元。

从他告诉我的 3 个数字上看,医院耗材的价格降了,医生的劳动比以前值钱了,患者的负担减轻了。

"杜绝桌下的'灰色回扣',做大桌上的'阳光年薪'"

2013 年,三明市开始推行院长年薪制,试行医师、技师年薪制。

院长年薪制实施后的第一年,我参加了年薪制考核第一站——对三明市第一医院的考核。2014 年 1 月 15 日,我与医改领导小组其他成员分成两组,分头对第一医院的服务评价、办院方向、平安医院建设、管理有效、发展持续等五大类别 34 个指标进行考核。

在第一医院行政楼这边,我们将"职工对院长满意度调查表"随机发给 30 位医院职工。在门诊部、住院部这边,我们将《三明市公立医院群众满意度调查问卷表》随机发给 30 位患者。一个多小时后,打满勾的 60 份调查问卷全部交回到考核组手中。

在经过为期 12 天的考核后,2014 年 1 月 27 日,三明市公布 22 家公立医院院长 2013 年度绩效考核结果。其中,第一站考核的第一医院得分为 90.04 分,院长黄跃拿到的年薪为 31.51 万元。

在院长年薪制实施后的第二年,2015 年 8 月 14 日,三明市进一步完善公立医院薪酬制度,对全市县级及以上公立医院实行"全员目标年薪制、年薪计算工分制",并实行同工同酬,突破人事编制与聘用的界限。年薪计算由基础工分、工作量工分和奖惩工分三个部分组成,彻底打破了人员工资与科室创收挂钩的分配模式。

2015年,尤溪县医院尝试开发"工分制"考核软件系统。该院院长杨孝灯时常打电话向我咨询相关的政策。

"2013年,我们医院对所有医生实行年薪制后,将工资总额50%左右的'大蛋糕'给了医生,用年薪制'买断'医生的处方权,杜绝医生桌下的'灰色回扣',做大桌上的'阳光年薪'。"在实施医生年薪制以后,杨孝灯告诉了我这个令人欣喜的变化。

2015年,还有一件事令我印象深刻。该年6月2日,世界卫生组织专家团到三明市调研。在汇报会上,时任尤溪县中医医院内科主任医师毛祖冠说:"在未实行医生年薪制之前,我一个月奖金、绩效加起来,可以拿6 000多元,一年折合起来就是7万多元。实行医生年薪制后,2014年,我的绩效考核为80分,拿到20多万元年薪。"

"医院对医生医疗检查、用药、治疗'三合理'等,制定了绩效考核指标。现在,医生开大处方的事情,基本上被遏制了。"我清晰地记得,这是毛祖冠的原话。

最新统计数字显示,三明市22家县级及以上医院职工工资总额,由2011年的3.82亿元增至2020年的15.57亿元,是改革前的4倍多。

县域医疗机构从"彼此竞争"转向"一体协同"

2017年7月11日,我和同事来到尤溪县总医院坂面分院——坂面镇中心卫生院门口时,一张悬挂在墙上的"专家行程日期安排表"吸引了我们的注意。从医20多年的詹德尚,是列在表上的一位专家。这一天,按照计划安排,他来到距县城25公里外的坂面分院看诊。

上午7点55分,在坂面分院,患者吴德堪已在候诊。吴德堪这次看病的总费用是153.12元,其中,自付35元。在家门口,吴德堪不仅看上了县医院来的专家,还省下了外出看病的往返路费和时间。

坂面镇患者有这样的实惠,得益于2017年4月21日组建的尤溪县总医院,这也是三明市组建的第一家总医院。

2017年1月，三明市拓展改革新路径，以组建总医院为载体，以实施医保支付方式改革为切入点，全面建设紧密型医联体（总医院），并选取尤溪县、将乐县作为全民健康四级共保试点，为群众提供全方位、全过程、全周期的卫生健康服务。总医院以县医院和中医院为龙头，将县域内所有县、乡、村公立医疗机构整合为一体，推动优质医疗资源下沉。

总医院的组建，打破了县域内医疗机构在行政、财政、医保、人事管理等方面的壁垒，建立起利益共享、责任共担的运行机制。

2018年的一天，我在将乐县总医院看到，他们在使用居民健康管理系统和健康"大数据医生"。在总医院康复管理部会诊中心，医生张伟通过互联网分级诊疗平台，对白莲分院93岁的患者进行会诊。通过远程心电图、远程影像诊断，张伟很快开具了诊断书。

在将乐县，还有一件事让我感触颇深。那一天，将乐县总医院漠源分院的医生李莉琼，带着最新的"秘密武器"——健康检查一体机，来到漠源乡漠源村，给75岁的患者看病。不一会儿，在健康检查一体机上，这位患者的体温、血糖、血压、血氧、尿常规、心电图等数值便弹出，第一时间上传到县总医院的健康管理中心，实现居民健康档案的实时更新。

从将乐县回来后，我很感慨：三明医改先后经历了"治混乱、堵浪费"和"建章程、立制度"两个阶段，现在已进入"构建以人民健康为中心的新时代健康保障体系"的第三个阶段。

截至2021年，三明市共组建总医院10家。

（作者：福建省三明市人大常委会主任、福建省医改研究会常务副会长詹积富）

闯出来的天长医改模式

2015年,天长市被确定为安徽省县域医共体第一批试点单位之一。2016年4月,作为全国4个县级公立医院综合改革示范县之一,天长市在全国率先启动县域医共体建设,发挥天长市中心医院龙头作用,通过推行院长年薪制及调动职工积极性等新举措,闯出了一条基层医改的新模式。

县域医疗技术能力提升了

虽然隶属安徽省,但天长市却地处江苏省的腹地,本地居民也习惯到南京市、扬州市等江苏省城市的大医院看病。本地患者留不住,医保基金也跟着往外"流"。改革前,本地患者外出就诊量占本地居民总就诊量的20%左右,占用医保基金却超过30%。

问题倒逼改革。2016年,天长市在全国率先启动县域医共体建设,形成"上联三甲、下带乡村、全县一盘棋,上下一家人"的县域分级诊疗模式。该诊疗模式的核心就是以医保基金为杠杆,把县乡村医疗资源真正联结起来,重构农村三级医疗服务网络,形成服务、责任、利益和管理共同体。组建医共体以来,县域整体医疗服务能力明显提升。

县级龙头强:牵头医院横向"错位发展",天长市人民医院成功创建卒中、胸痛、肿瘤等"六大中心",建立了肿瘤专科和精神专科;天长市中医院组建了慢性病管理中心、健康促进中心、康复中心和中医适宜技术中心等。目前,两家牵头医院均已成功创建三级医院。

镇级枢纽活:全面落实镇卫生院"公益一类保障、二类激励相结合"的运行机制,允许镇卫生院对收支结余部分进行二次分配;利用非标专项债、世行贷款项目,投入 17.6 亿元推进 9 个院区建设,配齐配强镇卫生院软硬件;在牵头医院帮助下,基层医疗机构建立特色专科 7 个,开展新技术 1 项。

村级网底稳:实施村卫生室基础设施建设"三年行动计划",2018—2020 年,天长市每年投入 1 000 余万元,对村卫生室基础设施建设进行改扩建,使村卫生室面积不低于 200 平方米,达到"八室分开"的标准。

通过改革,2016 年天长市县域就诊率达 92.24%,比全省平均水平高约22 个百分点。近几年,天长市县域就诊率一直维持在 90% 左右。

医院自主权变大了

过去,如果想引进人才,公立医院需先提出申请,经天长市卫生主管部门把关、人事部门审核,在有编制的前提下,再由人社部门负责引进,过程复杂且漫长。改革后,编制使用权与人才招聘权全面下放,两家县级公立医院可以自主招聘,对急需、紧缺和高层次人才,采取校园招聘、降低开考比例或直接考察等方式引进,招聘程序简化。自改革以来,天长市累计招录医务人员 405 名,其中硕士 30 名、博士 1 名。

这仅是天长医改中简政放权的一个缩影。天长市已将财政、卫生、人社、物价、编办等部门办医权力收归医管会,解决了多头办医、多头管医的弊端,形成办医主体明确、部门政策协同、决策科学高效的管理新机制。同时,随着副职推荐、用人招人、内部机构设置、中层干部聘任、收入分配、年度预算执行 6 项权力的下放,医院有了更大的经营自主权,增强了主动落实医改政策的内生动力。

医务人员积极性更高了

改革过程中,天长市建立了激励机制:对公立医院院长推行年薪制,并由财政买单。院长的薪资水平是本地城镇在岗职工平均工资的 6 倍左右,且每3年进行一次调整;对7家乡镇中心卫生院院长,试行年薪制,平均薪酬为15万元左右;对县乡医务人员,实行岗位目标绩效考核,大幅提高其薪酬待遇。

2019年,两家县级公立医院医务人员平均收入分别为17.2万元、14.4万元,比2015年增加了5万~6万元。因允许乡镇卫生院对收支结余进行二次分配,允许发放政府补贴给高级专业技术职称人员(正高职称每年获得2万元补贴,副高职称每年获得0.5万~1.5万元补贴),乡镇医务人员年平均收入超过7万元,比2015年增加了2万元左右。

此外,天长市除了足额向乡村医生发放国家基本公卫服务经费、药品零差价补助、家庭医生签约服务工作补助、一般诊疗费补助等,并为在岗村医购买基本养老保险,向到龄退出乡村医生发放生活补助外,每年医共体牵头单位还向乡村医生发放分级诊疗考核奖励5 000元,使其年均收入由改革前的2万元增至5万元。

群众获益更大了

2020年6月,天长市居民曹女士到天长市人民医院就诊,被诊断为病态窦房结综合征,后转至外地三级医院诊治。因需要安装心脏起搏器,在外地,除医保报销费用外,曹女士还需自付费用4.5万元左右。得知天长市人民医院心内科定期邀请三甲医院专家坐诊指导,且手术仪器先进,曹女士回到天长市做手术,最终个人自付费用仅1.1万元。

新街镇纪先生患有食管癌,在南京市医院化疗一个周期需自付费用5 000多元。而在天长市中医院,同样的诊治方案,同样的医疗器械,同样的化疗方案,一个周期自付费用仅1 000多元。

此类事例还有很多,自2016年组建县域医共体以来,两家牵头医院与外地14家三甲医院建立了长期的合作关系。专家定期来天长坐诊,遇到疑难杂症随时到天长指导,既把患者留在了县域内,减轻了患者负担,又提高了本地的救治能力,实现了患者少付费、少跑路的目标。

回首改革之路,天长市爬坡过坎、奋力前行,眺望前方的路,我们责任在肩,信心满怀,必将一步不落,一步不让,继续探索,坚定前行。

(作者:安徽省天长市副市长 周巧玲,整理:《健康报》记者 颜理海,通讯员:陈玉芹)

破解"看病难"的武侯探索

作为分级诊疗改革中的重要一环,"家庭医生"一词越来越频繁地进入中国老百姓的视野。但家庭医生应该提供什么服务?公众并不完全了解。

四川省成都市武侯区坐拥国内最优医疗资源之一的华西医院,却同样面临着严峻的"看病难"问题。如何破解?家庭医生签约服务为武侯区率先撕开一条突破口。

武侯区的破解路径是:在常规医疗服务一端,基层医疗机构与华西等医院建立双向诊疗机制;在高端医疗服务一端,以家庭医生服务为依托,通过引进资本与前沿企业,加快生物医药、医养结合等的发展。

从零开始的探索

2015 年,成都市武侯区多次组织区内社区卫生服务机构人员到国外学习交流,希望以最快的速度引进西方经验。但得出的结论是,仅依靠政府力量推进家庭医生制度还不够。

参与学习者表示,我国的医疗卫生制度与老百姓就医习惯,使家庭医生制度缺乏成长的土壤。在美国,商业保险机构为减少理赔金额,会主动联系家庭医生,要求其对客户的健康进行管理。同时,因有完善的治疗效果评价体系和经过专业化培训的家庭医生队伍,家庭医生的作用可以得到很好地发挥。而在我国,医保只覆盖了部分健康管理与公共卫生服务,诊疗水平也缺乏统一的评价标准,因此建立家庭医生制度,要面对和解决很多问题。

首先,武侯区坚持政府主导社区卫生服务体系建设,保障社区卫生服务的公益性质。近年来,武侯区对社区卫生服务的投入年均增长 18%,建成了以 12 家社区卫生服务中心为核心,下设 15 个社区卫生服务站和延伸至社区居委会的 67 个家庭医生工作室(点)为基础的社区卫生服务体系,实现了对全区服务人口的全覆盖。在此基础上,武侯区引入竞争性上岗、激励性分配、社区卫生筹资等市场运行机制,推动社区卫生服务可持续发展。

正是由于"政府主导建设,财政资金兜底",才有效整合了辖区医疗卫生资源,全面推广家庭医生签约服务,从而也在"健康进家庭、小病在基层、大病到医院、康复回基层"的分级诊疗改革中迈出重要一步。

多元共享产业链

"签约"要求优先覆盖老年人、孕产妇、儿童、残疾人等人群,以及高血压、糖尿病、结核病等慢性病和严重精神障碍等患者,针对不同人群的服务,制定出具体路径与标准是第一步。

对此,武侯区提出建立"政产学研用"多元共享产业链——政府引导协调资源,企业获得数据,大学与科研机构实现科研创新目标。"互联网+"分级诊疗协同平台是家庭医生项目多元共享的产物。

为了搭建该平台,获取最精准的数据,作为该项目的企业参与者,中国电子科技集团派一批研究人员进驻社区卫生服务中心,一干就是两年。

从患者病情指标设计到基层医务工作者考核指标体系设计,从患者端 APP 的开发到医生端信息平台的建立与优化,甚至面对面的诊疗协助,基层医疗机构与企业的融合牵涉方方面面。"最终想达到的效果就是让老百姓接受家庭医生制度,逐步引导实现分级诊疗。"

从治病到健康管理

大量细致繁复的工作都要靠基层医务人员来完成。但仅靠医务人员的热情难以持久,需以个性化的有偿签约服务作为突破口来加以推进。需要老百姓掏钱的个性化家庭医生签约服务到底应不应该实施?是否有违公立医疗机构的公益性质?在业界仍存在争议。

个性化有偿签约服务（即"C包"）在不影响基本服务（即"A包"）内容实施的情况下完全可以放开，但需要创新医疗健康服务提供者的收入机制："C包"签约所得全部返还基层，通过收支两条线管控及严格的考核制度，保证"A包"签约数量及服务质量。

据统计，2012—2016年，武侯区基层在岗医务人员人均收入从5.6万元提高到10.39万元，年均增长17.1%。

2021年，武侯区已建成110支家庭医生团队，为辖区老年人、慢性病患者、儿童等重点人群提供个性化的有偿签约服务，免费签约服务覆盖74.15%的家庭，有偿签约14 486余人。

通过签约服务，家庭医生将居民的健康状况"看护"起来，一方面帮助签约人预防重大疾病，另一方面在签约人需要更专业的医疗服务时，可通过家庭医生渠道迅速转诊。

多了个医生朋友

随着家庭医生制度的推进，人们的医疗习惯与观念似乎也正在发生着微妙的变化，家庭医生逐渐走入人们的日常生活，更频繁的交流互动也使老百姓对家庭医生产生了信任。

何茂琼是一名慢性病患者，糖尿病、心律不齐、心肌缺血、风湿性关节炎、慢性肠胃病、骨质增生等多种疾病折磨得她睡不着觉、吃不下饭，使其常处于心神不宁、坐立不安的状态，性情变得急躁。

何茂琼说："自有了家庭医生后，除了坚持服药、定期检查外，医生对我的饮食起居给了很多建议及精神上的鼓励，他们的关心、关爱和治疗，使我的病情有了好转，精神也好了很多，生活也变得丰富多彩了。"

武侯区簧门街社区的一位患者称，自己的爱人在华西医院工作，但5年前自己做完直肠癌手术后，就一直在社区卫生服务中心做康复治疗。"我不愿意去华西医院找他看病，不仅要排长队，还得挨他批评。小问题基层就能解决，确实需要到大医院，基层也可以安排转诊。"

对于更多的普通患者,社区卫生服务中心似乎正在承担着"私人诊所"的职能,"小病小痛都可以在社区看,同时也能记录之前患病与治疗的相关信息,方便明了。"

武侯区推进家庭医生服务的目的很简单,即在老百姓患病时,只要找到家庭医生就不需再操心,后续问题都交给家庭医生来处理。

对于武侯区乃至成都市来说,家庭医生签约及基础信息互联只是第一步。依靠华西医院的医疗资源,成都市将建立"环华西国际医疗智慧谷",以后再谈到华西医院,则意指"环华西医学城"。

未来,成都市将参照美国波士顿与圣地亚哥的发展模式,引入生物医疗项目,同时引入更多优秀企业发展医养结合,落实"大健康"产业蓝图。而这些场景都将依托社区卫生服务中心及家庭医生团队来实现。

武侯区的探索和尝试不仅安了慢性病患者的心,把患者留在了基层,还使基层医疗机构的价值得到最大限度的发挥。按照成都的整体规划,未来熟练掌握家庭医生服务的医务人员既是基层医疗卫生服务的基石,也将是"大健康"产业蓝图的核心力量。

(作者:《健康报》驻地记者 袁聪 喻文苏)

让居民理解药品带量采购,药师义不容辞

2019年,国家组织"4+7"药品带量采购,北京市丰台区马家堡社区卫生服务中心药剂科接到任务后,主动作为,优化流程,圆满完成任务。

我作为药剂科负责人,带领科室员工向公众讲解"4+7"带量采购执行的必要性,让居民理解这项医改是为民之举。前期,我们做了大量准备工作,将药品信息提前录入系统,制订"一药一策"应对方案。

2019年3月28日零点整,医院相关岗位员工准备就绪,大家聚精会神看着屏幕,经历着一系列流程:退库、改价、入库。当一位药师说出,"药品准备完成",接下来是药品医保对照,信息科回应医保对照,完成财务结算上传,核对对照药品是否正确,所涉及所有药品都要进行检测,确保报销比例正确。

第二天,医院上午8点开诊,患者开始关注媒体报道的内容,都在核对医药费发生了什么变化? 我们的药师对患者细心解释:"大娘,咱们国家企业的制药技术已经取得了进步,国产药和进口药的疗效都一致,都经过国家权威机构认证,为啥不吃国产药呢? 医保支付的费用又不单单是药品,我们社区中心还有针灸理疗中医适宜技术,您在康复医师的指导下锻炼,与药物配合效果更好"。

当前,药品带量采购已经进入到第五批,一批又一批药品价格下降,给老百姓带来实惠。药师的定位不能只局限于发药和用药讲解,亟待提高药学服务技能,全方位服务患者。同时,我们要改变传统药师模式,缩短药师与患者的距离,让患者的问题能及时解决。

(作者:北京市丰台区马家堡社区卫生服务中心　国警月)

"两个允许"稳住了海南省诊疗量
最大的卫生院

海南省白沙黎族自治县打安镇福妥村委会前进村 63 岁的林振芳阿婆觉得浑身不舒服,2021 年 7 月 1 日一大早,她就坐上公交车来到邻近的儋州市那大镇看病。9 点左右,她来到那大镇卫生院。在这里,看病不用挂号,医务人员为她测量体温后,安排她到门急诊科找韦胜华副主任医师。经诊断,林阿婆咽喉发炎,医生为她开了些药,总共 76.78 元,其中医保支付 31.09 元、个人支付 45.19 元。"这里医生好,看病方便,价格也便宜。"林阿婆说。

基于以上原因,像林阿婆这样辖区内外的患者都非常愿意到那大镇卫生院看病,使这家卫生院成为当前海南省诊疗量最大的卫生院。而曾经,由于种种原因,这家卫生院也曾经历发展的困境。

困境中求生存

那大镇是儋州市政府所在地,辖区内有村(居)委会 13 个、农场 4 个,配设有村卫生室 12 家、卫生服务站 13 个,全镇常住人口数约 38 万。

20 世纪 90 年代,周学灵从海南医学院毕业后就进入那大镇卫生院,现在已经是副院长。据他介绍,那大镇卫生院创建于 1958 年,现有床位 220 张。早前,乡镇卫生院被划为公益性一类财政全额保障单位,实行绩效工资总额核定发放,医生多劳不能多得,优绩不能优酬。正因如此,儋州市的一些卫生院人才流失严重,基层医疗服务能力快速萎缩,推诿患者的情况也很常见。

那大镇卫生院也受到影响,2014—2016年诊疗量连续大幅下滑。2014年,该卫生院门诊量612 386人次、住院量10 786人次;门诊量到2015年下滑到574 263人次;2016年下滑到450 767人次。眼看着业务量下滑,周学灵和那大镇卫生院的干部职工们看在眼里,急在心上,他们把问题向有关部门反映,希望让卫生院恢复活力。

周学灵说,2014—2016年的实践证明,限定绩效工资总额不能突破的做法,严重影响职工积极性,导致业务量下滑,老百姓也不满意。

"两个允许"让卫生院重焕生机

2017年年初,国家卫生计生委员会出台"改革行业薪酬制度,创新激励保障机制"政策,允许医疗卫生机构突破现行事业单位工资调控水平,允许医疗服务收入扣除成本并按规定提取各项基金后主要用于人员奖励。随后,儋州市将"两个允许"政策落实到基层。据此,那大镇卫生院突破限制,采取多种措施,调动医务人员积极性。2017年至今,该院诊疗量稳中回升,呈现出良好发展势头。

"就像久旱逢雨般,好政策来了,我们怎么做到才能让乡镇卫生院健康发展,造福群众?"那大镇卫生院院长李明认为,医务人员是医药卫生体制改革的主力军,培养周期长、职业风险高、技术难度大、责任担当重,应该得到合理的薪酬。基于此,那大卫生院借助"两个允许",建立了符合医疗卫生行业特点的人事薪酬制度,从改善薪酬待遇、发展空间、执业环境、社会地位等方面入手,调动广大医务人员的积极性、主动性、创造性。

2017年,那大镇卫生院向上级单位提出申请,继续划为公益性一类保障单位,暂不实行全额保障,只实行差额保障。这个请示获得上级单位批准后,该院立即召开中层领导会议、医院班子会议,先后讨论并提交院职代会审议,建立健全了《医院综合管理方案》,并报儋州市卫生计生委备案。该方案打破了"大锅饭"和人员身份差异,明确在编人员的财政差额投入人员经费归入医院账户,在编人员不直接领取月财政拨款工资,与聘用人员实行同工同酬,院级领导按上级规定配备一正三副,实行职能部门及临床辅助科室三等级管理方式,逐层管理,不同岗位分类分级定酬(即岗位工资),行政或业务管理职责人员按分级定酬(即职务补助)。

在落实人员奖励方面,那大镇卫生院计量计酬、按劳取酬。首先,医院将总收入提取10%,作为发展资金来源之一。其次,实行医院与科室两级核算分配方法,计算办法为:某科室总收入扣除成本,得出初期毛利,提取10%作为医院发放行政后勤人员月绩效工资和医院发展资金来源,余额按照各科室的成本核算,与院部实行不同比例,分配到各科室。

充分调动干部职工积极性

"两个允许"政策的深入实施,激活了那大镇卫生院干部职工的积极性,也稳定了人才队伍。

2017年以来,那大镇卫生院通过整合医疗资源、培养储备人才、提高医疗技术、提供优质服务,提高了广大干部职工的积极性。目前,全院有卫生技术人员345人,其中高级职称48人、中级职称74人。和2016年相比,该院卫生技术人员增加了108人,增长率为45.6%;拥有高级职称13人,增加了35人,增长率为269.2%;拥有中级职称55人,增加了19人,增长率为34.5%。

那大镇卫生院建立了有效约束和激励机制,在劳动分配、住房、职称晋升等方面向优秀人才和关键岗位倾斜,向临床一线和专家骨干岗位倾斜,提高了全院职工的工作主动性和创造性。在那大镇卫生院工作10多年的门急诊科主任韦华胜说,这几年该院门急诊业务量不断提升,还添置了不少设备,职工绩效也在增加,人才队伍稳定。

为了提高泌尿外科的医疗水平,近年来,那大镇卫生院派泌尿外科医生李应广先后到广东医科大学微创中心、南方医科大学珠江医院、中山大学附属肿瘤医院、江苏省中医院长时间学习。返回医院后,李应广发挥学科带头人作用,迅速提高泌尿外科医疗水平,该科每个月手术量经常超过100台,有时候还与上级医院联合开展四级手术。

如此高水平的医生和一级医院的收费,使该院成为老百姓看病就医的首选。例如,55 岁的患者余玉兰因甲状腺肿瘤住院 7 天,花费医药费 11 792.97 元,其中医保报销 9 750.98 元、个人自付只有 2 041.99 元。

放眼全国,很多基层卫生院都缺少儿科医生。但在那大镇医院内儿科,却是不一样的情况。该科主任谢耀康介绍,该院内儿科有 41 张病床和 11 名医生,目前是全院收治住院患者最多的科室,床位经常爆满,每月出院的患者多达 250 人以上。

有了这样的技术力量,那大镇卫生院根据患者需要设置的主要临床科室包括骨外科、普外科、妇产科、五官科、内科、内儿科,以及手术室,碎石室,中、西药房(库),中心药房,公卫科和门诊部;主要的医技科室包括超声治疗科、心脑电图室、胃肠镜室、放射科、化验室等。同时,该院 24 小时门诊免挂号手续,方便了百姓看病就医。

那大镇卫生院每年派送医护人员到省内外进修学习或参加培训。为完成上级下达的各项公共卫生任务,那大镇卫生院还招入一批合格的公卫人员。

那大镇卫生院是海南医学院教学基地、海南西部中心医院全科医学基层实践基地和儋州市人民医院全科医学教学实践基地。2018 年 1 月 12 日,那大镇卫生院和海南西部中心医院组成医联体。为了确保医联体工作有力推进,该院制定了医联体派出专家到院坐诊、技术扶持等补助方案。例如,内科、外科、妇产科、五官科医联体派来的专家每人每月补助 3 000 元,辅助科室派来的高级职称或科主任每人每次补助 500 元、中级职称或研究生每人每次补助 300 元等。对医联体的有力扶持,使该院各项工作得以顺利推进。

受益于"两个允许",2017 年以来,那大镇卫生院的门诊量、住院量、业务收入均连续明显回升。2017 年,医院门诊量 469 287 人次、住院量 11 523 人次、业务收入 9 160 万元,比 2016 年分别增长 4.1%、3.6%、10.1%;到 2019

年,这三项数据分别为 479 693 人次、10 815 人次、10 417 万元;2020 年,受疫情影响,这三项数据仍然达到 462 686 人次、9 482 人次、9 687 万元。

良性循环,改善医疗服务质量

"两个允许"使那大镇卫生进入良性循环轨道,也使医院更加专注于提高和改善医疗服务质量,让患者有更多获得感。

近几年,那大镇卫生院先后投资 600 多万元用于购置五官科、胃镜室、内一科、麻醉科、B 超室等科室的医疗与办公设备,确保医院各项业务正常开展。同时,医院还投入 500 多万元资金对污水处理站进行全面改造,对 CT 室机房、五官科门诊、口腔科门诊、接种门诊进行室内改造装修,并投入 1 229.05 万元对信息系统进行全面升级。

内一科主任林雪妹介绍,现在科室有医护人员 22 人,其中医生 8 人,3 人是副主任医师。由于医院的重视,科里设备齐全、医护人员技术能力好、专业划分更细,加上看病价格又便宜,使这里成为当地老百姓看病的首选。

(作者:《健康报》记者　刘泽林　许伟国)

5.3 公里山路带来的"蝶变"效应

2019 年 3 月 21 日晚播出的大型问政节目《问政山东》中,有这样一个片段令人印象深刻:沂源县南鲁山镇鄢家峪村没有卫生室,村民要走 5.3 公里山路,到南鲁山卫生院三岔分院看病。

3 月 23 日,山东省卫生健康委员会主任袭燕沿鄢家峪村一路步行,现场办公。谈到走 5.3 公里的感受,袭燕说,整个山路走下来,感受到卫生健康服务是农村地区,尤其是偏远地区老人最大的需求。卫生健康工作要深入基层,做到老百姓的心坎儿上。

74 名乡村医生拎包入住 50 处省级标配版"中心村卫生室",破解"空白村"群众就医难

2019 年 5 月,沂源县按照"县医院为龙头,乡镇卫生院为枢纽,村卫生室为基础"的管理思路,创新性提出以"中心村卫生室建设"和"村医县招镇管村用"解决山区群众看病就医困难。计划用 3 年时间,由政府出资 750 万元,在卫生室空白村、薄弱村的中心位置,集中建设 50 处中心卫生室,建设用地由所在村无偿提供,产权归卫生院所有,乡村医生无偿使用,发挥政府兜底职能,搭建起守护群众健康的永恒阵地。

诊断室、治疗室、观察室、24 小时值班室、药房,不仅有血糖仪、血压计、氧气瓶等省级卫生室标配,还开通全民健康信息系统,与县、镇医疗卫生机构实现居民健康信息的互联互通和远程会诊……6 月 3 日,走进东里镇前水北中心村卫生室,笔者看到的是这样规范、整洁的省级标配版卫生室。"县里给盖好了卫生室,我们就是'拎包入住'。白班 2 人一组,夜班 1 人值班,

下了夜班就可以回家休息。出门访客或者下地干活儿没有了后顾之忧,患者再也不愁找不到人!"谈起现在的工作,前水北中心村卫生室的刘长吉有最深感悟。

"水北片没有大村,大部分都是二三百人的小村,片区 9 个村共有 4 000 余人,之前每个村都有卫生室,但水平能力不一。"沂源县第二人民医院分管公共卫生的副院长孙庆德告诉笔者。近年来,随着老年乡村医生的逐渐退休,水北片区仅剩 3 名乡村医生,卫生室"后继无人"的现象暴露无遗。特别是近年来,沂源县实施村卫生室标准化建设,水北片区只有 1 家符合标准,其余 2 家建设标准化卫生室心有余力不足。投入使用后的前水北中心村卫生室,不但为前水北村带来了福音,也是周边高家官庄、前暖院、后暖院等 9 个村、4 000 余名群众的福祉。

到 2020 年年底,沂源县已完成 50 处中心村卫生室建设,74 名乡村医生拎包入住,医疗服务覆盖 172 个村、11.2 万余名群众。"今年正在建设 30 处中心村卫生室,到 2025 年,中心村卫生室建设数量将达到 150 处,实现空白村和薄弱村中心村卫生室服务全覆盖,基本满足农村居民的医疗卫生服务需求。"谈起近年规划,沂源县卫生健康局局长高贵明信心满怀。

医疗服务点 + 流动共享医院,偏远村也能享受镇级医疗服务

地理环境特殊的沂源山区,还有很多中心村卫生室仍无法覆盖的村庄,位于南鲁山镇的鄂家峪村便是其中之一。

鄂家峪村虽有户籍村民 100 余户,常住人口却仅有 180 余人,其中,50 岁以上的老人便有 140 多人。村庄实在太偏远,村里的常住人口少,导致就医患者少,看病拿药少,乡村医生的收入也便随之减少,老乡村医生退休了,新的乡村医生不愿意来。已经 65 岁的"土著"申宗臣在此当了 42 年的乡村医生,2016 年办理了退休,不想却被一纸返聘书打乱了"计划",接过原来的担子继续干。而与其退休前不同的是,曾经的卫生室现已被更名为医疗服务点。

南鲁山卫生院三岔分院整合人力资源,选派公共卫生团队成员每5天到鄂家峪这样的村巡诊一次,每次坐诊半天。同时,为了充实诊疗队伍,结合"流动共享医院"活动,将院内医生护士编入队伍,组建家庭医生团队为村民送医上门,让百姓在家门口也能够享受到镇卫生院大夫的诊治。

对于因条件限制,不能设置卫生室的村,沂源县卫生健康局工作人员一对一协调房屋设施设备,由卫生院或附近业务水平较高的村卫生室设立医疗点,配备出诊箱、血压计、听诊器、体重秤等基本设施,配备20多种常见病、多发病需要的基本药物,定期前去坐诊服务。对于不能设立医疗点的空白村,委托离此村较近、群众就医相对方便、认可程度高、达到标准化的村卫生室覆盖,定期前往坐诊、巡诊,非坐诊时间随叫随到,满足群众就医需求,实现村村有标准化卫生室服务全覆盖。这样的点面覆盖服务模式,切实改变了101个"空白村"群众"看病就医不方便、乡医没人愿意干"的窘境。

"新身份"让乡村医生队伍强起来

说到卫生室,不得不提到乡村医生。

村卫生室作为基层预防保健网的网底,承担着大量的基本公卫、基层医疗、健康扶贫等工作,牵涉大量精力。由于农村普遍地理位置偏远,医疗、教育、生活水平低于城区,而乡村医生普遍收入较低,目前没有强有力的政策支持和人才引进机制,年轻的医务工作者基本不会选择留在农村,导致沂源县乡村医生入不敷出。

"没想到干乡村医生这些年,还能有机会考编制成为'公家人',听说去年就有22个名额,今年又有30个招考名额,能考上的话今后生活就有了更好的保障,更是国家、社会对我们的进一步认可。"沂源县大张庄镇娄家铺子中心村卫生室乡村医生王训刚动情地说。

前几天,王训刚参加了县卫生健康系统事业编制(乡村医生合并岗)招考,对今后的工作生活充满了希望。

沂源县地域广、山区多、空白村数量多、人口少、群众居住分散,乡村医生收入普遍较低,净流出严重,乡村医生队伍管理难度和保障难度较大。为了更好地保障农村居民享有均等化的基本公共卫生服务和安全、有效、方便、价廉的基本医疗服务,根据县编办核准的招聘计划,在县人社局的指导下,县卫生健康局每年为中心村卫生室招聘临床医学、中医学、中西医结合专业的卫生专业技术人员,保证中心村卫生室的长效运转和队伍稳定。

"我们将按照'县招、镇管、村用'的模式,由县卫生健康局公开招聘、镇卫生院管理、中心村卫生室使用。工资、保险和福利待遇实行全额事业单位人员管理,县财政集中保障。"沂源县卫生健康局党组成员、县疾控中心党总支书记齐元琳告诉笔者。

"急救圈"撑起生命"保护伞"

"陈大爷又来了?上次开的药快吃完了吧?""咱院里不但有'华佗'还有'诸葛亮',医生治病治得好,还会神机妙算,我今天就是来拿药的!"谁能想到,风趣幽默的陈大爷不久前刚刚"捡回了一条命"。

陈大爷深夜突发脑梗死,急救人员赶到他家时,他已经完全瘫痪。匆忙就医中,家属早就吓得不知所措,大张庄卫生院的医护人员立即联系医共体牵头单位——沂源县人民医院脑卒中心,开通急诊绿色通道,拉上患者火速奔向县城,急诊 CT、急查溶栓套餐、静脉溶栓,医务人员全程陪同、全程代跑腿、整夜守护直到溶栓成功。

"时间就是生命!"从发病呼叫"120"到溶栓成功,全程仅用时 62 分钟。这样的患者,如果没有急诊绿色通道,没有该院有效的紧急溶栓措施,就会丧失有利的溶栓机会,轻则重度残疾,重则引起脑疝导致死亡,宝贵的 62 分钟换来了患者的重生。

来之不易的 62 分钟,只是沂源县提升急救能力,保障群众生命安全的务实举措之一。

近年来,沂源县加快急救站点建设速度,增加急救辐射范围,共新建乡镇"120"急救站点 4 处,全县急救站点达到 7 处,最远的"120"急救接诊时间由单程 1 小时缩短到 20 分钟。各医疗机构纷纷建立门急诊绿色通道,提供及时、高效、便捷的服务,提高了危急重症患者的救治成功率。县级医院作为全县医疗服务的龙头医院,承接好下级医院上转重症患者的同时,还加强与省市级医院联系,建立起保护生命的"快车道",保障了群众生命安全。

昔日"小病不出村,大病不出县"的理想,不仅照进了现实,更照亮了沂源山区群众追求健康生活的道路。

（作者:山东省淄博市沂源县卫生健康局 李志萌 沂源县东里中心卫生院 王富艳）

村医巫道杨的喜事

2020年5月的一天,在四川省隆昌市云顶镇加速村的一个院落内,鞭炮声、恭喜声和欢笑声此起彼伏。在鞭炮声中,村医巫道杨一直高兴地傻笑着,在人群中不停地穿梭。他双手抱拳,向围观村民说:"感谢党和政府,感谢大家……"

这一天,是当地政府出资新建的标准化村卫生室启用的日子。

今年55岁的巫道杨,已行医30多年。他亲眼见证了村卫生室的蜕变。

巫道杨一家四代行医。他的曾祖父、祖父给村民治病,基本上没收过钱。那时候出诊的工具,就是几根银针,即便遇到骨折需要上夹板等情况,也是就地取材。

他的父亲巫光吉是村里的第一个"赤脚医生",基本依靠"一把草药、一根银针"来治病。当时,政府给配了一个出诊箱,里面只有"老三件":几个体温计,一个血压计,一个听诊器。

从12岁开始,巫道杨就跟着父亲学医。在父亲的耐心指导下,他积累了一些常见病、多发病的诊疗经验。

在巫道杨的记忆里,在"一根银针和一把草药能治百病"的艰苦年代,像他父亲那样的"赤脚医生"背着药箱走街串巷,深入田间地头的身影依然历历在目。当时,村里的第一间卫生室是一间土坯房,里面既脏又乱;院内杂草丛生,每逢夏季,苍蝇和蚊子到处乱飞;缺医少药的问题更为突出,一些治疗常见病、多发病的药品紧缺,致使一些患者不得不放弃治疗。

1983年,17岁的巫道杨经招聘进入白水滩煤矿职工医院;1985年,调到消水函煤矿职工医院,一干就是10年;1986年,到上级医院进修西医;

1998年,参加隆昌县(现隆昌市)组织的中级函授班,系统地学习中医、西医理论知识。

借着时代的春风,巫道杨珍惜并抓住一切机会学习,医术逐步提升,赢得了远近村民的信任。

巫道杨说,到他这一代,村卫生室的条件好一些,有了2间工作室。但是卫生室用房陈旧,医疗物品和设备配备不足,医疗条件依然落后。

而现在,新建的标准化村卫生室使用面积有200平方米,有诊断室、治疗室、药房、观察室。这一来,不仅巫道杨高兴了,村民们也感到很开心。

村民老王喜笑颜开地说:"现在新卫生室宽敞明亮、干净卫生,来看病和买药非常方便,平时量量体重和血压也很方便。"

除了为村民提供常见病、多发病的诊疗服务,巫道杨还负责开展国家基本公共卫生服务项目。比如,预防接种、65岁以上老年人健康管理、孕产妇管理、健康教育等。

为了做好基本公共卫生服务,巫道杨自费购买了身高体重测量仪、电子血压计、血糖仪、电子视力表等。他不仅坚持为常住村民建立居民健康档案,还每月开展居民健康讲座,每2个月更换一次健康教育宣传栏。

"村子脱贫了,政府不仅拨款给我们新建了标准化村卫生室,还配备了办公用的桌椅、电脑、药柜、治疗床等设备,国家对基层卫生越来越重视了。"巫道杨说,"作为一名乡村医生,我将努力干好本职工作。"

(作者:四川省隆昌市胡家中心卫生院 谢秀清 《健康报》驻地记者 喻文苏)

来自春天的可喜变化

2021年5月25日上午,重庆市石柱土家族自治县中益乡全兴村村民陈昌华来到村卫生室求医。村医岳启秀检查了陈昌华的病情,决定做物理治疗。提到村里的医疗条件变化,陈昌华高兴地对笔者说:"现在我们村卫生室的条件非常好,看病很方便,医生的技术也提高了许多。"

近年来,全兴村卫生室和坪坝村卫生室联合办公,总面积有400多平方米,一楼有治疗室、药房、检验室、输液室等功能用房,二楼是中医馆和远程会诊室,中医馆有针灸理疗室、中医诊室。

据中益乡卫生院副院长刘新江介绍,中益乡共有7个村,除了全兴村和坪坝村卫生室是联建卫生室外,光明村和龙河村也是联建卫生室,均配套有治疗室、药房、观察室、输液室等。

"这些村卫生室是最近两年改扩建的,都在公路边,群众看病很方便,且建筑风貌都以土家吊脚楼传统建筑风貌为主,都融入到乡村旅游中。"石柱土家族自治县卫生健康委党委书记、主任杨林权说。

"远程会诊救了我!"

当天中午时分,在全兴村,笔者见到了67岁村民余伯春。她正在给地里的玉米苗施肥,步伐轻便,如果不仔细看,谁也看不出她是一名脑梗塞后遗症患者。

"感谢党的好政策!感谢村卫生室的远程会诊!感谢西南医院的专家救了我!"提起自己痊愈的过程,余伯春就笑得合不拢嘴。

原来,2021年1月上旬,患有糖尿病、高血压的余伯春突然感到头晕得厉害。家人将她送到村卫生室后,医生初步诊断为脑梗塞,经与对口帮扶全兴村卫生室的陆军军医大学西南医院专家联系后,决定紧急将其送往陆军军医大学西南医院治疗。经过及时治疗,1月26日,余伯春康复出院,遵照医嘱回家继续疗养。

回到全兴村家里的第二天一大早,刚起床的余伯春又感到头有些晕,左侧手脚似乎又不灵便了,便在1月27日上午9点拄着拐杖来到村卫生室。"西南医院专家说了,如果回家后有什么问题,可以不用再往重庆跑,先到村卫生室的远程会诊室,通过远程视频给我诊断治疗。"余伯春说,"到了卫生室,坐在会诊室里,村上的医生和我给重庆专家说了我的症状,专家给我开了一些药方,叮嘱我按照规定康复锻炼。"

经过两三个月的在家康复治疗,而今余伯春已扔掉了拐杖,能够做一些基本的农活。谈起乡村医疗条件的变化,余伯春显得有点絮絮叨叨:"一大早,我看到刘学元带着媳妇去看病,他媳妇腹痛得厉害。我还问他是不是又要到县城中医院去住院,他说,先到乡医院去看看再作决定……"

"我们现在不仅县级医院有远程会诊室,所有乡镇卫生院和少部分村卫生室也有远程会诊室,通过网络,就能实现城乡医疗资源共享。"石柱县副县长冉雪梅说,"下一步,我们会继续加大资金投入力度,争取在更多的村卫生室也设立远程会诊室,让老百姓在家门口便能接受上级医院的专家会诊服务。"

"乡里有了一流卫生院!"

下午1时许,在中益乡卫生院二楼住院部,78岁的坪坝村田坝组村民刘学元正陪护80岁的妻子谭第兰输液。

谭第兰前几天就有些腹痛,觉得没什么,便一直忍着。直到昨天晚上,腹痛症状一直不缓解。刘学元便决定带着她到乡卫生院去治疗。在路上,刘学元说:"党和政府的医疗政策这么好,住院也花不了几个钱,干脆这次多住两天,好好检查一下。"可谭第兰却说,乡医院的住院条件有点差,还是看完病就回家。

到了乡卫生院,刘学元却发现没有开门。找人一打听,原来早搬到旁边新建的卫生院去了。到了新卫生院一看,里面的环境太好了,还有专门的住院部。谭第兰到了病房一看,高兴地说:"好好好,这里比我们在重庆住过的宾馆还好,今天就在这里住院,不回去了。"

"说来也奇怪,我住的房间环境好,干净整洁,人一走进去,腹痛就感觉轻了一些。"谭第兰笑着说。

"现在的医疗环境真的是太好了!"刘学元回忆起了一件往事。1966年腊月的一天,下着小雪,谭第兰因为难产大出血。当时中益乡还没有通公路,公社医院条件差,不敢接手,救人心切的刘学元冲进公社大院,正在召开党委会的党委书记周大发听说后,马上停会,给县医院打电话。县医院领导让周大发组织人将孕妇抬到桥头区医院,随后立即派出一支医疗队伍,坐救护车到大沙,然后再徒步翻越满是积雪的山头到达桥头区。

尽管从坪坝村到桥头区的路程更近,但因为全是山路,反倒是从县城出发、路程更远的医疗队先到桥头区医院。"他们到后,就赶紧做好了一切准备,在门口等我们,等我们一到,便立即抢救。"刘学元说,"说到这里,我们可得感谢党啊!当时的区委江书记听说后说,老百姓人命关天啊,马上带头组织区场上的单位职工来献血,桥头小学有位老师来献了好几百毫升。很想感谢这位老师,可一直没找到这个人,只是听说他是个共产党员。党的恩情和这位老师的恩情我一直记着呢。"

"现在不仅乡上医疗条件好,公路也通了。即使有个重病,从家里出发到石柱县城,只需要四五十分钟,即使是从石柱县城上重庆主城,坐动车也只花一个小时。"谭第兰欣喜地说,"今天早上,我们在路上看到得了脑梗塞差点偏瘫的余伯春也能做农活了,听说是到重庆看病后,回到村里通过'电视'让重庆专家随时诊断治好的。这在以前真有点不相信。"

据了解,新建的中益乡卫生院建筑面积共3 647平方米,占地5.5亩,设有内科、放射、超声、检验等科室和中医综合服务区,其中中医综合服务区占了将近350多平方米的面积,里面设有中药房、中医诊室、针灸治疗室、艾灸室、煎药室等。

"让医护人员合理流动起来!"

除了乡村医院用房条件和硬件设施的巨大变化,石柱县乡村医疗条件的完美改善,还得力于医护人员的合理流动。

谭第兰的主治医生叫陈芬,是2020年1月才从沙子镇卫生院调到这里来的。

沙子镇原来是沙子区所在地,镇中心卫生院条件长期比中益乡卫生院好。陈芬2003年从重庆卫校临床专业毕业,2009年8月通过公招考到沙子镇卫生院工作,这次却是主动申请到中益乡工作的。

"以前的乡卫生院没有这么大,也没有这么规范。现在新建的不仅完善扩容了中医馆,还增加了外科手术室。我学的是临床专业,以前只能做简单的清创缝合,空有一身技术无法施展,现在可以做一般的手术了,比如痔疮手术、骨头和关节复位,以及大一些的清创等。"陈芬说。

据了解,像陈芬这样主动申请到条件更艰苦的卫生院工作的医护人员,在石柱不在少数。这一切都源于石柱土家族自治县卫生健康委的医护人员流动制度,即医护人员可以申请到更适合自己的地方和岗位工作。在中益乡卫生院,除了陈芬外,还有副院长刘新江,就是从离县城仅19公里的三星乡卫生院申请到这里工作的。

石柱土家族自治县委常委、中益乡党委书记谭雪峰说:"更多技术好的医护人员申请到我们山区乡卫生院来工作,可以提高乡卫生院的医疗技术水平。这是对硬件设施完善后的最好软实力补充,让我们乡的老百姓真正得到了实惠。同时,对于在乡村振兴中发展乡村旅游、最大程度为外来游客提供医疗服务也很有帮助!"

据不完全统计,近两年来,石柱县投入2 000余万元,对全县3个街道的社区卫生服务中心、30个乡镇卫生院,242个村(社区)卫生室的用房、设施等硬件设施进行了完善和更新,并选拔优秀医护人员到条件艰苦的乡镇卫生院、村级卫生室工作,使基层群众就医条件更加完善,就医更加方便……

(作者:重庆市石柱土家族自治县卫生健康委　蒋凤　谭岷江　高红婷)

守护群众健康三十载

"他是医疗团队的'领头羊',他是医疗战线的'老黄牛',他是疫情防控的'急先锋',身为一院之长,心系百姓,开拓进取,攻坚克难,屡创佳绩。他的成功,不在能知,乃在能行……"2020年9月28日,中国农村卫生协会在广东省珠海市表彰全国乡镇卫生院优秀院长,这是大会组委会对浙江省东阳市南马镇中心卫生院院长曹新坚的颁奖词。

曹新坚是浙江省东阳市千祥镇人。从医30年,他的工作地点数次变化,却始终离不开千祥、防军、南马三镇。对他来说,这3个地方的群众就是父老乡亲。无论是当初的普通医生,还是后来走上领导岗位,他始终将父老乡亲的利益放在首位。

2016年初,曹新坚被调到南马镇中心卫生院任院长。该卫生院当时处于"夹缝中求生存"的尴尬境地,不远处就有一家二级民营医院,卫生院发展面临重重困难:医疗设备落后,业务用房紧缺,科室布局不合理,人才流失,职工工作积极性不高等。该如何在激烈竞争中谋得发展、寻求出路?曹新坚找准制约瓶颈,大胆创新,从凸显特色入手。

曹新坚和卫生院一班人想方设法改善患者就医条件。医院挤出一点、上面争取一点,多方筹集资金,加快医院基础设施建设。几年来,改造了中医馆、综合病房、妇产科、眼科、急诊抢救室、输液厅、母婴室等,添置了电子胃镜、彩超仪等一批设备,极大地提高了医院的诊治水平及患者的治愈率、好转率。

在管理体制上,曹新坚积极推行院科两级的分级管理体制,科主任向院长负责,各科职工向科主任负责;后勤及管理人员无条件为临床一线服务,全院职工一切为患者健康服务。卫生院通过大胆改革,实行职工工资与个人表现、考勤、工作实绩和贡献挂钩,彻底端掉了"大锅饭"。同时加强财务管理制度建设,积极采取增收节支措施,仅当年就节约支出数万元。

"在基层医院工作,凭的是医务工作者的良知和责任。"曹新坚是这样说的,更是这样做的。能用 100 元解决的问题,绝不超范围支出。严控次均医疗费用,并与全院评先评优结合,力求次均医疗费用在全市中心卫生院最低,以廉价医疗、优质服务取信于民。能在卫生院解决的小毛病,尽量不让患者跑市区。便捷、高效、廉价的医疗服务,让老百姓真正得到了实惠,卫生院的口碑也越来越好。

2018 年 1 月,东阳市南马镇中心卫生院正式挂牌成为东阳市人民医院医共体南马分院。随着优质医疗资源"双下沉、两提升"及县域医共体建设的不断推进,群众在家门口接受大医院专家诊疗服务成为现实,基层医疗服务内容和水平不断提升。南马镇中心卫生院适时转变服务方式,依托医共体下沉的优质资源,强化"医防融合"思路,以高血压、糖尿病等慢性病为切入点,开展全专科联合门诊,通过"全科医生 + 专科医生 + 社区责任医生 + 健康教育师"的组团服务,强化高血压、糖尿病等慢性病管理;东阳市人民医院则下派呼吸内科专家常驻病区,门诊、查房、带教,开展肺功能检测,防治结合;开展"组团式"全科医生签约服务,组建"1+1+1"的全科医生团队,即 1 名市级专家、1 名全科医生、1 名护理人员或公卫人员。2020 年共签约 21 531 人,签约率为 33.9%,其中慢性病患者签约率为 83.0%,重点人群签约率为 70.3%。

新冠肺炎疫情发生后,作为南马镇中心卫生院新冠肺炎疫情防控总指挥,曹新坚第一时间对发热门诊实施改造,优化各项流程,统筹协调,落实各项防控措施,发动入户宣传,做好物资调配,组织医疗救治小组开展会诊并护送标本,还兼任南马镇疫情防控指挥部多部门联动卫生系统联络员。

当时,连续多天的过度操劳,让曹新坚的颈椎病又犯了,上下楼梯都要扶着扶手艰难行走。家人看着心疼,同事劝他多休息,他却说:"疫情不结束,我不能离开防疫前线。"他带领全体干部职工每天奔波忙碌在防控工作中，用实际行动践行着"守门人"的担当和使命。

除夕夜，曹新坚得知辖区内有一名发热患者，他二话不说，立即赶回医院处置。为了不影响其他人过节，他又连夜开车送检测样本到市疾控中心，深夜 12 点了才回到医院。

"让更多人享有优质基本公共卫生服务"是曹新坚院长一直追求的目标。他加强联村责任医生队伍建设，提高联村责任医生主动服务意识，在工作中要求联村责任医生做到"3 勤"，即手勤、口勤、脚勤；到达"3 个点"，即村里集聚点、老年协会、社区便民服务中心，以点带面做好基本公共卫生服务项目。南马镇中心卫生院成立公共卫生服务项目考核组，每个季度对联村责任医生的服务质量进行督导和考评。曹新坚经常通过电话进行回访，了解联村责任医生上门服务情况。电话回访的情况与绩效挂钩，对"好评"的给予加分，"差评"的扣分。此举促进了联村责任医生更好地服务群众，让更多的人都能享受到优质的基本公共卫生服务。

"作为一名院长，要把医院的生存与发展时刻挂在心上。"曹新坚是这样说的，也是这样做的。南马镇中心卫生院位于镇中心位置，医院发展受到约束。曹新坚不辞辛劳和不厌其烦地跑南马镇党委、政府及上级各部门，一次次的沟通协调。上级部门和政府终于同意在院区北面征地 10 亩，新建一幢医疗养护综合楼，综合楼建筑总面积达 8 000 多平方米，建成后将为辖区及周边十余万群众提供高效、价廉、质优的医疗养护综合服务。

"只要我还能干，我会一直坚守在基层一线岗位上，为基层老百姓守护着健康。"曹新坚对基层卫生健康事业矢志不渝。

（作者：《健康报》驻地记者　郑纯胜）

圆老区人民健康梦

地处大别山腹地的岳西县,是一个集革命老区、贫困地区、国家生态功能区、国家生态示范区于一体的县。由于历史、自然等因素,这里一直是安徽省乃至大别山区29个国家级贫困县中贫困人口最多、贫困程度最深的县之一,1985年被列为首批国家级贫困县之一。

脱贫摘帽,是安徽省岳西县老区人民期盼已久的梦想。近年来,岳西县认真落实党中央决策部署,因地制宜推进基层医疗卫生改革,大力推进县乡村三级医疗卫生服务体系建设,精心组织实施健康扶贫工程,着力破解"因病致贫、因病返贫"难题,努力让人民群众"看得上病""看得起病""看得好病""少生病""不生病",为打赢脱贫攻坚战提供了有力支撑。

2018年,岳西县在安徽省率先高质量脱贫摘帽,40万老区人民夙愿得圆。

村医的互联网时代

蓝天高洁,青山连绵。岳西县来榜镇花墩村坐落在大别山深处,"318"国道穿村而过。国道边上,一栋五间房屋的建筑,红顶白墙,就是来榜镇花墩村卫生室。

走进门,身穿白大褂、戴着口罩的村卫生室主任王胜前正在电脑前忙碌着。前几天一直在忙村里老年人的健康体检工作,这会儿他正在完善后期工作。

"现在条件好,我们村医用上一台1.4万元的健康一体机,可以测血压、体温、脉搏、血糖、血氧,还能做尿常规、心电图、血脂分析。健康一体机与县公共卫生系统联网,所有数据都能第一时间上传。"说起村卫生室的硬件设施,王胜前感触颇深。2017年,岳西县投入900万元,为全县188个村卫生室配备了健康一体机、电脑、"两卡制"平板终端等设备;全面建起了"智医助理"系统,增加了辅助诊疗、智能外呼等功能,规范了诊疗行为。和王胜前一样,全县304名乡村医生,彻底告别了过去看病只有体温表、血压表、听诊器的"老三件",基本进入了互联网时代。

看病难,曾长期困扰着大山里的乡亲。山高岭大,交通不便,乡村医生责任重大。1993年从芜湖中医学校毕业后,王胜前回乡当了一名村医,与人合伙开了一家医疗室。彼时,村医疗室由村医分散经营,自负盈亏。为提升乡村医疗和公共卫生服务水平,岳西县2008年在安徽省率先启动乡村卫生服务一体化管理工作,吹响了基层卫生改革发展的"号角"。

一体化管理后,村卫生室由镇卫生院统一管理,实现了诊断室、观察室、治疗室、处置室、资料室、药房等"六室分开",配齐了诊疗设施和办公用品。2014年以来,岳西县又先后投入600万元,对19个村卫生室进行搬迁新建,对179个村室进行了维修改建。村医实行"乡聘村用"制度,建立了学习培训、经费保障、养老保障等一系列制度和办法,规范了村医的岗位职责,畅通了学习提升路径,解决了他们的后顾之忧,夯实了医疗卫生事业的基础。

改革后的村卫生室,在开展常见病诊疗的同时,全面承担了公共卫生服务职能。王胜前介绍,村医的七成精力,都用在家庭医生签约、健康档案建立、慢性病管理、老年人健康管理等基本公共卫生服务项目上。长期奔走在山间地头,村里各家各户、老老小小的健康状况,王胜前一清二楚。"过去条件差,群众有病不敢看,'小病拖、大病扛'。现在条件好了,不但有病及时治,还学会了积极预防疾病的知识。许多群众响应我们的宣传,清淡饮食,少吃、不吃腌熏制品……"王胜前说。

不出乡镇就能治一般疾病,有时也能治疗大病

阳春时节,天和日暖。在家人陪伴下,80岁的彭奶奶又来到了来榜镇

中心卫生院做复查。年前因为中风引起脑出血,彭奶奶住院治疗一段时间后,身体恢复良好。

耄耋之年脑中风,不出乡镇治大病。彭奶奶的幸运,源自来榜镇中心卫生院的一台 CT 机。2016 年,在上级部门的关怀下,来榜镇中心卫生院在全县乡镇卫生院中第一个拥有了 CT 机。"有了 CT 机,我们就能对有些疾病作出明确诊断,第一时间进行处置。这样,患者就无须转院,既避免了病情的升级恶化,又节省了不少医疗费用。"来榜镇中心卫生院专业从事医学影像工作的储王峰医生说。

10 年前,一台显微镜 +X 线机,就是乡镇卫生院的标配。而今,全县所有乡镇卫生院均实现了硬件和软件的更新升级。价值 168 万元的 CT 诊断大型设备,价值 140 多万元的彩色多普勒超声诊断系统,全数字 X 射线摄影(DR)摄片诊断系统,全自动生化分析仪等县卫生健康委还为各乡镇卫生院配建了中医馆,配齐了中医诊疗设备。

设备先进了,人才队伍建设必须跟上。县卫生健康委通过定向培养医学生项目、公开招聘、劳务派遣等多种方式,为乡镇卫生院补充新鲜血液;出台专项意见,全县每年安排进修培训基金 50 万元,对进修培训和学习深造者提供了专项补助;完善了绩效考核机制,有效提升了基层医务人员的积极性。

岳西县医院院长吴南昉介绍,新冠肺炎疫情发生以来,县医院投入3 000 万元推进设备更新改造,采购了 64 排螺旋 CT、1.5T 磁共振、超高清腹腔镜、高端彩色多普勒超声诊断仪和数字减影血管造影(DSA)等一批"重装备"。2020 年,该院开展各类手术 3 215 台,较 2017 年实现了翻番增长。这些在岳西县本地开展的手术,既方便了患者和家属,又节省了诊疗费用,为实现"大病不出县"的目标提供了有力支持。

"共产党给了我新生命"

"感谢健康扶贫的好政策,是共产党给了我新生命!"一说起自己患大病后的经历,岳西县毛尖山乡合林村村民王枝水就激动得热泪盈眶。2017年,他被确诊患上了风湿性联合瓣膜病,在安徽医科大学第一附属医院住院治疗,总医疗费用 152 156.84 元。正当他一家为大额医疗费用犯愁时,乡村干部上门送来了"健康扶贫政策",并详细告知操作流程和手续。健康扶贫的好政策,如一缕暖阳照进了这个被严寒封冻的家庭。经过"新农合"、大病保险补偿、民政救助、政府兜底等几轮报销,王枝水一家最终仅支付医疗费用 9 264.98 元。

健康扶贫政策挽救了一个濒临贫困的家庭,也给了王枝水第二次生命。如今的他,每天坚持锻炼身体,定期到村卫生室接受健康体检。今年,王枝水被县城一家房地产公司聘用,成为一名保安。他介绍,现在生活很幸福,自己正在考驾照,下一步还要买辆小轿车。

"辛辛苦苦奔小康,得场大病全泡汤。""因病致贫""因病返贫",是脱贫摘帽的最大障碍。2014 年,岳西县建档立卡贫困人口 36 367 户,共110 473 人,其中,因病致贫返贫 14 365 户,共 43 637 人,占比为 39.5%。实施健康脱贫工程,这些人员基本脱掉了贫困的"帽子"。真正实现了脱贫路上"一个也不落下"的目标。

岳西县在国家"三个一批"、省市"三保障一兜底一补充"政策基础上,结合地方实际探索创新,对贫困人口、已脱贫人口、非贫困人口实行综合医保政策人群全覆盖,同时实行新农合参保、签约服务、大病救治、慢性病卡办理、医疗费用"一站式"结算等全覆盖,全面推进了健康脱贫政策的落实,有效缓解和根治了因病致贫返贫的顽疾,取得了良好效果。

岳西县全面落实健康扶贫政策,实现了贫困人口重大疾病全保障全兜底以及非贫困人口医疗保障和再救助全覆盖,同步解决了因病致贫返贫的"存量"和"增量"问题,得到了国家脱贫攻坚评估团的高度肯定,顺利通过全国健康扶贫示范县验收,为岳西高质量脱贫摘帽提供了重要助力。

(整理:《健康报》驻地记者 颜理海,通讯员:汪为桥)

默默无闻的"小草"

呼政是陕西省清涧县卫生健康局副局长。从 2017 年开始,他分管健康工作。当时的清涧县,这项工作非常被动。呼政沉入基层,走乡村,进农户,找出"顽症",下准"药方",制订了工作方案。

深入基层解决问题

呼政说,作为健康部门的分管领导,必须吃透政策、熟悉业务,将党的基本理论和路线、方针、政策率先系统学懂。他深入学习中央、省、市各项健康方针政策,全面掌握相关信息。

呼政经常节假日到各个乡村调查研究,他的笔记本从不离身,掌握了第一手资料,记录着群众的呼声和疾苦。在下乡时,肺癌患者反应看病难,三天两头要到医院看病,每次检查、买药、排队都要大半天,很不方便。群众说:"如果能在家门口看病、买药多好。"

呼政把他们说的每一句话都认认真真地记录在自己的笔记本中。

73 岁的刘秀莲因为患肺气肿、脑梗经常在卫生院住院。她说:"我这都是慢性病,之前县医院住院离家远,子女伺候不方便,卫生院要是修起来该多好。"

针对群众反映的问题,在呼政的建议下,清涧县卫生健康局召开了局领导班子专题会议,研究解决群众"看病难"的问题,特别是偏远的村子,没有村卫生室,群众看病、买药很不方便,他重新科学合理设置村卫生室,解决群众看病难的问题。

该县出台了一系列的政策。他协调县医保局,落实和实施了城乡居民基本医疗、大病保险、医疗救助等医疗保障政策。确保了大病保险覆盖率达100%。贫困户住院报销比例为80%~85%,有效减轻了贫困人群的就医负担,彻底解决了制约贫困群众发展的病患难题。

如今,群众在家门口看病有了保障,刘秀莲说:"我住院不收押金,出院时在一个窗口就办理了。"

创新工作新方法

呼政不断创新工作方式,将健康的各项工作落到实处。有一次,呼政到基层卫生院督导工作,卫生院院长说,由于县级医院专家调动调整,未能及时新配县级专家到岗,群众提出的问题得不到及时解决。这件事情,对他内心深处触动很大。他认识到,基层的医疗工作一定要落实,只有制度化保障,明确责任和分工,才能确保群众健康权益受到保护。

呼政下乡见到了玉家河镇王家坪村李文亮,他已有60岁,2011年干农活时腰椎严重受伤,刚受伤那会儿去西安的大医院咨询过,光手术费用就得10多万元,对李文亮来说这是个天文数字,所以拒绝了手术。2018年,李文亮腰部再次受伤,不能坐,走路也有影响。

呼政想,如何才能让村里的居民享受上大城市的医疗资源。于是,呼政想尽办法,最终清涧县两所二级医院与山东大学齐鲁医院、江苏省中医院分别签订了为期5年的对口支援协议,成功开展了清涧县第一例前外侧微创切口半髋关节置换术、股骨颈骨折微创桥接板固定术、全膝关节置换术、膝关节单踝置换术、椎体成形术,完成了首列胃穿孔腔镜修补术、单孔法腹腔镜阑尾切除术等新的医疗新技术、新项目,多项技术填补了医院的空白。清涧县人民终于在家门口就能享受到三级医院就医待遇。

呼政一直在思考解决群众就医难题。他的目标是,保障群众看得起病,看得好病,有地方看病,有医生看病。

清涧县宽州镇石台寺村村民刘壮2岁的儿子患有严重的先天性心脏病,两次住院手术费12万元,这个数字足以让他的家庭深陷泥淖。呼政及时协调,最终,医疗报销费用共报销了 11 万多,自付部分不到 1 万元。

如今,在刘壮家的窑洞里,他的儿子淘气地在椅子上爬上爬下。经过两次手术,孩子的病情已经有了明显好转。刘壮说他不再担心孩子的住院费用。每次给孩子看病回来,就拿着住院报销凭据去县政务大厅"一站式"服务窗口报销。刘壮说:"等孩子病情稳定后,我找一份稳定的工作,相信日子过得也不会差。"

目前,清涧县共有 198 个标准化村卫生室,每个村卫生室配备了至少 1 名合格的村医,辐射全县 330 个行政村。并组建了 50 个三级签约服务团队,实行"1+1+1"的签约服务模式进行签约服务,推行县、镇、村三级签约服务网络建设。定期深入基层开展疾病随访、指导用药、个性化健康指导等服务,全面实行贫困人口全程健康管理,做到了全县建档立卡贫困人口慢性病家庭医生签约服务,做到"应签尽签、签约一人、履约一人、做实一人"。全县签约率 100%。

呼政一心扑到工作中。2019 年,他的老父亲做胆管结石手术时,他虽心急如焚,万分担忧,却也无法分身到医院陪伴安慰,只能靠妻子一人去照顾老父亲。呼政常以"长风破浪会有时,直挂云帆济沧海"的信心勉励自己,以一个共产党员的担当,坚持学习、调研,不断探索,通过全体的不懈努力彻底扭转了全县健康工作被动落后的局面。

(作者:《健康报》记者　张晓东)

我在阜平县砂窝乡的那个月

我是北京市西城区广内社区卫生服务中心一名护士长。2018 年 8 月，作为一名预备党员，我报名赴河北省阜平县砂窝中心卫生院进行为期 1 个月的帮扶工作。

阜平是革命老区，是我党我军历史上创建的第一个敌后抗日根据地——晋察冀根据地的首府。2018 年 8 月 20 日，我怀着既兴奋又期待的心情，背着行囊，来到阜平县砂窝中心卫生院。

传帮带，规范基本护理

到达当天，顾不上收拾物品，我就立刻和卫生院领导商讨起帮扶计划。

在沟通中我了解到，该卫生院没有专职护理人员，都是"医代护"开展工作，一些护理操作存在不规范等问题。该卫生院负责人希望通过"传帮带"提高卫生院的护理水平，进一步满足当地辖区居民的需求。

在详细了解卫生院基本情况后，我根据需求制订了工作方案。在下班时间，我认真梳理护理基本操作，如静脉输液、肌内注射、皮试、导尿等操作规范；在上班时间，对卫生院医务人员进行带教。同时，我积极参加健康体检、入户健康指导等工作，为卫生院医务人员进行护理基本操作规范的演示与指导。学员通过学习，基本掌握了规范的操作方法。

卫生院条件有限，在消毒和无菌操作方面有欠缺。我根据相关要求，对卫生院的院感防控提出了合理化建议。利用乡村医生工作例会，我为村卫生室医务人员演示静脉输液的规范操作流程，教会大家"七步洗手法"。

短短一周时间，卫生院的同事就对常用的护理基本操作熟悉了很多，卫生院和村卫生室的基本操作规范和感染防控能力进一步得到加强。

进村体检，防治慢性病

8月28日，是我到阜平县砂窝中心卫生院支援的第8天。

那天，我和卫生院的同事一起在一个村的村委会为村民体检。这里的村民居住环境差，一些村民为了能多干活、多挣钱，没有时间去体检，对一些小毛病能忍则忍。

带老父亲参加体检的张大姐就是其中一位。张大姐独自一人照顾年迈的父母，从而疏忽了自己的健康。她告诉我，自己时常感觉头晕。于是我说："我给您测下血压吧。"结果测量结果是180/100mmHg。我赶快让张大姐坐下休息，帮她带老人做完体检后，叫来医生，为张大姐进行下一步诊治。

我向她讲解了体检的重要性，并就高血压的危害、健康饮食等内容进行了宣教，还教会她自测血压的方法。张大姐感激地说："谢谢你，我以后一定注意，只有自己身体好了，才能更好地照顾家人。"

当地高血压患者较多，可能与当地饮食口味过重、吃盐多有关。加上对疾病的认识不足，很多患者平时不注意监测血压，尤其是用药不规范，头晕了才吃药，不晕就不吃，因此对高血压的管理很不理想。

面对这样的情况，我们利用各种机会为当地居民讲解高血压的家庭护理及用药指南，让居民重视自己的血压，规范服用降压药。

赶大集，开展健康宣教

2018年8月是国家基本公共卫生服务项目宣传月，在我的提议下，卫生院利用每周大集时间，组织义诊咨询活动，为居民开展健康宣教、慢性病患者排查。

8月31日，正值砂窝乡大集，我协同当时在卫生院帮扶的河北医科大学第二医院专家、阜平县中医医院专家和卫生院的医务人员一同在卫生院门口设立就诊咨询台，发放宣传材料，为居民进行慢性病健康指导，并为老年人免费测量血压、腰围、体重等。

李大妈患糖尿病多年,口服降糖药效果不好,开始接受胰岛素治疗。她的老伴也患有糖尿病,在家卧床,行动不便。老两口无儿无女,她向我咨询糖尿病治疗的问题时,说着说着,眼泪开始在眼眶里打转,情绪非常低落。

我听着李大妈的诉说,心里也很难过,就耐心地给她讲解糖尿病防治基本知识。我告诉她可以在卫生院建立健康档案,还提供家庭医生签约服务。我叮嘱李大妈,通过日常治疗就可以控制好血糖,平时要多和自己的家庭医生联系。

转眼间,1个月的帮扶任务结束了。在手把手带教中,在卫生院同事的共同努力下,我尽我所能地帮卫生院提高临床护理水平,为当地居民带去优质护理服务,得到卫生院同事和患者的好评。

现在,我与卫生院一起工作的同事依然保持着联系。前不久听他们说,如今的砂窝镇(注:2020年,阜平县撤销砂窝乡,设立砂窝镇)早已经脱贫,阜平县砂窝中心卫生院现在能够开展生化全套检查,以及心电图、尿常规、血常规、B超等检查,可以更好地为当地居民提供健康服务。

(作者:北京市西城区广内社区卫生服务中心 马研)

我为什么要去阿里

中华民族是一棵大树，我该是树上的什么部分

"西部计划"岗前培训的一位老师曾说，"中华民族是一棵大树，每个民族都是树上的大枝丫，我该是树上的什么部分？"

23年前，我出生在广东韶关，5年前，我进入广东医科大学，攻读临床医学专业。"基层医生的摇篮"是这所大学的定位，在基层实践中实现成长也成为我们一众学子提升自己的信条。大学期间，我参加了许多次急救科普志愿活动，为了呼吁更多人学习急救知识，常常是在街头支个摊子，拿起急救器材便讲。每次跪在心肺复苏模具前准备宣讲时，我都会默默地给自己打气："只有越来越多的人在模具前跪下去，才会有越来越多的心搏骤停的患者站起来。"

基层是一片沃土，是中华民族这棵大树得以繁荣葱郁的根基，也是我的"第二校园"。钟南山院士说过，人活在世上，要常思考两个问题：大我与小我的问题，索取与奉献的问题。在基层实践的过程中，我慢慢找到了这两个问题的答案，懂得了如何将个人价值与社会价值统一起来。我想是时候从中华民族这棵大树的枝头下沉到树枝、到树干、到树根，反哺基层。于是本科毕业后，我选择参加"西部计划"，申请来到西藏自治区阿里地区，最终被分配到普兰县人民医院急诊科，成为一名基层医务工作者，开启了我在阿里扎根的历程。

这段历程苦不苦，难不难

阿里地区普兰县地处藏地西南，夹在喜马拉雅山脉和冈底斯山脉之间，

水、电、各类生活物资,医疗和教育资源等都得之不易。

8月的普兰,空气比广东干燥许多,在适应之前,我呼吸的每一口空气都如同夹杂着沙砾,划拉着鼻腔和咽喉。风也是没日没夜地刮,天空被扫得一干二净,像玛旁雍措一样蓝而清澈,也意味着我们要时常戴着口罩、帽子、墨镜防止大风和紫外线对皮肤、眼睛的伤害。而4000米的海拔,也让身体难堪重负。到这里后,我的心率都在110次/min左右徘徊,这让我稍活动便要大喘粗气。偏偏我住的地方没有自来水,且在五楼,只能每隔几天到楼下提水。一位2019届的志愿者前辈笑着对我们说:"去年冬天我一边哭着一边把水提了上五楼。"但她还是选择留了下来,并续签了一年。我心里很受鼓舞。

距离住所不到300米,便是普兰县人民医院。医院规模不大,医疗设施尚欠完备,我所在的急诊科坐落在在门诊楼后面,算是医院较为核心的科室。因为刚毕业,缺乏临床经验,初到岗位,我只能跟着科室的前辈们接诊,并做点诸如换药的简单活儿。为了尽早适应岗位需求,当没有患者的时候,我便翻翻电脑上的历史病历,把每种病的诊断和治疗方案誊抄一遍,并花了半个月时间把医院药房的所有药品进行登记和归类,并分别备注好用法用量、适应证和禁忌证。下班后,把辗转5000多公里,历时半个多月从家里寄来的课本从头开始翻看,期待而又惶恐地等候着自己的第一个患者。

不扎进基层,怎能了解基层

9月中旬是县里青稞收割的时候,向远处望去一片片喜人的金黄,空气中仿佛能闻到青稞的清甜,原本是充满丰收喜悦的时节,却不想一道晴天霹雳降在了农牧民卓玛(化名)的身上。19日15时30分左右,卓玛拿着一把收割好的青稞放进脱粒机,不曾想一个不留意,青稞苗子卷进了脱粒机,连带着把右手也卷了进去……

16时10分,急诊科响起了刺耳的电话铃声,2分钟后,我们一行医生护士箭步跑向门诊。剪开自行包扎的棉布,只见患者右手腕部近70%毁损,

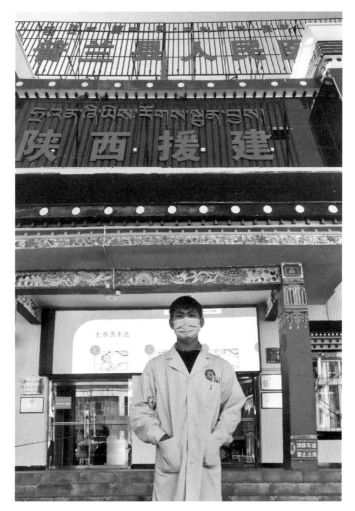

作者在普兰县人民医院门口留影

血肉模糊,多处粉碎性骨折,血液还在汩汩地不断涌出,顺着奔拉的手掌往下流,我们不禁倒吸一口冷气。主任马上发出指示,来不及从惊愕中抽离,我们便开始迅速行动起来,准备药品器材、清洗伤口、紧急止血止痛、缝合血管及断裂组织、加压包扎固定,一气呵成,完成后大家额头都渗出了细密的汗珠。顾不上喘口气,主任开始联系地区人民医院,问是否能做断肢修复手术,当得到否定的答案后,马上安排人联系救护车司机,准备送往拉萨市治疗。除了值班医生,科里只剩我一个能抽身,主任便安排我和一位经验老到的护士转运患者,并在临行前反复叮嘱我时刻留意伤者的生命体征。我的心悬着,惴惴不安。

很快,我们便出发了,山路崎岖,救护车颠得我五脏六腑几乎揉在了一起,加之海拔在不断爬升,和着患者痛苦的呻吟,我头晕目眩,四肢发冷,全部意志力用在了抑制自己吐出来的冲动。熬过了漫长的两个小时,我才勉强适应过来。患者右手几条大血管已经断裂,我们医院不能做 CT 检查,无法明确骨折及动脉损伤情况,而现在距拉萨还剩 16 小时车程,延误治疗时机是必然了,如果动脉损伤严重,患者的右手大概率是保不住。想到这儿,心里被无助无奈充满,双手不自觉颤抖。"医生,你坐到前面(副驾驶位)去吧,后面太晃了。"患者家属用不标准的普通话对着正在发呆的我说道。我抬起头,患者家属竟用一副羞赧的神情看着我,仿佛对着我说:"实在不好意思,给你们添麻烦了"。我愣了几秒,连说了几句:"没事,没事!"心里深深为当地农牧民的淳朴所感动。

长驱 18 个小时,到拉萨时已经是第二天早上 11 时。彻夜未眠,一行数人筋疲力尽。给上级医院交代完基本病情后,顾不上吃早餐,我们便回酒店休息了。第三天,我们接到消息,患者的手已经接上了,我和同行的护士和司机到酒店附近的一家藏茶馆喝了一大壶甜茶,算是庆祝。

对故土有眷念,对阿里有热爱

从拉萨回来不久,主任便开始安排我值班。我的第一个 24 小时值班,在 10 月 1 日国庆节和中秋节。这一天,接诊的大部分是内地过来旅游而患上急性高原病的患者,我学着前辈接诊时的神情语气,故作老练地问诊、查体、开医嘱,并没有露怯。结束了繁忙的一天后,科室安静了下来,我把当天的病历补完整后,一身疲惫,但心里止不住地欣喜,为自己今天出色的表现偷着乐。约莫 23 时,一行跟我年纪相仿的青年走进急诊科,也是过来旅游的,问完诊后确定是急性高原病,给了常规处理后,随意问了一句他们是从哪儿来,倒是意外,都是从广东过来的。在他们输完液准备离开时,我把前一天收到的两个双黄莲蓉月饼送给了他们,就此结束了我的第一次24小时值班。第二天下夜班,我去超市买了一瓶广东产的耗油拌着泡面吃了,心里空落落的。

接下来一个月,我们按3天一次地轮着值班。在10月份,我一共值了11次班,接诊300余名患者,小小体验了一把人情冷暖。有酒后斗殴在急诊闹事的患者,也有患急性肠梗阻不配合治疗的患者。但这些终究还是少数,在工作中给我更多的还是感动。有一次,一位70多岁的老伯骑摩托摔伤来到急诊科就诊。在我给他处理伤口时,他牙关紧咬,拳头紧握,愣是一声没吭忍了下来。处理完后,喊家属进来,他老伴儿推门一瞬间,老伯竟一下子流下了泪,还扑进老伴儿怀里呜呜地哭了起来。在伤痛面前,恐怕也只有家人是最大的慰藉。

还有一次,一个2岁大的小女孩需要输液,怕疼,哭闹得厉害,陪同的几个家属就一边唱歌,一边跳舞哄着孩子。大人们的歌声夹杂着小女孩"咯咯"的笑声响彻整个急诊科,其他患者也没有一丝不耐烦,大家都默默地听着、笑着。

服务2个多月,从初上岗时的战战兢兢,到现在工作能力逐渐被认可,变得越来越放松而自信,科室的主任和同事也给予了我越来越多的肯定和赞许。接诊的一个个患者病情好转、痛苦减轻不仅给了我莫大的鼓励,也给了我继续扎根阿里、继续深耕医学的强大动力。

常有同事和患者问我,一个广东人为什么要申请到阿里服务?这个问题的答案可能最终也只能凝结为一个词——高原情怀,这个词里饱含着我对高原风光的向往、吃苦耐劳的决心和助力西部发展的志向。

(作者:西藏自治区阿里地区普兰县人民医院　罗华盛)

走进蒙古包，又见"小药箱"

为了解决牧民看病就医难题和基本公共卫生服务可及性的问题，2011年底，内蒙古自治区实施"小药箱"入牧户工程。次年，记者前往牧民家中实地探访并作了专题报道。时光荏苒，8年过去，"小药箱"迭代升级，如今已开始迈入第四代。2019年初冬，采访组再一次踏上这片草原，和卫生院医务人员一起上门巡诊。

草 原 小 路

初次来到内蒙古自治区呼伦贝尔市新巴尔虎左旗嵯岗镇的人，多半会对"镇"这个行政单位有新的理解。嵯岗镇面积3 948平方千米，相当于北京市东城、西城、海淀、朝阳、丰台、石景山6个城区面积总和的3倍。在如此广阔的土地上，生活着1 568位牧民，他们依然沿袭着祖先留下的生活方式，每年随季节变化更换牧场，过着逐水草而居的日子——勒勒车停在哪里，家就安在哪里。

而在这么大一片地方，向牧民提供基本医疗和公共卫生服务的重任，就落在了嵯岗镇中心卫生院院长晓明和他的4个家庭医生团队身上。

晓明45岁，在这家卫生院工作了22年，当院长已经有15年。他是地地道道的蒙古族人，中等身材，小麦肤色，不仅医术好，还是个骑马的好手。听说记者要跟访一次上门巡诊，晓明答应得很痛快："我们明天正好到两户牧民家巡检，这两户离卫生院还都不算远。"第二天清晨，我们乘着卫生院的"流动卫生工作站"——一辆配备了常用医疗设备的越野车，出发了。

车没走多久就下了柏油公路，上了草地里的小路。说是小路，其实就是汽车进出草场留下的车辙。初冬的大草原辽阔苍茫，这时候没有"风吹草低见牛羊"，有的只是牧民用打草机修理成的大草原"板寸"。每年9月前后，趁着草籽已落但牧草还未枯死这段时间，牧民用打草机把草收割下来，打成直径1米左右的圆柱形捆，堆成垛储存，作为牲畜越冬的口粮。

"板寸"上面的道路远不像远远看上去那样平坦，坑坑洼洼，人在越野车内一路颠簸着。"现在正是到牧户家巡诊的好季节，冬天一下雪车就很难开进去了。"晓明说。

在草原小路上车行近半小时，仍不见人家。晓明指着前方说："不远了，就快到了。"但我们目力所及只有茫茫草原和远方微微起伏的山。继续向前，车辙越来越浅，这时一道用木杆和铁丝扎起来的长长的篱笆墙进入视野。这是草库伦，牧民用它围起一片草场，作为放牧的边界。但说是围墙，一眼望去却只有"墙"而不见"围"，墙的尽头看不到转弯，更看不到完整的闭环。车就沿着这道"墙"行驶。

见到草库伦之后，牲畜慢慢多了起来。羊群在远远的草地上低头吃草，像一片滚动的棉球；马五六匹成群，长幼有序，显然是一个家庭；牛则是十几头一组，边走边吃。

又向前行驶了20多分钟，我们终于到了草库伦的入口。一条车辙从入口直通牧户的家——一个白色的蒙古包。

蒙古包人家

这个蒙古包的主人是苏雅拉图夫妇，他们和晓明院长是老熟人了，见面后用蒙语寒暄着，然后热情地把我们请进了蒙古包。

初冬的草原寒气袭人。在蒙古包的火炉里，羊粪砖正烧得呼呼作响，抵抗着外面的寒冷。桌、椅、床、柜，简单的几件家具老旧却很干净。苏雅拉图夫妇只会几句简单的汉语，在晓明院长的翻译下我们聊了起来。

这个户籍上的4口之家，实际上只有老两口常年坚守：女儿在蒙古国攻读蒙古文化博士学位，儿子在呼和浩特的大学里学习声乐。家中牧场上养着 200 多只羊、30 头牛和几匹马。牧场上活儿多的季节老两口忙不过来，就会雇人手来帮忙。儿子担心老人身体，几次提出回来一起经营牧场，但都被苏雅拉图阻止了，他坚持要儿子把大学读完。

苏雅拉图 50 岁，患有高血压，晓明是他的家庭医生。苏雅拉图说："以前在草场上放羊，偶尔会突然觉得头晕、头疼。我就下马，找个背阴的地方躺下，喝点儿水，闭眼睛歇一会儿，但一直不知道是什么病。直到那年卫生院送来"小药箱"，给我做了检查。现在听晓明院长的话，按时吃降压药，有不明白随时打电话问，现在这个毛病已经很多年没再犯了。"

苏雅拉图所说的"那年"，指的是呼伦贝尔市刚刚实施"小药箱"入牧户工程的 2011 年。嵯岗镇正是当年的第一批试点之一，苏雅拉图也是最早受益的牧民之一。

晓明说，当年的"小药箱"较好地解决了牧民基本医疗和基本公共卫生服务方面的难题。说话间，晓明已经清点完苏雅拉图家小药箱，把不足的药品补充好，然后取出里面的血压计，给苏雅拉图量血压。

"血压 128/83（毫米汞柱），控制得还可以。这已经比以前好多了，早些年高压动不动就到 180（毫米汞柱）。"晓明一边取下苏雅拉图胳膊上的绑带一边说："还得按时吃药，每天量血压，感觉不舒服了随时给我打电话。"说完，晓明一手打开一个手机 APP，另一只手举着血压计，还不时调整着位置。最后他干脆把血压计举到蒙古包中心的最高处，手机 APP 这边才收到数据。

晓明介绍："这个电子血压计是小药箱里的一个'高科技'。小药箱不断升级，现在已经到第四代了，信息化是最大特点。这款电子血压计能上网，把牧民的血压实时传送到卫生院的信息平台，我们在卫生院能看到牧民的血压值，还能查看血压变化情况，控制得不好我们可以加强干预，直接用微信或者打电话询问牧民身体状况，指导他们吃药。"

骑摩托放羊的老人

告别苏雅拉图夫妇，巡诊车驶向另一户牧民——通拉嘎的家，到达时已是中午。

通拉嘎 70 岁，身板硬朗。我们到她家时，遇到了从城里回来探望的儿子和儿媳，通拉嘎骑摩托车赶羊去了。茫茫草原，放眼望去不见羊群和人影。通拉嘎的儿子笑着用略带生硬的汉语说："看不见，远着呢。风大，先进屋坐。"

如果说苏雅拉图家的蒙古包代表了最传统的牧民的生活方式，那么通拉嘎家居住的砖瓦房和门口停放的车辆便有些现代文明的味道了。除了蒙古包，通拉嘎家还有一排南北通透的平房。屋内取暖早已不用火炉，取而代之的是遍布每个房间的自己烧的暖气。客厅里有一口 1 米多长的鱼缸，养着几条锦鲤。若不是客厅墙面上那幅纯手工编织的蒙古风情的挂毯，单从这从家居风格中，已经很难看出这是一户草原深处的人家。

通拉嘎的老伴没得早，两个儿子也在城里成家立业了。现在家里 300 多只羊、60 多头牛，大多数时间都是她一个人在照顾。只有在母羊产羔和打草的季节，她才会把儿子、儿媳叫回来帮忙。

"通拉嘎回来啦！"有人在门口喊了一句，我们赶紧出门迎接。只见一个穿着蒙古袍的瘦小的老太太骑着摩托车远远驶来。进了院子，通拉嘎停好摩托车，笑着一边走过来，一边把我们往屋里赶："你们都出来干什么，外面这么冷，快进屋坐。"通拉嘎年轻的时候做过村干部，也是我们此行在草原上遇见的汉语说得最好的牧民。

"草原上的生灵到什么季节就要吃什么草，不然就会生病，所以牧民每年要赶着牛羊更换两次牧场。"通拉嘎说，"每年 5 月前后，我们要把牛羊赶到夏季牧场。夏季牧场都在草原最深处，最远的时候要走到边境的界河。整个夏天都在夏季牧场，牛羊吃得又肥又壮。9 月天气开始冷的时候，我们再把牛羊赶回冬季牧场。每家牧民的冬季牧场位置是固定的，在这里，牲畜吃打下来的草过冬，一直到来年 5 月。"

通拉嘎自认为身体还算不错："主要是腿疼，还有高血压。现在按时吃药，走到哪儿都带着它"。通拉嘎笑着指了一下桌子上的小药箱。这时候，晓明已经给通拉嘎家的小药箱重新补充了常用药。按惯例，晓明给老人量了血压，上传了数据，然后开始跟我们讲起了他的工作"小窍门"。

"我们卫生院现在一共有 4 个家庭医生团队，对一般人群每年 2 次、特殊人群（高血压患者、糖尿病患者、孕妇和 65 岁以上人群）每年 4 次的上门巡诊服务是必须要保证的。但是我们草原上情况特殊，可不是想什么时候上门都可以。"晓明说。

"每年四五月份是母羊生羔的时候，这是我们进草原巡诊的好时机。接羔是牧民家每年的大事，牧民一定会守在自家相对固定的冬季牧场，轻易不出远门。这段时间也是人畜间疾病相互感染的高危时期，我们巡诊的时候会送去手套之类的防护用品，教他们卫生防疫知识。如果有疫情，我们随时发现和上报。所以每年这个时候，我们 4 个家庭医生团队全都出去巡诊。"

"9 月我们一般是不出去巡诊的。这时候牧民都在准备过冬的牧草，打草有时候会出去很远。这是牧民最忙的季节，我们上门服务就很容易扑空。进入 10 月，我们才开始陆续上门巡诊。这时天气转冷，我们会给牧民带些治疗感冒、腹泻之类的常用药。元旦前后也是上门巡诊的好机会，只要天气情况允许，我们都会抓紧时间安排上门。"晓明说。巡诊车从通拉嘎家离开时，天上开始飘起雪花。不一会儿，原本苍黄的"板寸"上已一片白茫茫。

大雪封路的季节要到来了，蒙古包里的牧民又要陪伴一群牛羊，度过一个漫长的冬天。好在，他们的身边有蒙古包、火炉，还有"小药箱"。

（作者:《健康报》记者　姜天一　柴羽佳　特约记者　李试诚）

不忘"赤脚医生"本色，守护一方群众健康

20世纪60年代，响应国家号召，广东省潮州市潮安区彩塘镇华二村卫生站乡村医生沈茂梧，参加了广东省潮州市潮安卫生学校（现广东省潮州卫生学校）举办的"赤脚医生"培训班，自此开始了"赤脚医生"职业生涯。

为广大农民提供伸手可及的医疗服务

20世纪70年代的农村缺医少药，水痘、麻疹、流行性乙型脑炎（简称"乙脑"）、流行性脑脊髓膜炎（简称"流脑"）、肺结核和寄生虫等传染病，严重危害着广大村民的身体健康。当时，对于拥有近万人口的广东省潮州市潮安区彩塘镇华二村而言，一家诊所和一个村合作医疗站以及寥寥可数的几名医生，远远不能满足村民的诊疗需求。

回忆起当时的情况，沈茂梧说："白天我要看近百名患者，晚上还要制药，我们还参加了二虫（血吸虫和蛔虫）普查、结核菌素试验和麻疹、乙脑、流脑等传染病防控工作。有时候，还需要花费十几天时间下乡入户调查。"

令沈茂梧没想到的是，这种连轴转的工作状态一直延续至今。因为随着经济的发展，潮州市外来人员逐渐增多，华二村人口数量超过10 000人。同时，公共卫生服务的内涵在发生变化："2011年，潮州市从35周岁以上居民高血压糖尿病普查工作开始，逐步开展了一系列的公共卫生服务工作。"据他介绍，2014年，潮州市潮安区彩塘镇开展家庭医生签约服务，他带领华二村卫生站医务人员积极推进，已完成签约户数1 625户（村总户数1 638户），签约人数7 741人（村总人数7 787人），签约率高达99.41%。

新时期应对新的公共卫生挑战

对沈茂梧来说，公共卫生服务是一门新课程。家庭医生签约服务，更是签约容易履约难。签约热潮过去了，接下来的履约工作，任重而道远。"14项服务内容，需要与村民面对面沟通，才能收集整理健康信息，那密密麻麻的数据是靠双脚跑出来的。若是闭门造车、弄虚作假，前期工作将前功尽弃。"沈茂梧说。新考验给沈茂梧带来了新动力，他认真学起了电脑和网络知识，从普通的电子文档收发、打印，到表格的制作使用，将公共卫生服务14项资料有序录入并进行管理，大大提高了工作效率。

那段时间，他把曾用于制药的晚上时间改为走访和信息录入，每天工作到24点。即使走访和信息录入工作告一段落，但因华二村卫生站坚持24小时工作制，沈茂梧仍然随请随到，全年几乎无节假日可言。2017年，广东省卫生计生委领导一行到华二村卫生站考察，对卫生站的公共卫生服务，特别是资料的整理、保存和服务流程的真实性给予了充分的肯定和赞扬。

几十年以来，华二村卫生站获得了村民的一致认可，从未发生过一起医疗纠纷和医疗事故。更值得一提的是，华二村卫生站还提供临终关怀服务及站外护理服务。"村里有一位患高血压与心脏病的高龄五保户，卫生站医生每隔三四天就上门巡诊一次，他的病情发作时每天出诊两三次。有时候患者的大小便和呕吐物也帮忙清理。正是因为这些琐碎繁杂的事，我们也帮助处理，才能获得村民的赞扬。"沈茂梧说。

义不容辞全心抗疫

2020年春节，新冠肺炎疫情发生后，作为基层医务人员，沈茂梧身先士卒，义不容辞地加入抗疫队伍。

"因为华二村是一个常住人口10 000多人的大村，毗邻县城，人口密度高，让本就复杂的防控工作更加繁重。虽然我年龄较大，但仍坚持起早摸黑，负责数据的统计分析与管理，并参与排查和其他防控工作。"一连几个月，沈茂梧白天做好来潮重点人群的排查、测量体温和询问症状,晚上还要及时整理资料并准备好第二天工作安排所需材料,通常都要忙到第二天凌晨才能休息。

在几十年的基层医疗卫生服务中,沈茂梧初心不改,得到了各级政府和乡邻对他的肯定。1993 年,沈茂梧被卫生部医政司、中国农村卫生协会《健康报》评选为"全国优秀乡村医生",同年还获评"广东省优秀乡村医生";2016 年,沈茂梧荣获广东省"星级家庭医生"称号,同年被评选为潮安区第十二届人大代表;2018 年,被评选为潮州市"最美医生"。

(作者:广东省潮州市潮安区彩塘卫生院　李晓微)

村民贴心的健康"守门人"

她是一名乡村医生,曾有民营医院出高于当地乡村医生两倍的工资聘用她,却被她婉言谢绝。她扎根乡土沃野二十多年,在渔村发挥党员先锋模范作用,默默践行着"医者仁心"的誓言,为村民们提供"私人订制"式的卫生服务,被群众誉为最贴心的健康"守门人"。她就是江苏省盐城市大丰区三龙镇东红村卫生室乡村医生蒋桂琴。

医者仁心,牢记治病救人之使命

1998年,蒋桂琴卫校毕业后来到三龙镇斗龙港村,在这个小渔村当起了乡村医生。从穿上白大褂的那天起,她就默默立下了"为村民健康负责"的志愿。承诺初心固然可贵,但还需要更精湛丰富的医疗技术和本领,在忙碌的工作之余,她挤出时间参加函授学习并顺利取得执业医师资格,成为渔村的"全科医生"。

渔民的生活,让很多村民养成了一些不良的生活习惯和饮食习惯。他们缺乏健康防病知识,对常见病、慢性病、多发病认识不够,"小病变大病,大病变重病"的情况经常发生。蒋桂琴从源头抓起,到村里展开各种健康知识宣传,与村民"面对面"唠健康,发现了不少村民隐藏着的病患。她知道谁患有哪种慢性病、谁对哪种药物过敏……

这些年,蒋桂琴跑遍了渔村的每一条小道,把每一户村民的身体健康状况都装在心里。二十多年来,蒋桂琴跟同事一道,在忙着接诊患者的同时,认真落实好基本公共卫生服务项目。她们利用晚上休息的时间,挨家挨户,上门宣传健康防病知识,动员高血压、糖尿病等慢性患者定期到村卫生室体检。在蒋桂琴和同事们的不懈努力下,所在村村民健康档案建档率100%,基本公共卫生服务项目实施率100%,村民的身体素质有了显著提高。"蒋桂琴所做的事,就是提前预警、提前监测,及早发现病灶苗头,然后进行一步一步的干预处理。老百姓的健康真正有人管理了。高血压、糖尿病的发病率显著下降,这很了不起!"三龙中心卫生院院长陈尧评价道。

只要村民有需要,路再远,夜再黑,她都会赶过去。在蒋桂琴的行医生涯中,出诊过多少次,为多少人看过病,为多少户解决过问题,她自己也无法记清。她只知道,接到村民电话,就得往患者家里赶,一分一秒都不能耽误。村民陈恒泉的老伴患有阻塞性肺气肿,常年卧床吸氧。有一次,老人呼吸严重不畅,下着雨不方便出门,陈恒泉就试着拨打了蒋桂琴的电话,没想到蒋桂琴不顾7个多月的身孕,骑上电瓶车就往病人家中赶。在途经一段泥泞路时,不慎滑倒在路边麦地里,浑身湿透,费了九牛二虎之力爬起来,蒋桂琴坚持赶到陈恒泉家里,及时为患者治疗。村民吕凤玖因腹痛电话叫她出诊,蒋桂琴二话没说,立刻让丈夫陪着,冒着暴雨赶到患者家里,仔细检查后,蒋桂琴判断患者有脾破裂的可能,立即联系上级医院。由于转诊及时,患者成功从"鬼门关"跨了过来。

匠心独运,勇挑试点工作之重担

2013年2月,蒋桂琴通过竞聘担任斗龙港村卫生室室长。同年,大丰区在全国率先开展乡村医生签约服务试点工作,蒋桂琴主动请缨,斗龙港村成为第一批试点。

要做就做最好的,表面文静的蒋桂琴,骨子里却有一股犟劲儿。她和同事们多方面请教专家,在区镇两级卫生部门的支持帮助下,创新设计了11种类型的个性化服务包。慢性病患者每年要交100元基本服务费,当时村民不理解,也不愿意接受。蒋桂琴就先从自己的邻居、亲戚、朋友开始做工作,面对面宣传签约服务的好处,跟他们一起算"签约账",很快就得到了村民们的拥护。在她和同事的努力下,不到一个月,全村成功签约了217户个性化服务包。乡村医生签约服务得到了村民的认同,签约后的群众得到了更加贴心的服务,居民健康管理更加规范有序。

2015年4月,蒋桂琴代表全国130多万名乡村医生,在全国卫生工作会议上做了题为《做时代新村医,让乡亲更健康》的交流发言。第二年,蒋桂琴被调到东红村卫生室,针对全村人口严重老龄化的实际问题,将签约服务融入"医养结合"的养老模式,在全村建立四个居家养老服务点。每个点聘请一名健康服务志愿者,同时配备了可上传数据的血压计、血糖仪、血氧仪、体重秤等设备,让老年人在家就能得到健康照顾。2018年,全村签约率达38%,建档立卡群众签约率100%。2018年7月的一天凌晨3点多,居家养老的韦冬元腹泻严重、疼痛难耐。蒋桂琴接到电话后,冒着漆黑的小路赶到现场诊治。返回卫生室后,蒋桂琴还是不放心,半小时就打电话过去询问情况,听到韦冬元情况好转后,她才安下心来。年过花甲的徐书珍患有糖尿病和高血压,蒋桂琴帮助邀请大丰人民医院专家对她进行会诊,经过一系列调整用药,徐书珍的病情稳定下来。徐书珍说:"蒋医生细心体贴,服务周到。有她在,我们放心!"

随着基层卫生事业的不断发展,东红村的做法逐渐有了名气,蒋桂琴也进入到更多人的视线。她先后被评为"全国卫生计生系统劳动模范""中国好人""盐城市最美基层干部""大丰区改革开放40周年模范人物"等称号,当选为中共大丰区十二届党代表。据了解,2021年大丰区家庭医生个性化服务包签约率已经达到当地重点人群的50%,且当地签约村民中没有中途退出的,卫生部门没有接到一起对此的投诉。"首诊在村"的观念已然形成。

淡泊名利,坚守无私奉献之品质

她选择留在渔村,服务自己熟悉的乡邻。蒋桂琴在接受媒体访谈时曾表示:"以前村民有病,都是我们找他们,现在都是他们主动来找我们。这就是一份信任,我还是比较有成就感的!"

在蒋桂琴所在的卫生室里，挂着一面村民自发送来的锦旗，题为"医者父母心，渔乡美人鱼"，表达了渔乡群众对她发自肺腑的赞誉。村民的口碑是最好的褒奖。一家民营医院看到蒋桂琴的"市场吸引力"，抛出高于当地村医收入两倍的薪酬来动员她。蒋桂琴拒绝了："我是一名村医，我的责任就是服务村民，就要为村民健康负责，这是我刚参加工作时对大伙的承诺。"看到蒋桂琴不为所动，他们便反复加码。从"月月有奖金"到"年底有分红"，条件许诺得越来越丰厚。但蒋桂琴只是淡淡一笑，说了句谢谢。

"一名合格的医生，应当具备的要素很多，包括精湛的医术、热情主动的服务态度和一颗仁爱之心。"多年来，她时常这样鞭策自己。村民毛本荣从外地落户到斗龙港村一组，有 3 个子女，家庭困难，只能帮别人打短工。蒋桂琴得知这一情况后，主动到他家里看望，嘘寒问暖，帮助他解决实际问题。

这些年来，她先后帮助失能老人、特困家庭近百次，垫付医药费、送慰问金近万元。"20 年来，我践行着'为村民健康负责'的承诺，与基层老百姓打交道，我心里最踏实。他们把我当最亲的人，我也很享受这种成就感。"蒋桂琴如是说。

（作者：江苏省盐城市大丰区卫生健康委　王静）

痴心守乡土，艰苦不言悔

没有豪言壮语，不曾惊天动地。他默默无闻地坚守在偏僻山村，身背行医包，脚蹬摩托车，翻山越岭，走村串户，服务患者，成为乡亲们心目中的"健康使者"；一腔古道热肠，尽显责任担当，他待患者如亲人，把村民当父母，用实际行动践行着一位共产党员的初心和使命。他就是全国劳动模范、最美医生，山西省临汾市大宁县太古镇乐堂村乡村医生贺星龙。

这位"80后"的中年汉子，二十年如一日的始终恪守"24小时上门服务"的承诺，只要患者一个电话，随叫随到，先后背破12个行医包，骑坏7辆摩托车，全天候守护村民健康，出诊20万余人次，免收出诊费累计达40万余元，为"五保户"患者免费补贴药费5万多元，赊账、死账也达5万余元，他用一颗痴心坚守乡村原野，用一片真情护佑生命健康，在茫茫大山深处谱写着一个个感人至深的故事。

"雪大没事！我一会儿就来"

2013年腊月的一天中午，呼呼的北风挟带着鹅毛般的雪片向着灰蒙蒙的天空中飘洒，山野似乎被风雪包裹住了一般，羊肠小道隐约可见一条弯弯曲曲的白线。像这样的天气人们一般不愿出门，然而，在通往徐家垛乡索堤村的公路上却有一个人两脚着地骑着摩托缓慢地往前行驶着，他就是正在出诊的贺星龙。

当天上午，索堤村村民贺润平的孙子发高烧"抽风"，家属既心疼又着急，给贺星龙打电话。贺星龙出门看见雪大路滑，但想到孩子病情严重，就毫不犹豫地给贺润平回电话："雪大没事！我一会儿就来。"说完顾不上搭防滑链，他骑着摩托车上了路。当他小心翼翼地路过一处弯道时，雪厚路滑，摩托车身一扭像脱缰的野马般倒冲下去，他连人带车摔进了路边的排水沟里。贺星龙赶紧爬起来拍拍身上的雪，顾不得脚腕的剧烈疼痛，一瘸一拐地走上山坡继续赶路，到了村里后，来不及扫去身上的雪，就开始了检查、输液。一直到孩子烧退下来，他才松了一口气。

12天后，他的脚疼得实在受不了，就到县医院拍片检查，才知道是右脚内踝关节骨折。骨科医生让他卧床休息，但是冬天正是感冒等常见病的高发期，村里求诊电话不断，他就自己给自己打上石膏，忍着疼痛坚持出诊治病。

2014年冬天，他接到求诊电话说曹家坡村有个小孩子发高烧，他骑上摩托车就上路，但由于心急车快，一个下坡紧急刹车，摩托车摔倒在一个3米深的水泥沉淀池边上，要是再往前2尺，怕是没命了。

多年来的出诊途中，摔伤擦伤对贺星龙来说早已成了家常便饭，每到阴天关节就疼，吃饭不规律引起糜烂性胃炎，常年背出诊包导致了高低肩等，但他毫无怨言，不畏艰辛，一直坚持下来。

"没钱付药费就算了吧，但有了病不能耽搁"

贺星龙作为村医，深知自己肩负着一份实现群众基本医疗有保障的重任。为此，他不仅为本村乡亲们看病，还为周边村乡亲们看病。只要乡亲们有需要，他就要保障他们小病、慢性病随时可以得到治疗。这些年，周围村里的年轻人大多出去打工，留在村里的都是老人和孩子，来找他看病很不方便。于是他就上门服务，印制了1 000多张写有手机号码的名片发给村民，一天24小时不关手机，随时准备出诊。一开始他全靠步行，用扁担挑着出诊包，翻沟爬坡，抄近路、过河。冬天在雪地里步行，雪灌进鞋里，脚趾每年都会冻伤。后来父亲给他买了一辆旧自行车，可是雨雪天自行车根本骑不动。为了及时出诊，他又从信用社贷款4 000元买了第一辆摩托车，这样，他就可以随时上门看病了。

上村的"五保户"冯对生老人，长期卧床引起身上多处褥疮化脓引发骨髓炎，家里异味很重，很少有人去看望他。贺星龙坚持上门给他免费换药、清洗伤口，还经常送吃的喝的穿的，帮他收拾屋子。四年过去了，冯对生的病情终于好转了，现在都可以在屋外活动了。老人逢人就说："我没有孩子，星龙就像我的孩子一样。"像冯对生这样的村民有 13 户，贺星龙给他们看病不要钱，还照顾他们的生活。徐家垛村 85 岁的贺德明是一位伤残军人，患有严重的前列腺增生，需插导尿管才能排便，因为妻子和儿子过世较早，他一直一个人生活。几年来，无论白天黑夜，贺星龙随叫随到，免费为贺德明提供了 200 多个导尿包。

2014 年 7 月 14 日，贺星龙正在邻村出诊，上村村民冯三贵的妻子打电话说冯三贵被蜂蜇得晕过去了。他急急忙忙赶到上村，发现冯三贵全身发紫、神志不清、不时痉挛。他立即进行了抢救，给冯三贵注射了抗过敏药物，又拦下一辆过路的三轮车把冯三贵送到县医院。由于匆忙，冯三贵没带钱，贺星龙就拿出自己身上的 300 元，又借了 500 元帮忙垫付了医药费，冯三贵得到了及时的救助。

自行医以来，像这种垫付医药费的事例不胜枚举，细心的妻子都一一记在账本上，但时间一长，有的账本他没经过妻子同意就烧掉了。亲友们都劝他不能这样垫付药费。而他却说："老百姓的生活都很困难，没钱付药费就算了吧，但有了病不能耽搁，一定要治呀！"

就这样，多年来，无论是烈日炎炎的夏天，还是寒风刺骨的冬天，都丝毫阻挡不住贺星龙出诊的脚步，他用爱心服务这片黄土地上的父老乡亲，用瘦弱的身躯守护者乡亲们的身体健康。家里的活计顾不上管，两个孩子撂给了妻子。自己还背负着上万元的债务，依然住在租来的房子里。虽然对家人充满愧疚，但他却无怨无悔，因为他是一名共产党员、一名医者，一名村干部。

如今，乐堂村卫生室心电图设备、健康一体血压仪、远程会诊设备一应俱全。"我将不忘初心，尽职尽责做好村民健康'守门人'，继续守护村里的老人和留守儿童，让他们的家人安心在外打工挣钱，为乡亲们过上更美好的日子再助一把力。"贺星龙坚定地说。

（作者：山西省临汾市大宁县委　侯耀强）

走村入户送健康，他们让行动落地

每年的全民健康体检工作一结束，就要对慢性病患者再次进行归纳和分类，以便管理。4月25日一早，新疆维吾尔自治区阿克苏地区柯坪县盖孜力克镇卫生院院长热比艳木·阿不都热西提就带着慢性病管理团队，开始下村入户，"每个月，我们要把每一户都走访一遍，对村民的健康状况进行摸底。"

要走遍盖孜力克镇的每一户，可不容易。盖孜力克镇覆盖范围大，人数多，要实现"村村走遍、户户走到"，即使乡镇卫生院医务人员提前统筹规划，工作量也非常大。

但热比艳木·阿不都热西提坚守盖孜力克镇卫生院25年，她和卫生院的同事们凭借一双脚，踏遍了村镇的角角落落。依托全民健康体检，了解了全民健康状况，在慢性病管理、家庭医生团队签约、儿童和老年人的中医药健康管理等方面成效显著，形成了"卫生院的医护人员全镇居民认识，村医全村居民认识"的良好局面，成为全县标杆而被推广。

深入田间地头，落实健康宣教

从2016年全民健康体检工程实施以来，彩色多普勒超声诊断仪、全自动生化分析仪……一台台先进的医疗设备先后引进盖孜力克镇卫生院，全科医生从无到有，队伍不断壮大，医务人员技能不断提升，基本做到了"小病不出村、常见病不出乡"。

为全面落实健康扶贫政策，有效遏制"因病致贫、因病返贫"情况发生，盖孜力克镇卫生院制定调查核实方案，组建家庭医生团队，对全镇进行摸底调查。

家庭医生团队每月到所分管的辖区入户，详细了解每一户家中成员的健康状况、血压、血糖，检查农牧民家中药箱，进行健康宣教……每项工作都不落下。

盖孜力克镇卫生院党支部书记白爱琴带着家庭医生团队来到玉斯屯巴格勒格村，进行摸底调查。村里有一户村民，家中只有老人和3个孩子，孩子父母都外出务工了。当时，3个孩子的头面部都患了疥疮，这是一种皮肤传染病，若不及时治疗可能会导致更为严重的皮肤疾病。白爱琴和医护人员立即对3个孩子进行药物治疗，并对家中环境进行消毒，经过连续多天的治疗，3个孩子都痊愈了。看着孩子的头面部和以前一样干干净净，老人感激地流下眼泪，不停地说："热合买提（谢谢）"。

把老百姓的身体健康放在首位，在盖孜力克镇卫生院可不是句口号，不论路程远近、严寒酷暑，给村民"送健康"从不中断。2020年冬季的一天，卫生院的医疗小分队前往苏贝希村，给村民看病。这个村位于偏远的山区，从卫生院出发有1小时车程。前往村子的路途中，救护车陷入冰雪坑中，大家用力推车，即便鞋子里灌满了冰凉刺骨的雪水，也没放弃。

直到几小时后，救护车被村子里派来的一辆拖拉机拉出来，才得以继续前行。当时，医护人员冻得直哆嗦，天也黑了，山路难行，大家只能在牧民家过夜。第二天一早，大家继续坚持为山区的牧民看病，回来后，几人都得了重感冒。

"不管路有多远，天气有多恶劣，只要有一位村民在，我们就要去。"热比艳木·阿不都热西提说，她还经常带着大家走村入户，甚至到田间地头进行健康宣教，让健康理念深入人心。

据统计，2020年盖孜力克镇卫生院医护人员深入各村、巴扎、群众家中，走到田间地头宣传健康扶贫政策、健康教育、传染病防病知识和家庭医生签约工作，发放健康教育宣传材料1.5万余张，举办健康知识讲座65次，进行个体化健康咨询4 500人次。

中医健康指导模式,惠及老人、儿童

随着新疆维吾尔自治区 898 所乡镇卫生院实现标准化建设,常见的中医诊疗技术也在盖孜力克镇卫生院全面开花,如火罐、按摩、推拿、湿蒸、普通针刺、刮痧……这些中医诊疗技术已是该卫生院最受追捧的诊疗项目。如今,卫生院 22 张开放床位几乎每天全满,不少患者只为中医诊疗而来。

"就诊高峰期,每天就能接诊 30 余位患者,老百姓对中医的认可度非常高。"热比艳木·阿不都热西提小有成就感地说,不仅当地村民很认可,其他乡镇的患者也慕名前来诊疗,"从其他乡镇来我院做骨质增生治疗、熏蒸治疗的都不少。"热比艳木·阿不都热西提说:"患者慕名前来,经常造成床位紧张,患者住院还需要提前预约。"

但热比艳木·阿不都热西提知道,中医不仅能治病,还能治未病,关键就在于如何开展。按照国家基本公共卫生服务规范要求,该卫生院对全镇老年人和儿童开展"中医药健康管理服务"。

"对 65 岁及以上老年人进行中医体质辨识和中医药健康指导。"热比艳木·阿不都热西提介绍。首先对全镇老年人进行一次全面健康体检,对其健康生活方式和健康状况进行评估,按照《老年人中医药健康管理服务记录表》前 33 项问题采集信息,根据 9 种体质判定标准进行体质辨识,最终从饮食调养、运动保健、穴位保健等方面,对老年人进行相应的中医药保健指导,以达到预防保健、治疗疾病的目的。目前,全镇 1 170 名高血压患者通过中医药健康指导,实现了规范化管理。

除了 65 岁及以上老年人,该卫生院还对辖区内儿童同样采取了中西医结合管理模式。白爱琴介绍,"卫生院根据婴幼儿的年龄段,如 0~6 个月、12~24 个月、24~30 个月、3~36 个月等进行饮食调养、推拿、捏脊等,改善脾胃功能,促进消化吸收,通经络,达到醒神益智功效。"

采取中医健康指导模式,对辖区内儿童和老年人进行健康管理,填补了柯坪县的健康管理空白,吸引了县域内医务人员参观学习,并在全县推广。

老百姓少生病甚至不生病，改变是可观的。就像盖孜力克村村民艾孜木·沙依木老人说的："我已经70岁了，身体没啥大毛病，我亲眼见证新疆多年来所发生的翻天覆地的变化，感谢党的温暖和卫生院工作人员对居民的细心体贴。"

老百姓有口皆碑，热比艳木·阿不都热西提和同事们也很开心，"只要这双脚还能走，我们就要村村走遍、户户走到，把健康送到村民家门口。"

（作者：《健康报》驻地记者　刘青　夏莉涓）

我和村卫生室都变了

　　白沙黎族自治县位于海南省五指山腹地,曾经是国家重点扶贫县和全省唯一的深度贫困县。作为一名土生土长的乡村医生,21 年来,我和乡亲们相伴相守,见证了家乡卫生健康服务的蜕变,自己也在这一过程中得以不断成长。

村里第一次有了从学校里走出来的医生

　　我出生在白沙县七坊镇长龙村。长龙村离白沙县城约 30 公里,距离最近的七坊镇也有几公里。村里原有一位老村医,后来干不动了,年轻人又不愿来,村里人看病就成了大问题。

　　1998 年 9 月至 1999 年 12 月,县里安排我到儋州卫校参加乡医班的学习。当时我想,一定要好好学习,回去就在长龙村当村医,为乡亲们看病。毕业后,我毫不犹豫地回到长龙村。自此,我们村第一次有了从学校里走出来的乡村医生。

　　当时,乡村医生的工作条件很艰苦。村里没有卫生室,缺少医疗器械和药品,也没有工资。后来,村里安排了一间不足 20 平方米的破旧平房作卫生室,村委会不用的旧桌椅成了我的诊台;没有药品和器械,就从卫生院借。一开始,乡亲们看我年轻,不信任我,只是偶尔来问问病情,拿点儿药。

　　我一门心思扑在基层医疗岗位上。有些问题搞不懂,就搭乘公交车到几公里外的七坊镇卫生院或更远的县城向医务人员学习,有时也向当地的农场医院医生请教。

　　在村里看病不分昼夜,24 小时随时可能有村民来找。晚上天太黑,村里的小路不好走,可能还有蛇,父亲担心我,经常陪我一起去看病。稍近点的地方,我就自己拿着手电筒或马灯去,走在黑乎乎的野地里,我也时常感到害怕。

功夫不负有心人,我用自己的勤奋和技术赢得了乡亲们的信任。慢慢地,大家生病了都会第一时间来找我。

村卫生室配上 5G 远程医疗服务设备

这些年来,长龙村卫生室发生了很大变化,设备也越来越好。

2019 年,海南省全面实施基层医疗卫生机构标准化建设项目,长龙村卫生室装修改造为面积达 80 平方米的标准化卫生室,设有输液厅、理疗室、药房、卫生间等。现在,村卫生室配备了健康一体机、动态心电仪、胎心仪等 5G 远程医疗服务设备,与乡镇卫生院、县级医院实现了远程诊疗。

如今,长龙村卫生室还是国际疟疾专家评定的疟疾控制项目示范点。

乡亲们的信任也给了我更多动力,这些年来,我一直不断学习,提升自己。1999 年,我在儋州卫校乡医班毕业后,继续在儋州卫校学习西医临床专业,于 2001 年 7 月中专毕业。2002 年,我到儋州农垦医院急诊科学习。2011 年 7 月,我在海南省第三卫生学校中医学专业完成了进修。

我的努力获得了回报。2017 年,白沙县对乡村医生进行培训,我抓住机会认真学习,当年 11 月成功考取乡村全科执业助理医师。2019 年 1 月,我从海南医学院函授临床专业大专毕业。2020 年,我开始在吉首大学函授临床专业本科学习。

我现在的待遇也比几年前提高了许多,收入有了保障,还有了"五险一金"。这些年来,我先后荣获中国医师协会乡村医生分会颁发的"百姓满意乡村医生"称号,以及白沙县首届优秀人才、白沙县首届医师节优秀医师、七坊镇优秀共产党员等荣誉称号。

提醒自己踏踏实实做事

白沙县是热带山地气候,高热、高湿,高血压、糖尿病、白内障、风湿性关节炎等疾病高发。现在,这些病在村里就可以看了。让我感到高兴的是,通过能力的提升,我可以更好地为长龙村及周边村约 2 000 名村民提供健康服务。只要乡亲有需要,我总能随叫随到。

有一天后半夜,一阵急促的敲门声把我惊醒。敲门的是村里 60 多岁老人洪自光的儿子。原来,洪自光上吐下泻,家人用了"土办法",但不管用。我二话不说,拿上药箱就出门了。那天晚上,我一直守在老人身边,直到他病情好转才走。这时,天已经大亮了。

还有一次晚上刮台风,雨下得很大。一位住在工地的阿公突然发病,让阿婆来叫我。阿公住的地方离村卫生室有 2 公里,我披上雨衣,包裹药箱,在风雨中过河沟、走泥路,到工地给阿公治好了病。

去年,长龙村卫生室每月诊疗量 350 人次左右,慢性疾病患者等特殊人群家庭医生签约服务签约率达 100%,慢性疾病随访率达 100%。

从一名乡村医生成长为乡村全科助理医师,一路走来真的不容易。我一直提醒自己,要像一颗最小的螺丝钉,踏踏实实做事,做一名合格的家乡百姓的健康"守门人",尽我所能服务"黎乡"百姓。

（作者:海南省白沙黎族自治县七坊镇长龙村乡村医生　韦小丽）

"两栖大夫"

在山东省济宁市微山县微山岛镇墓前村,有位乡村医生。平日,他不是背着药箱,骑着摩托车奔波在岛上,就是撑着小船穿梭于渔舟之间。他被村民们亲切地称为"两栖大夫"。

这位"两栖大夫"名叫张波,今年48岁,是一名中共党员。1995年,他从济宁医学院毕业后,本来有机会留在城市,却毅然回到条件艰苦、相对闭塞的家乡——微山岛,成为一名乡村医生,在岛上一干就是26个年头。

为了减轻乡亲们的负担,他的卫生室一直实行"先看病、后付费",家庭贫困的患者打针吃药不用花钱,观光的游客遇到头疼脑热,也是免费医治。20多年来,他为11万余人次免费治疗,应收而未收的诊疗费用累计50多万元。

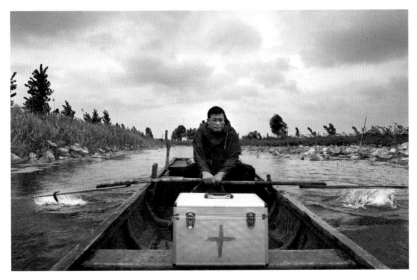

张波划船前往湖区为渔民出诊

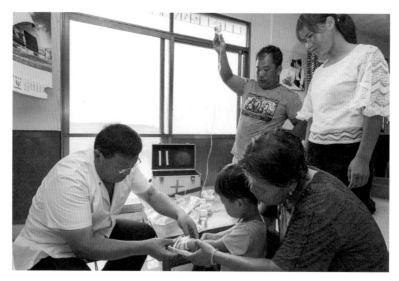

张波上船为渔民患儿诊疗

　　岛上有 14 个村,共 1.5 万余人口,他对每一家的情况基本都了解,堪称岛上"村民健康活档案"。他不仅在卫生室里行医,还常常撑船出岛,到微山湖里的渔船上行医送药。他用青春和热情守护着乡亲们的健康,一心一意地做百姓健康"守门人",用行动展现着一名共产党员的风采,用医者仁心诠释着人间大爱。

金杯、银杯不如老百姓的口碑

　　张波的家门口总是停放着一个"好宝贝"———一辆车钥匙永远不拔的摩托车。车钥匙不拔,不是因为不怕丢,而是怕患者发生紧急情况时因找不到钥匙耽误了诊治的时间。距离张波家不远处的湖岸边,还停着另外一个"好宝贝"———一艘手摇的旧渔船。湖区渔民外出看病不方便,张波经常自己划船到渔民家中送医送药。这就是"两栖大夫"的由来。

　　提起张波,当地老百姓有口皆碑,"医术好,医德更好"。乡亲们说,张波看病有个特点,不仅认真仔细、技术精湛,更重要的是随叫随到。谁家有个头疼脑热、突发状况,只要一个电话,他一定会带着急救设备准时出现。

淳朴的微笑、率真的性格,拉近了他与老百姓的距离。

不善宣扬的张波,在 2013 年中央电视台主办的"寻找最美乡村医生"大型公益活动中,荣获"全国特别关注乡村医生"称号。张波还曾当选山东省第十一届党代表、山东省优秀共产党员。2020 年 11 月,他被中共中央、国务院授予"全国劳动模范"称号。

劳模精神,奉献于民

张波始终秉承全心全意为人民服务的宗旨。从医 26 年来,他诊治好的患者不计其数,赊出去的医药费有一摞账本。"俺跟你说,张大夫心眼儿太好了,有钱没钱的都给看病,啥时候钱有啥时候给。""岛上 14 个村的村民都来找他,湖上的渔民也来找他看,晚上回不去还管吃管住。"走进微山岛,只要一提起张波,老百姓这种发自内心的赞美之词便不绝于耳。

的确,在张波这里看病,可以先看病后付费,没钱他也不追讨。岛上的留守儿童、妇女和老人比较多,他们在张波这里看病都是先记账,等家人在外打工挣钱回来再还。有时遇到需要转院治疗的患者,张波还会垫付医药费。

来微山湖旅游的游客众多。一次,一名来自河南省濮阳市台前县的 3 岁孩子吃鱼时被鱼刺卡住了喉咙。当孩子被送到卫生室后,张波分秒必争将其转运到大医院进行救治,孩子的父母泪流满面地说:"是张波大夫给了孩子第二次生命。"这些年来,由张波付费转运到上级医院治疗的患者已有数百例之多。张波渐渐养成了一个习惯——在诊室的抽屉里放上几千元钱,以备患者不时之需。

26 年来,张波的账簿上赊欠款已达 50 余万元,并不富裕的他却从没有追讨的打算。卫生室的正常运营需要资金,张波只好在乡里的农村信用社先后贷了近 60 余万元,靠自己的辛勤劳动和家人在湖区种养殖的微薄收入,以及亲戚们的帮助,按月还贷。他每时每刻都在告诉自己:"咱开卫生室,就是为了给父老乡亲看病。有钱要看,没钱更得看!一个人,只有把老百姓装在心里,老百姓才能把你装在心里。助人者自助,帮助别人就是帮助自己。"

实现"医疗＋养老"的梦想

为了更好地为老百姓提供贴心服务,2013 年在参加山东省工会第十四次代表大会座谈会时,张波就描绘了自己心中的梦想——走"医疗＋养老"全方位服务模式之路。近年来,为实现这个梦想,张波奔波于北京、上海、徐州、济宁等地,做了大量基础性准备工作。在离镇政府驻地不到 500 米的地方,张波积极筹备的大项目——微山湖老年护理院,已经初具规模。该护理院建筑面积达 2.1 万平方米,可以同时容纳近 400 人接受医疗休养服务,使老百姓在家门口就能享受大城市的医疗服务。

"我的工作和事业有了今天的发展和进步,是各级党委、政府支持起来的,是当地人民群众关心起来的,是辛勤的汗水浇灌起来的,要常怀感恩之情,用感恩之心办好卫生室和护理院,竭尽所能回报父老乡亲和患者的一片关爱。"张波深有体会地说。有爱心、负责任、敢担当,勤劳奉献的国家级劳模张波已成为微山湖区一张亮丽的"名片"。

"一个人光溜溜地来到这个世界上,最后光溜溜地离开,名利是身外之物。我将尽我的最大力量,为老百姓解除病痛,让他们都能健健康康地生活,这就是我最大的心愿。"张波常常把这句话挂在嘴边。面对成绩,面对荣誉,不能陶醉,更不能止步;成绩只能代表过去,只有居安思危,不断努力前行,才会有更高的追求,张波对此深有体会。

每一项新荣誉,每一次新跨越,都是张波为民服务、追求卓越的一个"新注脚"。一个个服务新项目,凝聚着他顽强拼搏的心血和汗水;一项项医养新工程,铸就了造福父老乡亲的一座座丰碑。一直以来,他就是这样凭着那份执着,诠释着自己的人生价值。

"执甲"抗疫,守一方百姓安康

2020 年,突如其来的新冠肺炎疫情让浓浓的年味演变成了一场全民抗疫的战斗。面对严峻的疫情防控形势,张波不顾自身安危,主动向村党支部承诺发挥好党员先锋模范作用,并请缨深入疫情防控一线,为守护岛上乡亲们的生命安全和身体健康而不懈努力。

疫情暴发初期,封村封路设卡是初筛重点人员与防止疫情蔓延最有效、最科学、最直接的方式。每年微山岛都有很多村民外出打工,针对这一情况,张波与村委会其他工作人员坚守在村头卡点上,对每一位外来人员进行详细询问、测体温、建立详细个人档案,并宣传新冠肺炎防控知识。他连续30多天吃住在值守点上,照顾家中老人孩子以及为村民看病的重任都落在了同为医生的妻子身上。但他依然坚守岗位,全力以赴为村民筑牢抵御疫情的严密防线,守护着村民安康。

在春节工厂放假、居民居家隔离、全国各地防疫物资紧缺的时期,老百姓购买防疫物品相对困难。为此,张波自费5 000元托人购置了84消毒液、口罩、医用酒精等防疫物资,为墓前村416户村民免费发放到户,并指导他们掌握正确的使用方法及注意事项。由于天气寒冷,值守卡点的工作人员即使穿着羽绒服还是感觉到手凉、脚冷。张波自费1 000元购置大衣和棉被等御寒物品,以及矿泉水、方便面等食品,免费送给值班人员。他的行为感动着每一位村民和值守人员,也增强了大家防控疫情的信心。

当微山岛镇的医务人员全部投入到抗击疫情的工作中,张波每天坚持到被居家隔离群众家中,为他们进行体温监测、身体状况询问、健康档案录入,并讲解防控知识,对其生活环境进行喷淋消杀,叮嘱其切勿到处走动,如有不适及时告知。为了让岛上的患病村民不出门或少出门就能看病就医,张波奔走在微山岛上的各个角落。他亲自上门为村民检查、送医送药,既降低了因人员聚集导致的交叉感染风险,又满足了村民看病就医的需求。

"张波每天都来俺家,为俺号脉、诊断、挂吊瓶,忙这忙那。有他在,俺们什么都不怕!"墓前村88岁高龄的老人姚存玖自信满满地说。2020年春节前,他在外地打工的几个孩子回家过年,因疫情的发生,都隔离在家。期间,姚大爷突然出现发热现象,这让家人都感到恐惧,担心他被感染上了新冠肺炎,于是便电话告知张波老人的发热情况。张波得知后,在做好个人防护的情况下迅速带着药箱来到姚大爷家中,对其家人进行了体温检测、健康检查和独处隔离,并向每个人讲解防护注意事项,同时向村党委和镇疫情防控指挥部进行汇报。根据检查情况及对老人的详细询问,张波判断,因为天气寒冷加上年龄大、体质偏弱,老人可能患上了风寒感冒。根据症状,张波为老人打了针、抓了药。在连续3天的密切观察与积极治疗后,老人的体温逐渐回归正常,精神也好起来了,吃得下饭,也睡得着觉了,家人们紧张的心情也都慢慢缓解了。虽然老人的病情逐渐好转,张波仍要求其家人继续做好隔离与监测。姚存玖的全家人对张波无微不至的关心和照顾表达了感激。

疫情防控期间,张波不仅每天奔走在为各家各户服务的路上,坚守在防控值守卡点上,还积极参与疫情防控知识宣传牌的制作、宣传标语的撰写,并在微信村民群、党员学习群、亲属群中,及时转发官方疫情动态、防疫知识、防护措施等信息。此外,他还主动劝导群众不要聚众集会,帮助群众疏导情绪,解答疑难点,引导群众信科学、不聚会、不扎堆、不造谣、不传谣,切实把防控工作做到位、落到实处,为有效推进疫情防控工作贡献了自己的一份力量。

在特殊时期,张波始终把家乡人民的利益放在首位,不计报酬、不惧危险,充分发扬奉献、友爱、互助、进步的志愿精神,为守护乡亲的生命安全和身体健康筑牢了防线。

（作者：山东省济宁市微山县卫生健康局　刘道伦）

身披"铠甲"护民安

"该来了,怎么还不来,闺女快去路口看看。"在吉林省辽源市东辽县辽河源镇任家村,贫困村民廉贵福这两天总是自言自语。

廉贵福长期疾病缠身,瘫痪卧床,需要长期服药,身边离不开人。由于需要照顾年迈的老父亲,廉贵福27岁的女儿只能待在家里,守着这一方小天地。

长期的病痛折磨,使廉贵福越来越孤僻。而自从辽河源镇中心卫生院医护人员到来,日复一日,廉贵福冰冷的心终于被焐热了,敞开了心扉。这不,医护人员几日不来,这位老大哥又在向窗外张望了。

连夜奋战,为村民修缮房屋

2020年9月4日,突如其来的台风"美莎克"侵袭了辽河源,一夜过后,满目疮痍,分不清哪儿是水,哪儿是路。眼前的景象,让在场的每一个人都无比心痛。

凌晨的辽河源镇中心卫生院,一阵急促的电话铃声打破了宁静。"什么?人没事吧,找个安全的地方等着,我们马上就到。"辽河源镇中心卫生院家庭医生团队队长赫长友接起电话。此时,肩负灾后重建和消杀工作的他已经连续几夜没有睡好觉了。"张洪彬、刘素艳带上急救箱,上救护车,去廉贵福家。其他人快点准备,我和田队长先走。"赫长友简短地布置好,便立刻登车前往廉贵福家。

当队员们赶到,被眼前的场景震撼了。房子已经面目全非,屋顶的瓦被掀翻了,屋内多处漏雨,廉贵福急得直哭。房脊上,率先到达的队长田耕波、赫长友正在努力修补着。于是,队员们赶紧撸起袖子,和泥的和泥,递瓦的递瓦,投入到为老乡修缮房屋的工作中。

太阳出来了,房子修好了,廉贵福笑了,每个人都笑了。

居民安康放心间

穿上一身白大褂,田耕波、赫长友将救死扶伤的责任扛在肩上,将守护百姓健康的责任装在心里,将为人民服务的信念铭记在脑海中。

2021 年春节前夕,在开展新冠肺炎疫情常态化管理的同时,辽河源镇中心卫生院的负责同志也不忘辖区内的原贫困居民。在家家户户红灯高挂、喜庆忙碌时,田耕波、赫长友带领家庭医生签约团队又来到廉贵福家。

"你们总算来了。"廉贵福的邻居看到他们就说,"这几天,大哥总念叨你们,总让孩子去外面等,自己隔着窗户往外看,总是自言自语地说'该来了',一会儿又说'天冷,路滑,可别来了'。一问才知道,原来他在等咱们医院的大夫们"。听到此话,田耕波队长立即带领家庭医生团队直奔廉贵福家。

刚进院门,他们就隐约看到窗棂上的身影。来到屋中,廉贵福眼含泪花,佯装生气地说道:"这么忙,天又这么冷,打电话都说了,我啥都好,不用惦记,你们还来干啥,让我这个老头子不安心……"没等廉贵福说完,田耕波已经握住他的手,由衷地说道:"不来看一眼,我们心里不踏实。""快上炕,快上炕,冻坏了吧。"廉贵福哽咽着。一会儿招呼女儿擦炕,让队员们上炕取暖,一会儿又让女儿倒水让队员们解渴,屋里洋溢着一片的温情。

赫长友顾不上取暖,立即带领队员们为廉贵福进行一系列健康检查。测完血压,医生张洪彬说:"血压 150/96mmHg,心电图显示多个早搏,心律不齐。"赫长友看着心电图,皱眉说道:"廉大哥,最近睡眠好不,还有别的不舒服没,降压药有没有按时吃?"而廉贵福却说:"看到你们,我没啥不舒服,啥都好。"一旁的女儿无奈地说:"我爸一点儿都不听话,这回赫队长好好说说他。"

热乎乎的炕上,田耕波、赫长友两位队长和廉贵福这位老大哥唠起了家常。田耕波“责备”道：“大哥啥都懂，咋还不听孩子的话呢？为了孩子，为了未来的生活，一定要好好爱惜身体呀。以后家里不管大事、小事，有事就给我打电话，啥时候都行！”

廉贵福的不易，两位队长看在了眼里，记在了心上，为他多方奔走。功夫不负有心人，县、镇领导决定特事特办，让廉贵福住进镇里的社会福利中心，解决他家的实际困难。可当田耕波、赫长友两位队长把这个好消息带给廉贵福时，她的女儿婉言谢绝了：“我没有妈妈，这些年就和我爸相依为命。我没上过大学，但是我懂一个道理，他是我爸，是这个世界上我唯一的亲人，他养我小，我陪他老。”孩子的话深深震撼了在场的每个人。

近年来，辽河源镇中心卫生院家庭医生签约团队在田耕波、赫长友两位队长的带领下，转换服务模式，改善服务态度，从田间到炕头、从陌生到熟悉、从被动到主动、从冷淡到热情，切实把服务带到签约居民家中，把党的惠民好政策送到签约居民的心里。

如何更好地守护居民安康，辽河源镇中心卫生院的家庭医生签约团队用实际行动给出了答案。

（作者：吉林省辽源市卫生健康委　安琳琳　辽源市东辽县辽河源镇卫生院　刘畅）

只要村里家家平安

我叫朱连梅,汉族,中共党员,1986年6月出生于"半条被子"故事的发生地——湖南省郴州市汝城县文明瑶族乡沙洲瑶族村,我现在是该村村卫生室的一名乡村医生。

2020年9月16日下午,习近平总书记来到村里看望群众,随后又看了村卫生室,询问了医疗设备是否到位,群众看病是否方便等。让我实实在在体会到了他对群众百姓的关心,对农村医疗事业发展的重视。

此时此刻,我由衷地为自己是一名乡村医生感到骄傲。而今回想起,我的从医之路虽一波三折,却万分值得。

想当年,我家的祖宅是红军长征时原卫生部的旧址,奶奶常给我们讲红军长征的艰辛及卫生员工作的重要性。妈妈也是一名村医,在奶奶和妈妈潜移默化的影响下,我一直以来的梦想是上大学,学习医学知识,将来做一名医生,治病救人。没承想,我家到我这代,爸妈有五个孩子,我是老三,高中时,我家几个姐妹一起读书,为了减轻家庭负担,我高中毕业后不能读大学完成我学医、将来做一名医生的愿望。我虽心有不甘,但看到年迈的奶奶、日夜操劳的父母、年幼的妹妹们,我义无反顾踏上了打工的征途,从此开启了省吃俭用、努力赚钱贴补家用的打工生活。2006年7月到2012年12月,我连续在深圳打工六年。几年的打工生活,让我几乎以为这辈子与我的医生梦无缘了。

直到有一天,我回老家省亲,当时村里的书记朱中建到我家找妈妈看病时,说道:"大嫂,您扎根我们村工作这么多年,辛苦了,您年纪也大了,总要培养培养年轻人,现在村里需要推荐一名人员去学习医学知识,毕业之后可以做咱村的乡村医生,您看,您女儿有这个想法吗?"妈妈激动地说:"嗯,是的,总要有人接我的班,继续为咱村的村民的健康服务。基层工作不容易,我问问我三女儿,刚好她这段时间在家,看她愿意不。"后来,妈妈跟我提到这事,我略一沉思说:"我愿意去"。妈妈特意叮嘱我,"乡村医生工作非常辛苦,条件艰辛,收入微薄,很多时候半夜也要到村民家看病服务,我慎重地问你能否做好?"我严肃认真的回答"能做好"。

我当时已经 29 岁了,孩子不满 2 周岁,可以想象,摆在我面前的困难有多大。但我觉得,世上无难事,我一定能够克服各种艰难险阻,且这是我实现年少时期梦想的唯一机会了,我一定要去。于是,我努力向村委争取推荐的机会,并以优异的成绩通过了国家乡村医生入门的选拔考试,于 2015 年正式踏上了 3 年的学医之路。虽已年近三十,但在湘潭医卫职业技术学院学习的 3 年,是我最快乐的一段时间。我通过自己的努力,各科成绩名列前茅。我还积极提升自己,取得了大专学历,考取了乡村医生资格证和执业助理医师资格证,现在又一边工作一边继续提升本科学历,以期能在以后的从医道路上更好地为人民健康服务。

2018 年 6 月,我终于毕业了,第一站便来到了沙洲瑶族村卫生室,做一名乡村医生。我终于实现了当一名医生的梦想,内心非常激动和高兴。

这时,我发现我们村之前没有规范的村卫生室,只能将卫生室设在简陋的家里,没有什么设备,环境也差,药品也不够。我开始积极投身于卫生室的建设中去,在与村委协商及经上级领导的批准下,村卫生室搬到了在村部。通过一年多的建设,现卫生室总面积有 80 多平方米,设置规范,有诊断室、留观室、治疗室、公共卫生服务室、药房,配备了健康一体机、听诊器、体温计、血糖仪、出诊箱等,基本药物有 60 余种,基本能够满足群众的健康需求。

随后我抓紧时间了解村民的基本健康情况,为 392 名常住人口均建立了居民健康档案。截至 2021 年 5 月,规范管理高血压患者 27 人、糖尿病患者 8 人、严重精神障碍患者 2 人、65 岁以上老年人 58 人、0~6 岁儿童 49 人。

为全村贫困户人口 30 户,共 95 人,全部建档立卡并纳入健康管理,同时也进行了家庭医生签约服务。

沙洲瑶族村比较小,只有我一位乡村医生。我白天在卫生室坐诊,晚上就上门为高血压、糖尿病、老年人患者做健康管理服务和健康宣传并指导用药,通知儿童及时进行预防接种、孕产妇保健及产后访视、新生儿访视、精神障碍患者随访管理等。还经常给慢性病患者和老弱病残的村民上门送药服务等,只要谁家有需要,我会第一时间出现在那里为其提供服务。我对每个村民的健康情况了如指掌,谁患过哪些慢性病、哪些重大疾病,谁家有几个小孩,我心里一清二楚。对高血压、糖尿病、精神病等慢性病规范管理,每年至少 4 次面对面随访、至少 2 次家庭随访。为重病患者及时进行转诊治疗……

2020 年 1 月,由于新冠肺炎疫情来袭,我更加忙碌了,经常忙到深夜。为村民测体温,发放健康教育资料,教他们正确佩戴口罩,叮嘱他们不要到人群密集处,每一个小细节都下了大功夫。有时上门随访,村民们总想塞一些蔬菜、水果、鸡蛋给我,我每次都会谢绝,但心里感到暖暖的。心里想着:"只要村里家家平安,一切付出就都值得了"。

自从在卫生室工作以来,由于工作繁忙,我从来没有睡过一个安稳觉,从没有陪自家小孩过一个完整的节日,有时甚至把小孩单独留在家里,现在想想有些于心不忍,但是村民需要我,这份工作需要我,我要好好努力,守护好村民的健康。

我是一名平凡的医务工作者,虽然每天做着平凡的事情,但我为自己是一名乡村医生感到光荣和自豪。今后我要不断加强业务学习,增强业务能力,不忘初心,不负韶华,全心全意为群众的健康贡献自己的力量。

(作者:湖南省郴州市汝城县文明瑶族乡沙洲瑶族村卫生室 朱连梅)

定向全科医生成了卫生院的"香饽饽"

"叔叔,您今天精神不错,气促缓解了不?""多亏了你,我的病好得很快,现在走路没那么喘了。"在新疆维吾尔自治区喀什地区莎车县喀尔苏乡卫生院住院部查房的医生古丽赛乃木·库迪莱提和住院患者吐尔洪·亚森江聊了起来。

73 岁的吐尔洪·亚森江是莎车县喀尔苏乡的村民,因"老慢支"复发住院治疗。在吐尔洪·亚森江看来,古丽赛乃木·库迪莱提不仅态度好,还认真细致,医疗技术也很不错。当地不少村民和患者对古丽赛乃木·库迪莱提都赞赏有加。

村民的好评是有缘由的。古丽赛乃木·库迪莱提是喀尔苏乡卫生院唯一一名五年制临床医学本科生,也是新疆维吾尔自治区第一批农村订单定向免费医学生项目培养的本科学历全科医生。本科毕业后,古丽赛乃木·库迪莱提又在新疆维吾尔自治区人民医院完成了 3 年的住院医师规范化培训,平台大,见多识广,成了该卫生院的"香饽饽"。

免费读完大学,回到卫生院工作

古丽赛乃木·库迪莱提家住喀什地区泽普县奎依巴格乡萨依艾热克村 3 村 16 组,全家 5 口人以 7 亩地为生,主要种植棉花和小麦。村里的孩子都在上学,古丽赛乃木·库迪莱提的父母也希望 3 个孩子读个书,能奔个好前程。

原本就清贫的家庭,因为三兄妹上学,经济变得更加紧张。2010 年,家中哥哥毕业参加了工作,古丽赛乃木·库迪莱提和妹妹的学习成绩也都非常好。这本该是高兴的事儿,但她父母却开心不起来,因为 18 岁的古丽赛乃木·库迪莱提即将参加高考。她一心想上医学类院校,可考上了大学,学费从哪里来? 妹妹又要参加中考,上高中也要筹学费。

就在全家一筹莫展之际,国家的一个好政策——农村订单定向免费医学生项目 2010 年正式实施。这可把古丽赛乃木·库迪莱提和她的父母开心坏了。"报吧,报了免费上学,据说还分配工作,多好的事儿。"古丽赛乃木·库迪莱提的父母说。

意料之中,古丽赛乃木·库迪莱提很争气,高考成绩 462 分,被新疆医科大学临床医学专业录取,成为新疆第一批农村订单定向免费医学生项目培养的本科学历全科医生,不用交学费和住宿费就能上大学。

那一年,和古丽赛乃木·库迪莱提同班的共有 47 名学生,均来自新疆维吾尔自治区各地州的农村家庭。"也是那时候,我才知道订单定向培养的意思:从哪里来,回哪里去。"古丽赛乃木·库迪莱提说,"毕业后回家乡当医生,想想就觉得自豪。"

没有了经济压力,古丽赛乃木·库迪莱提的大学生活相当愉快。经过 1 年预科 +5 年本科临床医学学习后,古丽赛乃木·库迪莱提顺利毕业了。2016 年 7 月,古丽赛乃木·库迪莱提就按照要求,到新疆维吾尔自治区人民医院进行了为期 3 年的住院医师规范化培训。

3 年中,古丽赛乃木·库迪莱提先后在新疆维吾尔自治区人民医院全科医疗科、内分泌科、呼吸科、肿瘤科等科室进行 1~6 个月不等的轮转规培,学到了不少临床诊疗技能,也摸索积累了一些诊疗经验。

2019 年 7 月,古丽赛乃木·库迪莱提被分配至莎车县喀尔苏乡卫生院工作,成为该卫生院唯一一名本科全科医生。

初来乍到,古丽赛乃木·库迪莱提负责基本公共卫生和慢性病随访管理等工作,缺乏基层工作经验是首先要面对的问题。"没经验可以积累经验。"古丽赛乃木·库迪莱提准备在卫生院大展身手。

电话随访慢性病患者、下村查农民药箱……一周过去了,依然重复着这样的工作,古丽赛乃木·库迪莱提对眼前的一切产生了怀疑:"这和我当初想象的医生工作完全不一样,这是医生的工作吗?"

在她看来,自己本科毕业于新疆医科大学临床医疗专业,又在新疆维吾尔自治区人民医院规培,"回到家乡就应该发挥所长,为家乡的老百姓缓解疾病带来的痛苦,但我现在做的和其他大中专学历的医生并没任何区别。"古丽赛乃木·库迪莱提觉得,自己花了9年时间所学的知识和技能用不上,也曾迷茫过。

本地就诊率高了,上转患者明显少了

改变缘于一次患者抢救。2019年夏天的一个中午,古丽赛乃木·库迪莱提正在医院办公室休息,突然被一阵喧哗声吵醒。"有医生吗?快救救我爸,他晕倒了!"一位中年男子背着一位60多岁的老人进来求救。

古丽赛乃木·库迪莱提和同事第一时间将患者安排至抢救室,进行相关检查,发现该患者因突发脑出血而晕倒,需尽快转诊至上级医院。同时,他们跟患者家属沟通时了解到,患者患有高血压10年,血压一直控制得不好。情况危急,同事们都要求立马送县医院,但古丽赛乃木·库迪莱提觉得必须要初步处理一下再转送。在她的坚持下,大家开始为这位患者吸氧、注射降低颅内压的药……经过一番处理后,患者颅内出血量开始减少,待病情稍微平稳后,转诊至县医院进一步救治。

这位患者很幸运,因为救治及时捡回了一条命。出院之后,他和家人特地到卫生院表达了感谢:"谢谢你们救了我的命,没想到卫生院里也有水平这么高的医生。"这位患者的话对古丽赛乃木·库迪莱提触动很大,"他们需要我,我要好好干"。

从那以后,古丽赛乃木·库迪莱提觉得慢性病随访、下村查农民药箱等这些看着不起眼的"小事儿",对村民们的身体健康乃至生命安全都很重要。"这里不少村民都患有高血压,可能跟饮食和生活习惯有关系。我们的健康宣教和慢性病管理就要好好发挥作用。"古丽赛乃木·库迪莱说道。如今,在古丽赛乃木·库迪莱提和同事的共同努力下,经卫生院初步处理后上转的脑卒中、脑出血等重症急症患者,90%以上得到及时治疗和康复,这让古丽赛乃木·库迪莱提越来越有干劲儿。

此外,她还通过自己的努力,在卫生院营造了浓郁的学习氛围,"我结合自己规培期间的所学,做一些力所能及的事"。她经过与院领导沟通,决定每周安排医务人员业务学习、疑难病例讨论、查房制度管理等。在查房或者业务学习过程中,她还主动跟大家分享一些关于疾病的治疗重点、注意事项和鉴别诊断,充分发挥自己的专业优势。

古丽赛乃木·库迪莱提来喀尔苏乡卫生院两年多,患者在本地就诊率、住院率和治疗率明显提升。"以前,大部分肺心病患者都需要上转,现在明显减少了。还有带状疱疹、稳定型心绞痛、高血压等疾病患者,上转率也有所降低。"她小有成就感地说。卫生院的医疗术平有限,她会尽自己所能给患者提供最好的治疗方案,让患者在家门口就能治疗,减轻患者的负担,在基层做一名合格的居民健康"守护人"。

(作者:《健康报》驻地记者 刘青 夏莉涓)

铭 记 嘱 托

——守护健康，"医路"无悔

乡村医生是最贴近亿万农村居民的健康"守门人"，是发展农村医疗卫生事业、保障农村居民健康的重要力量，更是农村健康路上的践行者。

我是一名土生土长的农村人，同时也是湖南省长沙市天心区南托街道兴马洲村卫生室的乡村医生。兴马洲属于一个江心岛，出入极不方便，岛上千余名村民的唯一交通要道就是轮渡。每天我都早早坐着轮渡去卫生室工作，数十年如一日，栉风沐雨，用脚走遍村子的每一个角落，贴心服务每一位淳朴善良的村民。

我来自平凡的基层岗位，组织却给了我诸多的荣誉，2020年9月17日上午，习近平总书记在长沙主持召开基层代表座谈会，我作为卫生健康系统的代表，有幸参加了这次会议，亲身体会到总书记对卫生健康工作的关心，让我备受鼓舞，倍感振奋。

我出生于医学世家，自幼生活在农村，二十世纪七八十年代，我父亲在村卫生室工作，当时负责3个村的医护工作，条件十分简陋，房子是租的，最值钱的医疗设备是听诊器和血压计。还记得以前，村里陈爷爷头痛、发热，呼吸困难，找父亲看病时，父亲针对他的情况给出了去大医院治疗的方案，但是陈爷爷说："我不去，到城里医院看病首先要坐半天车，去了还得排队，还要做这样那样的检查，去趟医院少则几百元，多则上千元，我宁愿挨着受着也不去城里看病。"当时的我其实不太理解，为什么陈爷爷有病不去看，但同时心里却也清楚，农民一年收入实在太低，去趟医院少则几百元，多则上千、上万元，不少人因为心疼钱而不愿意去医院，"小病拖，大病扛"是常态。

现在农村变化大，基层卫生服务好，国家出台的各项政策也越来越多地倾向于为民谋福利，比如最近几年的医改政策，村民在看病方面开始有了许多保障，只要住院看病都能报销，而且报销比例也大大提高，还实行门诊报销制度，从而减轻村民的负担，村民生病治疗比以前负担小多了，所以现在村民有头疼脑热的情况也都愿意到卫生室，到医院，不再像以前那样"小病拖，大病扛"了。前段时间兴马洲村民李大爷因间断性咳嗽半个月来卫生室就诊，我检查后建议转诊至上级医院，省肿瘤医院诊断为肺癌，立即住院治疗。李大爷是一位贫困户，家中条件差，老婆患有精神病，还有一位 84 岁老母亲需要照顾，李大爷一脸的为难，我了解情况后告诉他相关政策，帮他出谋划策，并联系医保专干，联系医院，享受"一站式"服务，无门槛费，报销比例达 89%，后期的化疗、放疗费也在报销范围内，每次只需支付个人自付部分。作为一名乡村医生，能为脱贫攻坚出点力，减少老百姓"因病致贫、因病返贫"的可能，我觉得很荣幸。

近年来，政府加大医疗投入，村卫生室进行了升级改造，房子是村部免费提供的，面积 60 平方米以上，卫生室按规范化建设配有 5 室（诊室、药房、留观室、治疗室、处置室），增设个性化健康指导室，配置健康一体机、电子血压计、身高体重测量仪、电子血糖测量仪等。还配上标准化的治疗台、诊断桌，还有其他的办公用品如电脑、打印机等，实现了从无到有，从有到优。现在，我们卫生室的主要工作是对高血压、糖尿病、精神病、孕妇、65 岁以上老人等村民进行健康体检及随访，同时对低保户、贫困户进行家庭医生签约等服务，医疗卫生工作正沿着一条健康向上的道路发展。

这几年，我每年还能参加免费的培训，丰富自己的知识，储备力量，更好地为村民服务。现在我们所拥有的这一切都要感谢党，感谢政府，没有政府的支持，就没有我们现在健康美好的生活。老百姓现在的健康状况比以前更好，健康卫生意识比以前更强。作为一名乡村医生，看到村民健康快乐，就是我们最大的幸福。我们立足农村、扎根基层、服务基层，以守护村民健康为己任,在工作岗位上默默倾注大量精力和心血,为患者治病防病、除疾祛病、排忧解难,我们一直在坚守,一直在努力。

近年来,我国农村卫生事业有了很大发展,提升农村基本公共服务水平,建立城乡公共资源均衡配置机制,等等。这一切,让群众看病就医都更方便、更优惠。党和政府给了我们实实在在的安全感和幸福感!

习近平总书记说:"健康是幸福生活最重要的指标,健康是1,其他是后面的0,没有1,再多的0也没有意义！"

今后,我将牢记总书记的嘱托,在平凡的岗位上,继续做好居民健康的"守门人"。

最难的是坚持,最苦的是等待,最美的是奉献,正因有我们无数个基层卫生医务人员的不懈坚持、无私奉献才有我们今天的幸福生活。

(作者:湖南省长沙市天心区南托街道兴马洲村卫生室　颜新艳)

我守彝乡二十年

我出生在云南省昆明市西山区的一个少数民族乡镇——原团结乡(后撤乡改为团结街道办事处),这是个少数民族聚居的山区,总面积424.66平方公里,辖区人口40 031人,少数民族居民占辖区总人口的72%。年少时,我目睹过许多因疾病未得到及时医治而死亡的患者,常常是病倒一个人、塌下一个家,因病致贫、因病返贫之"痛"在当时的彝乡很是普遍。我从此立志学医,圆一个白衣天使的梦想。

卫校毕业后,我被分配到团结乡卫生院(现更名为团结社区卫生服务中心),在当时乡政府工作人员的带领下,绕山绕水地来到了这片满眼望去就只看得到一座座巍峨起伏的大山的地方,这里不通公交,最初我胆怯过、迷茫过,因为我的家在山的另一边,不知道要多长时间才可以回一次家,也不知道该如何回家……但当我看到田地间劳作完来就医的患者那信任的眼神,我意识到了这份工作的意义;当他们就诊完后用一双满是老茧的手紧紧握着我的手表达谢意时,我更加明白了白大褂赋予我的使命是什么,也更加坚定了我扎根基层卫生院的决心。

开始的日子是艰难的,我主要负责基本公共卫生服务工作,山区交通不便,孕产妇围产期保健是难点,为了孕产妇和儿童的生命安全,我克服山区不便的交通条件,每月坚持定期深入自然村,对高危孕产妇进行随访,及时指导相应的治疗及干预措施,并动员孕产妇进一步的检查。为了宣传住院分娩,最多的一次,我去孕妇家做了6次动员,遇到交通不便的孕产妇临近预产期,为了能让孕产妇安全分娩,就把孕产妇接到卫生院或卫生室住下,还给孕产妇送去生活用品。对家庭困难的孕产妇,待了解其家庭情况后,积极帮助申请上级的补助,并及时把救助资金送到产妇手上,确保产妇及时住院分娩,终于实现了辖区内孕产妇100%的住院分娩率。

妥吉社区锁奔多居民小组是一个路途比较遥远的苗族村寨,有一次,夜里突然接到孕妇家属的呼救电话,我立即开上救护车(当时没有专职驾驶员,我是唯一一个敢开救护车的女医生),带上妇幼专干一起前往,车没办法开到孕妇家,要步行一段泥土路面的陡坡才能到,情急之下,我只能用白大褂铺在地上,抱着诊疗箱连滚带爬地梭到山下,顾不上全身的红泥巴,冲进孕妇家里,当看到躺在床上的孕妇时,来不及多说多想,立即对其进行检查,同时安排家属准备前往医院,在大家的共同努力下,将即将分娩的孕妇安全搀扶到我们的救护车上,一路护送到区人民医院,3个多小时后,一个鲜活的小生命降生了,当时的夜虽然是冷的,但是我的心却是暖的。这样的例子数不胜数,一件白大褂、一个出诊箱、一个访视包是我穿梭于团结辖区村村寨寨的"法宝",近年来,无孕产妇死亡的情况发生。

预防接种是预防和控制传染病最经济、有效的手段,为了完成计划免疫中的小儿麻痹糖丸(脊髓灰质炎减毒活疫苗)的强化免疫工作,我带着计划免疫专干一起,随时背着免疫冷链箱,走村串寨宣传接种,冷了就在群众家烧个柴火烤烤,饿了就在群众家里吃上一碗热乎乎的米汤泡饭,再围着柴火堆烤个洋芋吃。一轮又一轮的筛查、接种、补服、补种,确保了辖区免疫接种率在95%以上,确保了"无脊髓灰质炎状态",有效降低了疫苗可以预防的传染病的发病率。我的辛苦没有白付出,团结乡在2000年实现了"人人享有初级卫生保健"的目标,我所在的团结卫生院被评为省级甲等卫生院,被当地老百姓习惯称为"大医院",我也成为辖区老百姓口中的"大医生""专家"。

随着"美丽乡村"的建设,村民的日子越来越好了,我们的卫生院也在政府的支持下,建成了功能齐全的社区卫生服务中心,我也成为一名光荣的家庭医生,成为健康"守门人"。作为党支部书记的我,时刻牢记党和人民赋予的职责,工作中积极加强组织及制度建设,以强化为民服务为着力点,积极努力探索"党建+"的工作模式,联动辖区乡村医生,连片包点,聚焦慢性病、老年人、残疾人、孕产妇等重点人群,实行家庭医生签约服务,尤其是历史脱贫的建档立卡贫困户。为了将健康扶贫的工作做细做实,我亲自带领本团结社区卫生服务中心的医务人员及村卫生室的乡村医生一起定期下村入户,掌握每一户建档立卡村民的实际情况,包括疾病情况及家庭困难情况等,防止辖区建档立卡村民出现"因病致贫、因病返贫"的现象,建档立卡户家庭医生签约率及服务率均达到了100%。翻山越岭、走村入户,踏遍了大山里的村村寨寨,老百姓田间地头的白大褂身影使我们成为一道道靓丽的风景,夜里手电筒的余光和村寨里鸡鸣狗叫的声音谱写出了一曲曲悦耳的乐章。2019年团结社区卫生服务中心党支部被评为"四星级"党支部,2019年团结社区卫生服务中心被评为"区级文明单位"称号,2020年顺利通过省级"一级甲等"社区卫生服务机构的评审。

新冠肺炎疫情期间,"疫情就是命令,防控就是责任"。我带头积极投入到疫情防控工作中。团结辖区居民居住分散,路途遥远、交通不便,排查范围广,在街道党工委、办事处和我中心网格化包保片区制定出来后,任务和使命就开始了。我们走村穿林,为的是将辖区内的流动人员及本地村民全部排查到位,做到早发现、早隔离、早治疗。在疫情排查期间,我曾连续14天未回过家休息,为了能早点结束每日的排查工作,我一早带上干粮就出门,饿了就把车停在路边吃点干粮解决就餐问题。辖区内偶有疑似患者或是密切接触者,按照上级要求,要及时转送到定点医疗机构进行留观,考虑到转运路途遥远及安全问题,在基层防护条件有限的情况下,我没有犹豫,在对患者及家属做好解释和安抚工作后,亲自开救护车负责转运,确保每一例需要转接的对象及时顺利地转接至上级医疗机构留观点。在昆明西北绕城高速公路设卡点进行对过往车辆进行排查时,我带头前往,并组织党员先锋队对卡点进行24小时值守,真正履行了"哪里有需要,我就在哪里"的承诺,默默坚持和守护着这一片大山深处的宁静。

在20多年的基层工作中,组织给了我很多荣誉,我先后被任命为团结卫生院院长,团结社区卫生服务中心党支部书记,还被推选为中国共产党昆明市西山区第十二届党代表。组织也多次考虑我在山区工作多年,可以调动到主城区,而我却毅然决然地追逐着年少时的梦,立足基层,为守护一方水土作贡献。一晃20多年过去了,当年意气风发的追梦人仍然要朝着当初的梦想一路向前,朝着新的健康战略目标继续前行。

(作者:云南省昆明市西山区团结社区卫生服务中心　毕继芬)

很多外国人成了社区卫生服务
中心的"粉丝"

2020年2月的一天,浙江省义乌市江东街道社区卫生服务中心负责的义乌市重大传染病医学留验站里,来了一位"高鼻梁"的留观者——亚历克斯。

亚历克斯是一名在义乌经商多年的法籍人士,因为同趟航班有人员确诊新冠肺炎,所以进入留验站隔离观察,这也是义乌市首例外籍留观对象。在隔离观察期间,亚历克斯得到了医护人员的精心照护,没有因为文化、饮食习惯等的差异而感到不便。"我有个外卖需要送进来""这个中药怎么喝"……亚历克斯的各种疑问与需求都在第一时间得到了回应。

在解除隔离观察后,亚历克斯与医护人员约定:"待到春暖花开时,我们一起摘下口罩,笑脸相对。"

疫情防控材料有8个外语版本

为做好疫情防控工作,江东街道社区卫生服务中心厘清思路、完善机制,一方面安排医护人员通过即时沟通、在线翻译等软件开展服务;另一方面主动对接义乌市疫情防控指挥部,推进外籍人员疫情防疫相关工作。很快,英、法、韩、日等8个外语版本的健康宣传资料、留观告知书、健康监测卡等在全市推广使用。

这是江东街道社区卫生服务中心为"联合国社区"的外商提供卫生健康服务的一个缩影。

随着义乌市国际化水平的提高,选择来义乌学习、创业和生活的外籍人士越来越多,有 100 多个国家和地区的 1.3 万多名外商常住。其中,义乌江东街道是外籍人员分布较集中的地方,被当地人称为"联合国社区"。

江东街道社区卫生服务中心是浙江省示范性社区卫生服务中心、浙江省规范化预防接种门诊,也是义乌首批涉外接种门诊。除了承担近 33 万常住人口的医疗与公共卫生服务外,多年来,江东街道社区卫生服务中心不断提高医务人员业务能力和综合素质,组织医护人员学习外语,尤其是医用外语,并积极与相关部门沟通协调,为外国友人提供更加便捷、规范的卫生健康服务。

翻译 40 余个国家的疫苗名称和接种流程

2016 年的一天,一对意大利夫妇带着孩子来到江东街道社区卫生服务中心接种疫苗。面对连手机翻译软件都无法翻译的全意大利文打印、手写的基础资料和预防接种记录,医护人员帮助夫妇二人找到专业翻译公司进行了全文翻译。

在仔细查对每一项信息与接种记录过程中,医护人员发现中法两国的疫苗接种安排与名称有一些不同。于是,中心负责人员积极联系相关部门与专家,确认应急方案,并留下接种人员的联系方式,定期进行回访。

此后,中心医护人员通过上网查资料、翻阅学术期刊、请教外事办公室专业人员等,搜集每种疫苗名称的不同语言版本,及各国的免疫接种程序。目前,中心收集了 40 余个国家的疫苗名称和接种流程翻译版本,可随时随地为外国友人提供涉外接种服务。

伊拉克籍宝宝签约家庭医生

除了公共卫生服务,江东街道社区卫生服务中心的基本医疗服务也深受外籍人士好评。

中医科医生王健亮有一位忠实的外籍"粉丝",名叫穆哈莫德,来自也门共和国。2010 年的一个下午,刚到义乌不久的穆哈莫德和妻子,带着发烧的孩子,第一次来到江东街道社区卫生服务中心,走进了正准备下班的王健亮的诊室。

还没等王健亮开口,穆哈莫德就主动用一口流利的中文介绍起孩子的情况:"医生你好,我孩子6岁,今天早上开始发烧和呕吐,有什么办法?"语言沟通上没有问题,问诊、叮嘱、开药也就进行得很顺利了。

"第一次来医院就耽误医生下班。医护人员都很热心地为我们服务。王医生很负责,孩子才没遭罪。"从那次以后,只要家里大人、小孩身体不舒服,穆哈莫德就会选择江东街道社区卫生服务中心。如果有朋友、生意伙伴身体不舒服,穆哈莫德也会把中心介绍给他们。

2018年的夏天,一张特殊的合影登上了义乌市的各大媒体。照片的主角是一位伊拉克籍的宝宝与江东街道社区卫生服务中心医生应晓峰。宝宝妈妈怀孕时就在江东街道社区卫生服务中心接受孕产妇健康保健服务。宝宝出生后,应晓峰帮助新手妈妈解决了很多孩子养育上的问题。后来,当宝宝妈妈了解到该中心正在推广家庭医生签约服务后,第一时间选择应晓峰成为孩子的签约家庭医生。

通过家庭医生签约服务,江东街道社区卫生服务中心积极探索涉外医防融合新模式,不断丰富服务内容,推广中医药服务,打造康复特色专科建设,让开放、包容的义乌成为更多外籍人士宜商宜居的乐土。

(作者:《健康报》驻地记者　郑纯胜,通讯员:吴霏菲　王无暇)

见证社区卫生服务中心跨越式发展

近年来,我国坚持深化医药卫生体制改革,不断加强和规范社区卫生服务中心管理,取得了显著成效。我作为一名全科医生,见证了10年来社区卫生服务中心在国家相关政策指引下,完善功能定位,提升服务能力,从而更好地为老百姓服务的光辉历程。

初出茅庐,理想与现实的距离

2007年,我自医学院毕业,同年进入三级医院参加住院医师规范化培训,2010年考入福建省厦门市海沧区海沧街道石塘社区卫生服务中心,成为一名全科医生。

在选择报考社区卫生服务中心时,我脑海中浮现的是二十世纪七八十年代低矮的小平房及身背医疗箱,手持听诊器,穿梭在街头巷尾,为老百姓看诊的医生形象。真正上班后,我才发现社区卫生服务中心的基础设施比想象中要好,但工作性质又与医院有所不同。医院主要以专科病、急危重症诊疗为主,且药品齐全,医技设备先进;社区卫生服务中心则以社区常见病、多发病诊疗,以及居民健康教育、健康管理为主,药品品种限于基本药物目录,设备也较为基础。与大医院相比,社区卫生服务中心的工作节奏明显慢了许多,工作内容也重复而烦琐,这让我的内心生出一些低落和迷茫的情绪。

潜移默化,改变在悄无声息之中

工作第2年,国家开始在全国范围内开展创建首批示范社区卫生服务中心活动,我单位也参与了申报。各项目组全力以赴按标准准备,我被安排

283

负责老年管理专项。当看到档案室陈列的 3 000 多份老年人档案时,我被震撼了,随意抽取一份翻看,里面是一位老年人历年的体检记录,还有医生的健康指导记录,每个字都能感受到建档人的认真和用心。

当时,国家基本公共卫生服务项目规范中要求的老年人健康管理对象为年龄 65 岁以上人群,而我单位将健康管理对象的年龄放宽到 60 岁。这样的惠民措施,不仅让更多老年人受益,还能筛查发现潜在高危人群,提高了慢性病早期干预率,对辖区人群慢性病防治具有积极的推动意义。

找准定位,把握事业发展命脉

在与老同志的交谈中,我得知单位曾与厦门市海沧医院合并运营过一段时间,但后来解体了。

在很长一段时间里,社区卫生服务中心在定位上有过迷失和困惑,找不准自身发展的方向。"十一五"期间,国家提出要突出社区卫生服务的公益性,为社区居民提供安全、便捷、有效的社区卫生服务,真正形成"小病不出社区,大病进医院就诊"的良好社区卫生服务格局。有了高瞻远瞩的顶层设计,各级政府对社区卫生服务中心也越来越重视,不断加大人力、物力、财力的投入,使社区卫生服务中心的功能定位越来越清晰,诊疗服务能力不断增强,开始驶入发展的快车道。

乘风飞翔,社区健康事业焕发新活力

2013 年开始,中心秉承"以人为本、服务大众"的理念,大刀阔斧地实施以"优化服务流程、改善就诊体验"为主要目标的二次装修改造工程。开放式服务柜台、"一站式"健康自助监测小屋、多媒体健康宣教区、游乐园式预防接种儿童体检门诊、老年康体服务中心、家庭签约 VIP 智能化服务区、古色古香的中医综合服务区,以及满目的鲜花、绿植、书报、茶香和真情暖心的志愿者服务等,打造成"鸟语花香"的社区卫生服务中心。

2016 年,厦门市下发《厦门市家庭医生基层签约服务实施方案(试行)》,

多部门协作，出台了多项支持政策，将社区卫生服务中心的发展推向了更高水平。在厦门市政策引导下，全市各大三级医院纷纷与社区展开紧密合作。医院专家来到社区，不仅方便了辖区老百姓，还将专业技术留在了社区。国家基本药物目录与医保目录的衔接，实现了基层药品与医院用药接轨，让老百姓在家门口就能用上药。医院—社区医技协同平台的建立，实现了社区检查、医院诊断、社区出报告的流程，让老百姓少跑路……这一切的改变，使得基层整体诊疗服务能力得到快速全面提升。

有了精准定位、好的硬件配套及专业的医疗团队，社区卫生服务中心将力量聚焦到服务健康和促进健康上。

在家庭医生签约工作方面，中心组建了"1+1+N"模式的家庭医生服务团队，为签约居民，尤其是老年人与慢性病患者提供诊断、治疗、生活起居指导等全方位的服务，并充分发挥"医联体"的协同作用，为居民提供预约、咨询、远程会诊、转诊等便民医疗服务。在新冠肺炎疫情防控期间，家庭医生充分发挥优势，开展线上问诊、线上长处方续方、家庭出诊服务，让居民拥有了实实在在的安全感。在基本公共卫生服务方面，我们既完成了国家的"规定动作"，又创新开展了照护式孕产妇全程健康管理服务，以提升居民自我管理能力为目标的健康俱乐部，预防接种儿童体检"一站式"服务门诊，"一站式"老年康体服务中心，"健康直通车"进村进厂进校进家庭等"自选动作"，满足了老百姓多样化健康需求。在医疗门诊方面，我们开设了以全科为主，同时设置口腔科、妇科、中医科、小外科等科室的医疗服务团队，并开放延时门诊、节假日门诊，方便居民就医。我们还组建了家庭出诊团队，为失能患者送上他们迫切需要的居家护理和诊疗服务。下一步，我们还将开展脑卒中康复病区项目，并与社区街道合作医养结合项目。

"没有全民健康，就没有全面小康"。在建设健康中国战略的的指引下，我们社区人深感责任重大。我们将以持之以恒的决心，携手共进，以健康体魄建设美丽家园，拥抱幸福生活！

（作者：福建省厦门市海沧区海沧街道石塘社区卫生服务中心　　周静）

我心中最美的一片蓝

直到今天，每当我抬头看天空，总是会想起八年前初来山东省威海市环翠区卫生局报到的那个下午。还记得我被单位梁主任从车站接走的路上，主任问我："觉得威海怎么样？"我望了望车窗外蓝得纤尘不染的天空说："这里的天，是我从未见过的碧蓝。"

是的，因为对沿海城市的喜爱，在研究生毕业后，我考到了这座被称为"千里海岸线，一幅山水画"的滨海之城。而我的故事，也从踏进单位门口的那一刻开始了。

居民档案的故事

跟着主任下了车，随即看到居民楼下的一排门市房，主任指着其中有门无窗的一间说："这就是咱们单位了。"当时我对社区卫生工作不甚了解，我以为这座城市是美的，我即将面临的工作也会是美的。然而那一瞬间，心里的落差仿佛急刹车一样。自己读研究生三年，难道就在这个叫作"东北村社区卫生服务站"的居民楼里上班吗？

如果这样的落差还不够大的话，接下来面临的第一项工作更是让我不解，那就是我们要在晚上下班后去居民家里建健康档案。我原以为在社区虽不像医院忙忙碌碌地接诊各种患者，但也同样是以临床为主的。可是我现在做的工作，似乎跟临床不太沾边。

我们每人分配了楼域，拿着手电筒和档案本就出发了。我一个人在老旧的居民楼里上下穿梭。我还清晰的记得自己敲开的第一户居民，是个40多岁的大姐。我笑容满面地向她介绍："大姐您好，我是东北村社区卫生服务站的医生,来给您建立居民健康档案。"还没等大姐开口,从里屋蹭的冒出来一个高高壮壮的男人,很不客气地说:"大晚上的建什么档案,谁知道你是干什么的,快走!"说完"嘭"地一声把门关上了,只留下黑漆漆的楼道里不知所措的我。而接下来的情况也都不太妙,有的开了门一听要提供个人信息立马提高警惕,有的干脆就不给开门。一幢楼下来,建了也就两三份。我无法形容那一刻的沮丧,甚至想到了逃离。这样的工作,不是我想要的。

后来还是站长看出了我的情绪,问:"怎么,碰壁了吗?""我实在不明白,我们为什么要上赶着给他们建档? 他们为什么都不相信我们,并且还带着敌意?"站长拍了拍我:"其实咱们社区刚成立的时候比这还难,现在只是查缺补漏。那时的健康档案真是一家家跑出来的。咱为啥要建档呢? 就是为了掌握咱社区居民的健康状况,把他们的健康管理好,他们就少去医院了,就相当于你们中医的治未病啊。其实想想我们的工作挺光荣的,我们就是居民健康的'守护人'啊。一开始他们不了解不相信我们很正常。但是如果你能为他们解决健康问题,他们也会很热情的。"尽管我并没有完全体会到站长话中的深意,但我似乎能理解为什么我们单位要设在居民楼下,也清楚自己接下来的工作方向了。

第二天,我再敲开一家住户的门时只做了简单的介绍,紧接着观察到屋里是一个正在哄孩子吃饭的妈妈,孩子又哭又闹不肯吃。我看了下孩子形貌,告诉妈妈:"姐,你看孩子头发稀疏,面无光泽,他有可能是缺微量元素导致的不爱吃饭。"孩子妈一听,立马接话:"对对,上次给他查了就是缺锌,也补着呢,可就是没改善,真愁人。""姐,我是中医师,我告诉你几个幼儿保健的穴位,你可以给他做下保健推拿。"我把足三里、上脘、中脘、下脘、脾俞、胃俞的取穴示范给她,顺便给孩子捏了下脊,小家伙还很享受的样子。我边捏边告诉她:"我们社区就设有儿保科,你和孩子建了健康档案后,我们都会定期免费给你们进行健康督导,孩子的疫苗接种也方便呢。"孩子妈妈听后非常兴奋:"太好了,都给我俩建上,要不给我老公也建上,他身体也不好。我公公婆婆的能建吗？"就这样，我成功地建全了一家五口的档案。也让居民认识了我，认识了社区卫生。那一刻，我心中有了别样的成就感。

我的社区卫生工作，也就从那一刻正式开始了。

我成了患者的闺女

我对姜大姨的糖尿病管理有些年头了。其实自己都忘了第一次接诊她时的情景。还是大姨后来跟我熟了之后描述的：她第一次进社区门诊看我瘦瘦弱弱地坐在那里，心中还一愣，想着这么瘦小的医生看病能行吗？

大姨本想着只开点降糖药的，是我当时问了她一句："大姨，您的糖尿病在社区管理了吗？"大姨说："有档案呢，只是自己也有单位给查体，觉得用不大着社区。""大姨，您稍等，我看下您的血糖控制情况哈。"大姨也是后来跟我说她没想到我能那么仔细地查阅了她的所有健康信息，又问了她的饮食、用药、生活方式，给她分析了她血糖控制不满意的每一种原因，最后给她调整了用药。大姨按照我的指导，血糖真的就稳定降了下来。

后来有一次，大姨出门时迈空了台阶，摔伤了腿，躺在家里也不能出门。因为大姨签约了家庭医生，我就定期上门给她测测血糖，指导一些康复措施，陪她说说话。其实在我看来这本就是一个社区医生分内的工作，但是大姨却记在了心里，每次见到我都特别激动。慢慢地，她也不再叫我于大夫，而叫起了闺女。"闺女，我就觉得你这人心好。""闺女谢谢你，还记得我这个老太婆。""闺女，每次都麻烦你真不好意思。"

再后来，大姨康复了，却变得像个"小孩子"一样，每次来门诊先在门口看一看，我在的时候再进去。最让我难忘的是，有一次我不小心擦破了胳膊，姜大姨看见后用她的"医学常识"告诉我："涂点儿紫药水好得快呢。"我也就顺口说了句"我们社区没有这个药呢。"谁知半小时后，大姨拿着瓶紫药水回来了："我在药店买了瓶，快涂上，别感染了。"

最初，我对大姨的关心，更多的是源于工作职责。而后来，大姨对我的关心,却成了一位老人对自己孩子的疼爱。这样的疼爱,让我觉得很有温情,很暖心。

幸福像花儿一样

我们搬家啦!

这是令单位每个同事都为之振奋的消息!随着这几年我们社区卫生工作的不断开展,为居民提供的卫生服务项目也越来越多,局领导给我们批了新的服务点,各科门诊、推拿室、理疗室、雾化室、B超室、健康教育室等项目科室越来越完善。还开展了医联体合作,由上级各科专家直接来社区坐诊,更方便了居民的就医需要。我们辖区居民都高兴得不得了,其中最高兴的人之一,就是胡大叔了。

胡大叔是个很乐观的小老头儿。有一年在我们社区老年人查体时,他被查出脾实质性占位,我们得知结果后第一时间建议他去医院复查,大叔也及时做了手术,避免了进一步恶变。自此以后,大叔对我们社区深信不疑。平时经常趁我们不忙时和我们谈谈健康,聊聊生活。而这次搬家他更是助了"一臂之力"。先是从家里给我们搬来了绿萝,说可以吸收新房的甲醛,净化空气;没过多久又给我们搬来了兰花,说我们工作那么辛苦,等兰花开了能让我们赏心悦目,清心宁神。

一开始我们养得并不好,胡大叔又指导我们:"养花其实和你们看病一个道理。看病首先得了解病情,分析病因才能对症下药。养花你们首先也要了解花的习性再去浇灌,它才能生长开花"。

渐渐地,我们把花照顾得越来越好,两盆相继都开出了圣洁的花,花香悠远,芳香醉人。凡是来门诊的居民,每每也都夸赞我们的兰花养的好。更有懂花的居民说:兰花品德高尚,洁白纯净。不正是你们医务人员的象征吗。

是的,这盛开的兰花,是大叔和我们共同呵护的结果。而我们社区卫生的工作,也在我们不断的努力下,深深地在居民的心里扎了根,开出了幸福的圣洁之花。

多年以后,再当我抬头看天空,我还是会想起初来威海市环翠区卫生局报到的那个下午,那是我心中最美的一片蓝!

(作者:山东省威海市环翠区东北村社区卫生服务站 于丹杰)

越努力,越幸运

我叫刘汉海,来自广东省东莞市长安镇社区卫生服务中心,是一名全科医生。很荣幸与大家分享我的故事。

守护患者健康是我的职责所在

从某种意义来说,我觉得我是一个很幸运的人,怎么说呢?

首先,我有了一份我热爱的工作。

早上,我来到诊室,打开工作电脑,里面记载着我管理的所有患者的详细资料。今天预约过来复诊的有:

蔡姨,患高血压病 10 年,血压控制良好。

麦大叔,患糖尿病 1 年,饮食控制不好,血糖很高。

陈伯,因冠心病去年放了心脏支架,戒烟半年。

还有李叔、珍姐、邓伯……

对了,晚上,我还要到工厂讲一场急救技能讲座。

这就是我,作为一名社区全科医生的一天,也是东莞社区全科医生们真实的工作写照。

除了日常诊疗,目前我和我的家庭医生团队还管理着 200 多名高血压患者、100 多名糖尿病患者。家庭医生签约服务 1 000 多位居民,他们是我的患者,更是我的朋友。守护好他们的健康,是我的职责所在,也是我的成就感来源。

失落后的幸运

我是汕头人,2002 年到东莞工作。当时,我在东莞市长安医院临床实习。作为一名来自农村的医学生，我内心是渴望留在城市发展的，更是期盼能够在大医院开启我的职业生涯。在医院实习的每一天，我都在努力地做，认真地学。为了不错过任何一个锻炼、学习的机会，我直接住在医院科室里，当起了一名"住院"实习生。白天，我跟着带教老师查房、诊治患者，向护士学打针、插胃管、换药等操作；晚上，我和值班医生一起收治患者、抢救患者。

有一次，我和带教老师收治了一名突发呼吸心跳骤停的胸痛患者。

"小刘，马上做心肺复苏！"

"阿军，准备除颤仪除颤！"

"肾上腺素 1 毫克推注……"

带教老师有条不紊地发号施令。经过一番紧张的抢救，患者恢复呼吸心跳，成功抢救过来。老师拍拍我的肩头说："小伙子，心肺复苏做得不错。"

就这样，我有了一次又一次学习的机会，慢慢成长起来。

实习期接近尾声，我鼓起勇气，直奔院长办公室，找到当时的孙院长，大胆地提出自己的想法："我能不能留在医院？"没想到的是，我被拒绝了。院长告诉我，医院暂时不需要招人，让我回去等消息。

于是，有些失落的我回到老家工作。

3 个月后，我意外地收到医院的通知，让我回医院的分院上班。那一刻，我觉得自己无比幸运。

后来，我才得知，在一次院务会议上，是几位科主任同时推荐了我，才有了我进医院上班的机会。

那时候，我就明白了，努力是一种状态，幸运是一种机遇，机会从来都留给有准备的人。你必须保持努力的状态，因为你不知道机会在什么时候会悄悄来到身边。

全科医师不是"万金油"

2012 年，因为医院分院整改，我转岗到社区当一名全科医生。起初，我也有诸多不适应，我以为全科医生不过是内外妇儿都要懂一点儿的"万金油"医生罢了。但经过全科医生转岗培训以及工作的深入开展,我对全科医学"全程、全人、全方位的健康照顾方式"有了越来越多的认识和越来越多的热爱。

2016年,我报名参加了东莞市举行的基层卫生岗位练兵和技能竞赛。与其他选手相比,他们从事全科医生工作的时间比我久,业务更加熟练,可以说是强手如林。

当时,恰逢我的"二宝"出生不久,可以说我是工作、生活两头忙。还好,单位领导和同事帮我创造了很好的学习环境,有的同事帮我代班,有的同事陪我练习,单位还专门请了省级和市级专家对我们进行培训、指导。专家的要求很高,稍有不规范、不到位的地方,都会对我们严厉批评并予以指正,让我们反复练习,直到达标。

其中,竞赛的项目之一是心肺复苏。医务人员都知道,做心肺复苏很耗费体能。为了提高我们的耐力和体力,专家要求我们爬十多层的楼后再来做心肺复苏。在这样高强度的练习后,我回到家本打算瘫倒在床,但还有嗷嗷待哺的孩子需要我照顾。一天半夜,孩子惊醒了,等到把他安抚睡着,已经是凌晨四五点钟。我干脆拿起了书本,一直看到早上上班。那段时间,我1个月就瘦了6斤,但不服输的我"顶硬上",就这样坚持了下来,从市赛冲到省赛,从省赛冲到全国决赛。

还记得在北京参加全国决赛时,我的压力很大。当时带队的尹露萍副局长为了给我减压,安慰我说:"没事,反正除了前3名,组委会不会公布其他名次,我们就当这次来学习了。"

虽然压力小了点儿,但走进赛场,我还是很紧张。在实操模拟环节,我的考题是一位高血压患者患上急性心力衰竭的案例。我一拿到这个题目,就感觉"稳了",因为在之前的工作中,我接触过类似的案例,而且处理得很好。得益于平时积累的经验,我很快完成了相关处置,也得到了在场评委们的认可,最终获得了全国第一名的好成绩。

我是幸运的,在各级领导的关心支持下,在同事和家人的帮助和鼓励下,才有了2016年全国基层卫生岗位练兵和技能竞赛全市第一名、全省第一名、全国第一名"三连冠"的好成绩。更幸运的是,我还先后荣获"东莞市最美医生""东莞好人""广东好医生""中国医师协会十佳社区全科医生""东莞市五一劳动奖章""广东省五一劳动奖章""全国五一劳动奖章"等荣誉称号。

我是幸运的,在东莞,有着利于全科医生发展的"政府办、政府管、基层首诊、逐级转诊"的政策优势,东莞各级政府非常重视社区卫生服务中心的发展和全科医生的培养。我是幸运的,在当前国家大力推进全科医生队伍建设、加强基层卫生能力建设的政策环境下,全科医生的春天已经到来。我相信,东莞的全科医生们,将会有更多实现价值和展示实力的机会。

单位领导常常跟我们说,"金杯、银杯不如老百姓的口碑。"是的,荣誉只代表过去,不是终点,而是新的起点。荣誉过后,我依然是居民朋友们熟悉的刘汉海医生,我依然每天做着我热爱的平凡而充实的社区卫生服务工作。不同的是,我感到我肩负的使命更加沉重了。所以,未来我将继续扎根东莞,扎根长安,坚守全科医生之路,不忘守护健康的初心,竭尽全力,努力前行。

(作者:广东省东莞市长安镇社区卫生服务中心 刘汉海)

扎根社区的"小处方"医生王争艳

王争艳,第三届全国道德模范,湖北省武汉市金桥社区卫生服务中心主任,因开的处方药便宜,让患者"花最少的钱治好病",被誉为"上医之境"。10年前,武汉市民海选其为"我心目中的好医生",网友亲切地称她"小处方医生"。退休后,王争艳虽身患癌症,却坚持看门诊、带教全科医生、做直播和义诊,依旧坚持让每一位百姓都能够"花最少的钱治好病"。

宽 与 严

2011年3月25日,恩施州患者李玉兰走进王争艳的诊室时,心中有些忐忑。不久前,李玉兰在武汉一家大医院看病,由于专家听不懂她的鄂西方言,交流困难。

"您家坐。"欢快的"汉腔"打断了李玉兰的思绪,见她一愣,王争艳立即改用普通话:"您请坐,哪里不舒服?"李玉兰说了一通,王争艳也没听懂,她微笑着和李玉兰连说带比划了10分钟,总算弄清了病情,确定是更年期综合征。开了药,怕她记不住,王争艳又在病历上写下服药的注意事项。离开诊室前,李玉兰回头看见脸上仍然挂着笑容,目送自己的王医生,心头一热,眼睛湿润了。

王争艳的目光常令患者如沐春风,但也有患者视之心虚。退休干部程燕红头晕、恶心,王争艳诊断她患高血压,但她认为自己只是没睡好,不想吃药。苦苦相劝后,程燕红仍固执己见。王争艳突然提高了嗓门:"你既然到了我这里,我就得对你负责。"在王争艳坚定的目光注视下,程燕红"败"下阵来,到药房拿了20多元钱的药,并一再保证按时吃药,才被放行。"对这种过于自信,依从性不高的患者,有时就得来点'硬'的。"这是王争艳的一道心经。

小 与 大

王争艳处处为患者着想的事迹广为流传,得益于她"小处方医生"的名号。有关部门查看了她 2008 年和 2009 年开出的处方,平均每张处方值仅 55 元,其中最小的处方值只有 0.27 元。2009 年,她的平均处方费比武汉市同期平均处方费整整便宜了 100 元。

她所在的社区卫生服务中心辖区内有近 20 万名居民,居民平均收入普遍不高,动辄上百元的药费,会让患者本来就不宽裕的生活更紧巴。让患者花最少的钱得到最好的疗效,是王争艳的行医准则。

63 岁的退休职工王建生患有高血压,拿着大医院开的每个月 800 元的处方单,直说"吃不消"。他找到王争艳,每个月的药费马上降到 80 元,且疗效良好。王建生逢人便夸:"王医生真是神。"

患者王荣华 1998 年被查出患有罕见的"脊髓亚急性联合变性",这是一种因营养或维生素缺乏引起的神经性病变,主要影响人体脊髓,理论上要长期住院才能保住生命。面对高昂的费用,家境困难的王荣华打算不治了。妻子刘玉芬多方找到了王争艳。王争艳支了招儿:病情加重就得住院治,病情稍缓就回家服药。她根据王荣华的病情开出药单,让家属去药店购买。寒来暑往已过了 11 年,凭着王争艳开出的每月不到 30 元的药,王荣华安然地活到今天。刘玉芬逢人就说:"没有王大夫,我丈夫 10 年前就死了。""并不是每个人都适合小处方。"如今,"出名"后的王争艳常为小处方而苦恼,不少老年患者全身都是病,得同时服用好几种药,有时还必须用一两种价格较贵的药,不能一味强求便宜而不顾疗效。有的患者病情较重,往上级医院转诊,费用自然不是基层医生能控制的。"我按医疗原则因病施治,从没有刻意想到处方的大与小,所以几角钱的处方也有,上百元的处方一样用。"王争艳坦然地说。

贫　与　富

王争艳 30 岁大学毕业,先做住院医师,又在二级医院下设的门诊站点做全科医生,最后成为社区医生,看似过得一年不如一年。当年一起从同济医科大学毕业的同学们早已功成名就,不少人都成了教授、研究生导师和专家,有的还担任了名牌医院的院长。

与同学们相比,王争艳的境况好像很"窘迫"。十几年前夫妻俩每月工资加起来才 3 000 多元,一家三口"蜗居"在不到 50 平方米的小屋里,读大学的儿子在直不起腰的小阁楼上住到 22 岁。经济拮据,让王争艳到北京领奖时都找不出一件像样的衣服。"别看我不富裕,但我这里可有不少宝藏。"王争艳指着自己的胸口说。

第一份宝藏是父母留给她的"传家宝"。父亲是军医,母亲是护士,两人随军南下选择了扎根湖北洪湖,那片具有红色血脉却仍旧贫瘠艰苦的土地。在手术室工作的母亲手臂上常有针眼,那是因为她是 O 型血,每逢手术中有患者缺血,母亲便会挽起袖子献血。父亲常常对幼小的王争艳说,不为良相,便为良医。

第二份宝藏拜恩师裘法祖教授所赐。当年,裘法祖上课时曾对学生们说:"先看患者,再看片子,最后看检查报告,视为上医;同时看片子和报告,视为中医;只看报告,提笔开药,视为下医。"当王争艳成为一名医生后,慢慢悟出大师之言更深的内涵:上医,是对病人俯首贴心的仁爱,是对每一个生命至高的尊重。

(作者:武汉市基层卫生协会　卢祖洵)

为民服务 33 载，守好健康第一道门

俗话说的好，"最难的是坚持，最苦的是等待，最美的是奉献"。在天津市北辰区大张庄镇社区卫生服务中心，就有这样一名基层医务工作者。她心里有温度，内心柔软；她胸中有气度，海纳百川；她行为有风度，从容有节。她就是曹立春，大张庄镇社区卫生服务中心党支部书记、主任，天津市人大代表，全科主任医师，于 2018 年入选首批"天津市津门医学英才"。在工作期间，她相继获得了"天津市妇幼卫生工作先进个人""优秀共产党员""卫生系统第二届十佳社区医务工作者""'守土尽责，守望相助'2020 年抗疫纪念奖章"等多项荣誉称号。作为一名基层医务工作者，一名共产党员，她不仅注重业务提升和医院管理，更将全心全意服务百姓的初心化为行动。

扎根基层心系百姓

自 1988 年至今，曹立春一直工作在基层医疗卫生服务机构，从业务到管理，她带领全体职工精心谋划，服务百姓，提升能力。北辰区大张庄镇社区卫生服务中心自 2014 年 10 月搬进了 5 000 平方米的新院，工作更加忙碌了。作为中心党支部书记、主任，如何为辖区百姓提供更全面的医疗服务，如何为职工提供更好的工作平台，是每天萦绕在她心头的工作目标，她把所有的精力、时间都投入工作中。在她的带领下，中心发生了质的变化和飞跃，获得了"全国百强社区卫生服务中心""全国优质社区卫生服务中心""天津市第六届人民满意的好医院""天津市示范国医堂""天津市示范社区卫生服务中心""天津市市民最满意的接种门诊""北辰区五一劳动奖章先进集体"等荣誉称号。主管部门的肯定、群众的褒奖，鼓舞了全体职工的士气。

建言献策破解难题

2017 年年底，经组织严格审查筛选，曹立春当选天津市第十七届人大代表。作为桥梁纽带，她一方面积极宣传基层医疗卫生服务机构在社会中承担的职能和所发挥的重要作用，另一方面结合自身工作实际为政府建言献策。

在日常工作中，她不仅注重医院管理，更坚持在一线面对面为百姓服务。在接触众多患者的过程中，她发现脑卒中是社区较为常见的慢性病，这种以脑组织缺血或出血性损伤为主要临床表现的急性脑血管病，致残率高达 75%。因脑卒中引起的肢体残障已经成为我国 60 岁以上人群肢体残疾之首，而早期得到治疗是降低致残率最有效的方案。

在大张庄镇社区卫生服务中心管理的 146 名脑卒中患者中，曹立春注意到一名 66 岁患者陈某，他 2020 年 5 月患脑梗死，病情缓解后肢体瘫痪，躺在床上脾气越来越焦躁，家人也疲累不堪。在女儿的劝导下，他开始接受针灸治疗和肢体康复，到 2020 年 12 月，他可以拄着拐杖行走，生活自理了。这个患者的康复经历对曹立春触动很大，她常想："我能帮他们做些什么，让这些从生命边缘被抢救回来的患者尽快找到离家近、少花钱的康复机构，继续治疗并康复锻炼，避免他们失能致残。"

于是，她花费大量心力开展了周密调研。她发现，天津市具有康复医保资质的医疗机构仅限于三级医疗机构和少数二级医疗机构，所有基层医疗机构均不具备康复资质。基于相关政策，她提出了《关于推进我市在基层医疗机构设置康复基地》的建议，建议残联部门在基层医疗机构设置康复基地，鼓励脑卒中以及罹患其他容易致残疾病的患者，在急性期过后回社区医院康复，降低致残率，减轻社会和家庭负担；建议医保部门批准基层医疗机构康复医保资质，减轻患者负担，提高他们康复锻炼的积极性，进一步减少疾病复发，逐步形成"健康进家庭、小病在基层、大病到医院、康复回基层"的就医格局。

探索开展家庭病床服务

在对辖区老年人的健康服务过程中,曹立春意识到随着中国人口老龄化进程,老年人的养老需求呈现多层次、多样化态势,一些疾病导致的失能和半失能老人,疾病负担重、医疗需求大,这个群体只有依托医疗机构,才能解决医疗需求。针对此类问题,2019 年 10 月,国家出台《关于深入推进医养结合发展的若干意见》,明确有条件的基层医疗卫生机构可设置养老床位,因地制宜开展家庭病床服务。结合相关政策,她又开展了一系列调研走访,发现目前天津市设置养老病床的医疗机构,均未享受民政部门的有关养老政策。针对此类问题,她又向相关部门提出了《关于加快推进医疗机构开展养老服务资质的审批及同时享受民政养老补贴政策》的建议,积极为基层医疗机构的养老机制体制建设建言献策。

2020 年年初,新冠肺炎疫情发生后,曹立春充分发挥卫生健康服务体系"网底作用",带领、指导中心医务人员快速反应、科学防控、严守一线,承担起辖区疫情防控"守护人"的重任,用责任和担当构筑起疫情防控的第一道防线。

每一个生命都需要珍惜,每一个家庭都需要关照,33 年来,曹立春带着上级的嘱托和群众的信任走过春花秋枫,也走过雷鸣暴雪,经受住了一次次的考验。作为一名基层医务工作者,她守护辖区百姓健康,心系社区医院发展,倾情奉献,为民服务。她时刻警示自己:努力做好每一件事,善待身边每一个人。

(作者:《健康报》驻地记者 李英 陈婷)

基层党员医生的初心与坚守

"我给医生添了很多麻烦,这段时间真的很感谢你们"

四川省成都市天府新区太平街道居民詹先生专程到成都市天府新区太平中心卫生院肛肠科诊室,将一面印有"医术精湛 医德高尚"的锦旗,送到卫生院党员医生熊洪平手中,感谢其在住院期间的悉心救治和无微不至的照顾。

原来,詹先生怕痛,而且是相当怕的那种! 两年前患肛周脓肿,入院后在马上准备手术时下从手术台上逃跑了,最后在熊洪平反复讲解病情并经多番心理安慰后,詹先生只同意在门诊实施肛周脓肿切开引流术。

但不久后,因治疗不彻底,詹先生反复出现肛旁肿痛、流脓、溢液,后再次来到医院肛肠门诊,经熊洪平检查确诊,詹先生并发了肛瘘,熊洪平一边耐心地给他分析病情,一边安抚他焦躁不安的情绪,经反复沟通,詹先生终于鼓足勇气办理了入院手续。

术前准备完成后,詹先生再次躺在了手术台上,但他还是压抑不住内心的恐惧,在手术台上不由自主地全身抽搐,心率加快,血压升高,冷汗淋漓,在麻醉医生、病房护士长及手术护理团队的耐心安慰下,才逐渐地放松下来,最终手术团队成功的完成了手术。在肛肠医护团队的关心和鼓励下,詹先生在术后 20 天痊愈,特地送来了锦旗表示感谢。

一面锦旗代表的不仅仅是一份感激,更是对医护人员付出的心血和汗水的最大肯定。

熊洪平是太平中心卫生院外科主任,更是"肤痔清杯"中国西部肛肠微创大家、中国西部肛肠杰出青年医师、天府新区首届"新区工匠"称号,辖区群众贴心的健康"守门人",擅长各类痔疮的微创手术治疗,以及便秘的综合诊治。

作为一名党员,他始终坚持不忘初心,妙手仁心,让前来就诊的每一名患者都能得到最好的治疗。

2017年年初的一天,春寒料峭,天空阴云密布,熊洪平在诊室里给一位患者交代外用药的使用方法,门口来了一位拄着拐杖的老人。

他抬头一看,只见老人正迈着小碎步走进来,熊洪平连忙招呼她坐下,只见老人头发蓬松稀少,脸色蜡黄,满脸愁容。他赶紧处理好其他患者,然后请她坐近一些,询问她的具体情况。这时她的儿子也跟着进来,在问诊过程中,她断断续续地讲述了自己的遭遇。

原来,她家住天府新区白沙镇,以前住的是土坯房,由于长年失修,有一天房屋垮塌了。塌下来的土坯砖块刚好压在她的身上,腰椎受伤,只能长期卧床休息,导致骶尾部形成了一个脓包。由于没有钱,她自己寻找草药治疗,但不见好转,也曾请医生治疗过,效果甚微。由于各种原因,几经周折放弃了治疗,导致骶尾部长期流黄水、流脓。现在家庭情况好转,所以抱着试一试的态度,在儿子的陪同下来到了熊洪平的诊室。

熊洪平仔细查看她的创口后,只见骶尾部有2厘米的皮肤破溃,周围皮肤不红,因为腰椎受过伤,患者疼痛也不明显,但稍微挤压有脓液流出,棉签探查脓腔直径大约有10厘米,并有较多坏死组织,并散发出令人作呕的烂肉气味。熊洪平给她做了一系列的检查后发现,由于长期慢性感染和过多的坏死组织,再加上耽误治疗时间太长,脓腔不能缝合,只能开放引流。

从那一天开始,熊洪平就开启了对她"拉锯战"式的治疗。由于患者年过八旬,家庭经济不太宽裕,来去交通也不方便,曾几次放弃治疗。到了该换药的日子,她没有来,一次、两次、三次……依然不见她来;起初,熊洪平因工作忙未曾留意,但时间一长,在休息时,熊洪平眼前经常浮现出她的满脸戚容,也许是党员的初心和职业道德的召唤,或是救死扶伤的使命,熊洪平对这位患者有抹不去的恻隐之心。

于是他仔细翻看了她以前的病历，查询该患者的住址，通过朋友的帮助几番周折找到了她的家人，用手机联系上了她的儿子，详细了解她没有前来换药治疗的原因，并与她的儿子商量让她坚持治疗的办法，最后，熊洪平打通了老人的电话。

一开始，老人友善地拒绝了熊洪平的建议。但熊洪平并未放弃，老人却渐渐失去耐心。当时的熊洪平，无名火起，他这样做只是想让人老人尽早治好创伤，但过了一段时间，熊洪平设身处地的想，老人有这样的情绪，也是事出有因。于是，他重新调整好心情，坚持不懈地对老人进行苦口婆心的劝说，老人终于答应继续治疗。历经反反复复的"拉锯战"，直到2019年下半年，老人终于痊愈了。

回首整个治疗过程，熊洪平有过烦恼，也曾有过动摇，也曾因为伤口愈合慢而几度失去信心，每当此时，"尽我的能力为患者谋幸福"的信念又让熊洪平警醒，让他坚持下去，终于治好了患者。这种喜悦让熊洪平难以言表，仿佛自己的每一个毛孔，都无比畅快。

为了更好地服务于患者，熊洪平积极提升自身的服务能力，积极开展新技术、新项目，完成数百人次的诊治。实现疫情后业务量的逆势增长，门诊人次、住院人次较去年同期分别增加了100%、200%。

"我是一名医生，更是一名党员，为患者解除病痛是我的责任"。从医十几年来，熊洪平遇到不少"调皮"的患者，但他始终坚持以患者为中心，对患者耐心细心、尽职尽责，以熟练的专业技术、良好的医德医风，赢得患者的赞誉，用实际行动践行党员医者的初心和使命。

（作者：四川省成都市天府新区太平中心卫生院　张小凤）

改善医患关系的起点

事情要从 2017 年说起,广东省广州市全面推行家庭医生签约服务。对此,不少人持怀疑、观望的态度,陈老师也是其中一员。

将信将疑:第一次与医生的深入沟通

"家庭医生? 哼,别花里胡哨地糊弄我。"陈老师看着社区公告栏的通知,喃喃自语道。

陈老师是一名大学教师,因主攻法律专业,注重细节,做事认真、踏实、负责。年轻时,陈老师曾被诊断患有"神经官能症"。也正因为如此,多虑是他为人处事的一大特点。

随着年龄的增长,陈老师患上了高血压、糖尿病和慢性阻塞性肺疾病(简称"慢阻肺")。对待自己的病情,陈老师甚是重视,经常研究医学相关书籍和医生处方,有选择地服用药物。

去年暑假,陈老师身体出现不适,却固执的不去医院看病。"靠别人不如靠自己,我就这性格。"不顾老伴的担忧,他坚持出门,但没走两步就感觉有点儿头晕,还喘得厉害。见此,老伴儿很着急:"你看看你,走两步路就喘成这样,不行,赶紧跟我去医院。"在老伴儿的软硬兼施下,他不得不依了老伴儿。

"陈老师,您这肺得查查啊,血压和血糖一直控制得不好,您有按医嘱用药吗?"坐诊医生问道。"我……嗯……"看着他吞吞吐吐的样子,老伴儿道出了实情。听后,医生满脸惊讶:"陈老师,您的病情已经出现恶化倾向,如果再控制不好的话,后果不堪设想。我建议您与家庭医生签约,将有专门的医生团队随时跟您对接,您看如何?"陈老师将信将疑,老伴儿看他又想拒绝,连忙说:"好,就这么定了。"

说来也巧,陈老师夫妇与签约的王伟飞医生团队,曾一起参加过活动,算是老相识。但即便如此,陈老师还如往常一样,看病后先对王伟飞开出的处方研究一番。一次不经意的发现,让陈老师转变了态度。

出乎意料:越来越信任家庭医生

签约的第二天,陈老师带着好奇找到王伟飞。

"咚咚咚——"

"请进! 陈老师,您来了! 请坐请坐。"

"好。"

"来,您坐,我给您倒杯水。您应该是想了解家庭医生的具体情况吧,我慢慢给您说。"

陈老师心想:这王医生还挺热情,毫无其他医生那种冷冰冰的感觉。"我跟您说,家庭医生主要是为了给患者一个连续性的、全面的医学照护,以便更好地促进患者的健康。"王伟飞的介绍出乎陈老师的意料,根据他以往跟医生打交道的体会,除了询问病情,医患之间哪有其他沟通,更别说深入交流了。

"这样,我们先加个微信好友,进我的微信群,您把阿姨也拉进来。我有一个大群,经常推送科普信息、健康指导、门诊时间预告。您有啥问题我们可以随时联系。""啊,噢,好。"王伟飞的举动,令陈老师有些"措手不及",也激发了他进一步了解家庭医生的兴趣,并通过多个渠道了解王伟飞的具体情况。

此后,王伟飞经常通过微信了解陈老师的身体健康情况,并预定来院检查的时间。她理解陈老师的顾虑,每次都会有针对性地选择沟通话题,如高血压、糖尿病、慢阻肺的发病机制,以及药物的作用机制等,用通俗易懂的方式传授医学知识。

起初,陈老师还不改自行用药的做法,但因身体状况不见好转,渐渐地开始尝试服用医生开具的处方药物。过了一段时间,血压和血糖都逐步下降了,走路也不再吃力了。陈老师喜出望外,心理开始发生变化。去医院的目的,逐渐由单纯的取药,变成了看病、求得诊断、听指导,并积极配合治疗等。此外,通过随时的微信交流,陈老师对王伟飞刮目相看,夸奖王医生专业过硬、为人谦逊、态度友好。

互信加深:重建战胜疾病的信心

"王医生,上午好。化验单已经取回来了,现在发给您。我看了一下,糖化6.5%,其他3项正常。我老伴儿的尿酸值正常,糖化6.2%。您安排时间指导一下,告诉我需要怎么做。"

"好的,待会儿我认真看看您的各项指标,再将具体建议告诉您。"

在微信交流中,除了解答各种疑惑、告知就诊信息,王伟飞还不时在群里给予患者饮食、运动和生活方面的指导。随着时间的推移,陈老师发现,王伟飞是有针对性地为自己提供健康帮助,信任感进一步加深。

每个季度,王伟飞都会约陈老师到诊室,详细了解他的饮食、运动、睡眠,以及血压、血糖控制情况。令陈老师感动的是,每次都仔细检查他的双脚,详细告知日常护理要点,预防糖尿病足的发生。为了治疗慢阻肺,王伟飞还指导陈老师进行呼吸训练,及时提示注射疫苗。

后来,陈老师的血压和血糖达标了,走路也不喘了,还能骑自行车去买菜了。陈老师对医患关系有了新的认知,对自己的疾病有了新的认识和理解,定期体检服务也令他感到非常满意。

这喜人的变化让陈老师激动不已,在写给校医院的感谢信中,他写道:"我们都是家庭医生签约制度的参与者,也是受益者。医患双方的相互信任,帮我重建了战胜疾病的信心。家庭医生签约服务是一个很好的服务模式,是改善医患关系的最好切入点。"

一个春节的早晨,王伟飞收到了来自陈老师的祝福短信。

"王医生,春节快乐。我近几个月健康状况好转,由衷感谢您。医患关系真的很重要,就我而言,您的专业和热情令我敬佩,也对我的治疗产生了重要的作用,谢谢您!"

(作者:广东省广州市天河区石牌街华师社区卫生服务中心　王伟飞)

平均2.6天接一个投诉?
看这家中心如何"反转剧情"

四川省成都市民张明(化名)有一对双胞胎孩子。两个孩子从入秋开始就咳嗽,已经3个月之久,吃了很多药都没有效果。让张明和妻子感到困惑的是,每位医生开的药都不一样,到底该坚持服用哪一种?

在朋友的推荐下,张明和妻子带着双胞胎来到了成都市双流区西航港社区卫生服务中心。该中心的家庭医生、儿科主任杨旭东详细地了解了孩子们的病史和此前的治疗经过,并做了全面检查后,只开了两样药:氯雷他定和双黄连口服液。"我和妻子都很吃惊,不相信就这两样药能治好孩子几个月的咳嗽。"张明说。杨旭东一再嘱咐坚持吃药,其中双黄连口服液每天3次,氯雷他定晚上吃半片。"杨主任还告诉我,孩子没有大问题,反复咳嗽就是因为存在过敏因素,同时合并病毒感染,这种情况在秋冬季很常见。"张明说。

第4天,孩子们的病情果然好转。第2次复诊后,孩子就只服用氯雷他定这一种药了,到现在,都没有再反复咳嗽。"家庭医生有水平、有能力,基层医院的医生用最少的药治好病,耐心地听我们说,我真的信服了。"张明说。

签约服务将诊疗和保健有机融合

2020年12月30日,一个刚满月的女宝宝在西航港社区卫生服务中心做儿童保健,家庭医生郭敏发现孩子全身泛红,怀疑是血管瘤。郭敏当即与家属进行沟通,建议转诊到上级医院。当天下午,该女童通过家庭医生签约服务"C 包"（即个性化服务包），转诊到四川大学华西第二医院，并挂了副主任医师胡梵的号。"绿色通道"转诊解决了就医难的问题。

该中心家庭医生团队管理办公室副主任周丽娟表示："中心与四川大学华西医院、成都市妇女儿童中心医院、成都市第一人民医院、双流区区级医疗机构建立了区域医联体，患者在家门口就能享受到优质的医疗服务，这为我们的家庭医生签约服务精准快速转诊，打下了很好的基础。"

在中心内部，为缩短儿童就医、儿童保健等候时间，提高工作效率，中心在优化工作流程上做足文章，将儿科、儿童保健科、计划免疫科、眼科、口腔科、健康教育科、心理咨询门诊等科室的工作有机结合，开通"一站式"服务，将签约服务中的预约诊疗和保健有机融合，通过科室间信息互通、资源共享，实现了儿童基本医疗和基本公共卫生服务的有机融合，避免了二次预约造成的时间成本。

家庭医生≠私人医生

"很多人认为家庭医生是到家里去看病，其实这种理解是错误的。家庭医生不等同于私人医生，家庭医生也不是到家里服务的医生。对于行动不便确有困难的群众，家庭医生也可以提供居家服务，但不是所有的家庭医生都必须上门服务。"成都市卫生健康委基层卫生健康处副处长刘科说，家庭医生签约是要建立一种稳定的契约服务关系，有一个熟悉的医生朋友，从而获得更好的诊疗服务。

2020 年，西航港社区卫生服务中心探索建立了"全 + 亚 + 辅"的家庭医生服务团队结构，形成了目前"22+4+1"的服务团队组合，该中心全体人员参与家庭医生签约服务工作，向居民提供整合型健康管理服务。

"我们将辖区划分为 11 个片区，建立 22 支家庭医生团队，还有 4 个专科团队，包括儿童保健、预防接种、妇女保健、疾病预防控制 4 个专科团队和 1 个辅助检查团队，这 5 个团队辅助全团队完成家庭医生签约服务的工作。"西航港社区卫生服务中心主任张智如此解释"全 + 亚 + 辅"的服务团队结构。

除此之外，家庭医生实现片区化管理，各团队各司其职，各有各的"责任田"。"我们甚至给各团队统一定制了不同颜色的出诊服装，以强化团队和居民双方的'责任田'意识。"张智说。

家庭医生团队还针对辖区内的儿童个性化设计了 0~1 岁、0~3 岁、4~6 岁的签约服务包，并针对非户籍儿童单独设置了不同年龄段的个性化服务。通过优化服务流程、丰富服务内容、优惠服务包价格，提升居民签约的获得感。

以儿童签约服务为突破口

2008 年，西航港社区卫生服务中心由原文星和白家两个乡镇卫生院合并而成，2013 年创建为"全国示范社区卫生服务中心"，2017 年被评为"全国百强社区卫生服务中心"；2019 年，西航港社区卫生服务中心参加全国"优质服务基层行"活动，并通过国家级、省级、市级审核，达到推荐标准，成功创建社区医院。

西航港街道地处西南航空港经济开发区的腹地，是成都市城市南移的前沿阵地，辖区面积 40.2 平方公里，有 16 个社区，人口超 30 万人。同时，因毗邻成都双流国际机场，辖区内高学历年轻父母相对较多，医疗保健需求高，尤其对儿童保健服务需求大。

"2020 年以来打疫苗的儿童就达 11.7 万人次，接受儿童保健服务的儿童达 3.8 万人次。"张智说，中心在没有儿科时，儿童被检查出身体疾病时只能向上级医院转诊，很多家长觉得"又要跑一趟医院"非常麻烦。"我们曾经平均 2.6 天就遭到 1 次投诉，有家长抱起娃娃来我办公室说，娃娃生病咋个办？"张智说。

内心五味杂陈的张智下决心打造儿科科室。2015 年年初，中心依托双流区"区管院用"政策，率先建设儿科专科门诊及住院病区。通过外聘专家及人员进修学习，培养组建了儿科医护团队。经过 5 年的探索和不断完善，儿科现已成为该中心的"招牌"科室。

张智介绍："我们现有儿科医生 9 人，其中高级职称 2 人，中级职称 3 人。去年儿科的门诊量达到 10.43 万人次，这在基层医疗机构中是很少见的。"2020 年，该中心在成都市"十三五"基层医疗卫生机构硬件提升工程中，将原有的 30 张儿科床位扩展到现在的 45 张。张智也用"步步带血"来形容中心儿科的发展，"儿科能有今天的好评，离不开老百姓当年的差评。"

"赢得居民的信任，关键要看好病"

家住双流区的李女士 2012 年做了妈妈。起初，她对基层医疗机构并无多少了解，但在孩子满月时，所属社区医生提醒她要记得给孩子每天服用钙剂，这让李女士对基层医护人员的水平产生了质疑，因为之前在孕期她了解到，一些权威机构明确表示发育正常的婴幼儿不需要额外补钙。

这一幕在基层普遍存在，是否应该补钙、是否可以通过扎指血查微量元素、如何区分病毒性感冒和细菌性感冒……这些都是家长关心的问题。对此，有些基层医务人员往往给出似是而非的答案，也直接影响家长对基层医疗机构的信任感。

"赢得居民的信任，关键要看好病。我们的家庭医生签约服务是真正为老百姓解决问题的。"张智坦言。有儿科医生做支撑，解决了医疗同质化问题，再加上服务实行"三医联动"，做到了让辖区内的孩子可选择签约家庭医生，优享院内保健、接种、儿科就诊绿色通道，院外转诊便捷通道等。"我们的家庭医生签约就是真正在推进医防融合。"

儿科家庭医生杨旭东也表示，该中心的医患关系非常融洽。"面对社区居民，我们就像朋友一样。我们可能还是邻居，是老熟人，经常会收到不经意的感谢。例如我们儿科的熊朝熙，患者出院都会亲切地喊她一声'熙熙'。"杨旭东说。家庭医生有朋友之间的信任感，那么再难的问题都能迎刃而解。

"中国全科医学的开拓者"顾湲教授 2020 年 11 月初来到西航港社区

卫生服务中心时曾说:"没想到在成都,还有像西航港社区卫生服务中心这样的机构能够在一老一小(老年人和儿童)健康管理这方面做得这么好的。只有将这两点做好了,家庭医生才能做得好,做好医防融合也才不是空话,最终真正让老百姓受益。"

2020 年,西航港社区卫生服务中心服务人次达 30.51 万,住院量 3 631 人次;家庭医生签约 62 707 人,签约率 43.44%;重点人群签约 35 501 人,签约率 80.69%;履约率 93.42%,续签率 83.65%。

(作者:四川省成都市卫生健康宣传中心 范月秋 《大众健康报》记者杨琳)

我和家庭医生陈瑶的故事

我叫张伟,是一名退休工人,今年 71 岁,从小生活在辽宁省沈阳市北市场。这两年,因患有高血压,常感到头脑昏沉、腿脚没劲儿。但自从家庭医生陈瑶走进我的生活,教我合理用药,带我一起运动,改变我的饮食习惯,我的身体好多了。

有这样一位负责任的医生为我的健康操心,我打心里高兴。

初相识:我有了自己的家庭医生

4 年前的一天,在听到社区医院能为老年人提供免费体检服务的消息后,我赶紧到北市社区卫生服务中心(沈阳市和平区惠民医院)咨询。那天,陈瑶医生值班。她一边讲解老年人免费体检的相关政策,一边给我测量血压。

"大爷,您的血压很高,是不是患有高血压?"

"对,血压忽高忽低,让我迷迷糊糊的。"说着我就要起身离开。

"大爷,您先别走,血压控制不好,对身体伤害很大。"

接着,陈瑶医生介绍了高血压的危害,告诉我按照医生的健康指导控制血压,才能保护好身体。

听着一句句贴心的话,我告诉她:"我老伴儿患糖尿病,怎么办?"

"可以和家庭医生签约,向家庭医生咨询。"

"那我能和你签约吗?"

就这样,我有了自己的家庭医生。陈瑶医生把我拉进她建的微信群,从此开启了我们老两口与家庭医生陈瑶的"互动人生"。

相互动：我的健康有了"依靠"

签约后我发现，家庭医生签约服务内容挺实在。如果我有一段时间没去社区卫生服务中心，医护人员就会打来询问电话，让我体会到了被关心的幸福感。

其实，陈瑶医生挺忙，每次到社区卫生服务中心，都看见她正忙着告诉患者如何吃药、吃饭、运动等，还要不厌其烦地对患有高血压、糖尿病的老年人讲解如何合理用药，根据每个人的特点选择价格低、效果好的药物。如果有老年人行动不便，她还要提供上门服务。

2019年年初的一天，我高烧39℃，被儿子送到大医院治疗，确诊为肺炎，但因无病床，被安排在急诊科观察。儿子不放心我老伴儿，但又分身乏术，急得团团转。医生对我们说，可以转到社区卫生服务中心治疗。于是，我让儿子给陈瑶医生打电话。

得知我的情况后，陈瑶医生帮我联系了医联体成员单位的医生会诊，第二天将我转回社区卫生服务中心治疗。在社区门诊，她不仅给我输液，使我的体温迅速降了下来，还多次上门给我测血压、采血化验。我儿子对她说："有你在，我们真放心。"我老伴儿说："你比亲闺女还贴心。"在她的关怀下，我很快痊愈。听了陈瑶医生的嘱咐和意见，我们老两口的血压、血糖得到很好的控制，生活方式更健康了。

早在签约时，陈瑶医生就给了我一张家庭医生联系卡。之后，遇到健康问题，我都会给她打电话，发现她的电话一直处于开机状态。在两个患者微信群中，近1 000名患者或患者家属，只要有问题，她都贴心地给予帮助。如果白天实在忙得没时间回复，不管多晚，她也会把当天微信群里的问题都解答一遍，给我们看病就医、健康咨询带来了很大的便利。

自从签了约，我就成了北市社区卫生服务中心的"常客"，享受到了很多服务。北市社区卫生服务中心设有全科、内科、外科、中医科、健康体检中心、安宁疗护病房等40多个科室，还有彩超、检验、康复等设备。中心医护人员也个个热心，服务态度好，有什么小毛病都能解决。

随着医改的深入,北市社区卫生服务中心和多家大医院建立了联系,开辟了"绿色通道",患了大病、急病,可以通过"绿色通道"到大医院住院,大医院医生也常来中心出诊。北市社区卫生服务中心还是省市安宁疗护试点单位,提供安宁疗护服务,为好多患者及家属减轻了痛苦及负担。

这么好的社区医院,这么好的医生,都让我遇上了。

疫情期,在家就能把病"看"

2020年年初,新冠肺炎疫情影响了好多人的生活。陈瑶医生不能上门提供服务,跟我们的接触也少了,可工作却一项也没有落下。她利用微信,宣传疾病防治办法,安抚我们的情绪,避免我们产生焦虑心理,随时调整用药,及时回复患者咨询……微信群里有患者晚上生病,打"120"前都先向陈瑶医生咨询。

齐称赞,家庭医生服务好

听说我有一位好家庭医生,我周围的老同志、老朋友都非常羡慕,家附近的几位老友也与陈瑶医生签了家庭医生服务协议。

为了更好地为老百姓服务,陈瑶医生在平时还不断地学习,提高自己的专业水平。2019年,她在和平区卫生健康局"百万职工岗位技能提升工程"竞赛中获得医师专业组竞赛一等奖;2020年,在辽宁省卫生健康委举办的"辽宁省基本公卫服务技能竞赛"中荣获个人三等奖;还被授予"辽宁好人·最美医师"称号。陈瑶医生还考取了心理咨询师证。

如今陈瑶医生诊室的患者非常多,像我一样的老患者有时间也会到她的诊室坐坐,问各种问题,哪怕是生活上的问题也想听听她的建议。陈瑶医生已经成为我生活中必不可少的人,成为我家庭中的一员。

感谢国家培养出陈瑶这么好的家庭医生。

(口述:患者 张伟,整理:辽宁省沈阳市和平区北市社区卫生服务中心胡艳红)

我和我的"糖友"

2013年4月,上海市浦东新区泥城镇开展了糖尿病高危人群筛查工作,共筛查居民18 095名,新发现糖尿病患者2 166名,患病率达19.83%;处于糖尿病前期的患者共6 006名,占总筛查人数的33.19%。调查发现,我国存在低知晓率(仅为30%)与低并发症筛查率(仅为4%)的问题。

这组数据说明泥城镇已经成为"糖尿病重灾区"。更让人担心的是,许多居民对此并不在意,认为得了糖尿病,少吃甜食就行了。出现这样的问题,作为一名社区护士是有责任的,必须要有所行动。

正在苦恼之际,原上海市卫生局下发了《社区糖尿病管理护士培训实践项目》的通知,我立即报名参加,成为上海市第一批社区糖尿病专科护士。完成2个月的课程后,我终于拿到了"社区糖尿病管理护士"证书,自此我成为社区糖尿病患者的"糖友管家"。

"我收获了一群粉丝"

首次大堂授课的场景至今令我难忘。那时的我还是个"菜鸟",第一次给那么多人上课。再考虑到从认识糖尿病讲起比较枯燥乏味后,我想到了"恐吓法",产生了"何不从糖尿病足讲起呢?"的想法。当一张张烂脚、截肢的图片被展示出来,肯定会引发不同凡响的效果。说干就干,我重新梳理了讲课内容。

讲课当天,"糖友们"如约而至。为了保证沟通无障碍,我操着一口流利的南汇方言给他们讲课。一开始,我的心扑扑直跳,说话的声音有些颤抖。如我所料,当看到一张张血淋淋的糖尿病足患者照片,台下的"糖友们"

纷纷惊呼:"妹妹,你这几张照片是真的?""医生,糖尿病患者都要烂脚截肢?""阿妹,我血糖一直控制得不够好,脚还发麻,是不是糖尿病足?"

"糖友们"渴求地望着我,等待着我的回答。我意识到自己的"计谋"得逞了,清了清嗓子说:"只要你们以后好好听我的课,学会怎么吃、怎么运动、怎么监测血糖,就不会让你们发展到截肢的地步。"有了我的承诺,他们的眉头渐渐舒展,仿佛看到了希望。

课程结束后,"糖友们"久久不愿散去,就这样我收获了一群铁杆"粉丝"。

"我的肚皮总算可以歇会儿了"

那天,糖尿病门诊来了一位"胖阿姨",她满脸愁容地向全科医生倾诉着自己的不适。原来她是一名需注射胰岛素的糖尿病患者,有 5 年胰岛素用药史,可是血糖控制得并不好,最近还出现了心慌、头晕、手抖的症状,即使反复调高了胰岛素剂量,却仍不见效。

我心想:患者已经出现低血糖症状,血糖为何还居高不下?因为还有疑问,我把阿姨留了下来,仔细观察她的胰岛素注射部位,发现她的肚子上淤青伴着密密麻麻的针眼,又摸了一下,立刻感受到皮下硬结带来的凹凸感。

我疑惑地问阿姨:"您是怎样在肚子上打胰岛素的?"阿姨神秘地对我说:"我有我的法宝!"她从包里掏出了几只 OT 针筒说:"那个胰岛素注射笔的针头太细太短了,根本没办法用,我现在都是直接用这个针筒来打胰岛素,注射的时候用点力气就行。"

显而易见,如果针头戳过硬结直入肌肉层,血糖吸收得快,导致低血糖;如果未刺破硬结,则胰岛素积聚在硬结内,造成胰岛素吸收不良,导致血糖高。

了解到症结所在,我问阿姨:"肚子上的皮肤状况如此糟糕,为何不在手臂、大腿、臀部注射呢?"这次轮到阿姨震惊了:"你说啥?胰岛素还能打在手臂、大腿上?你懂不懂呀?医生明明白白告诉我胰岛素是打在肚皮上的。"听后,我拿出糖尿病注射宣教视频,花了 1 个多小时,总算把她的错误认知扭转了过来。她笑着说:"我的肚皮总算可以歇会儿了。"

"再也不怕一个人出门啦!"

小潘阿姨是我的"糖友"队伍里的积极分子,每次有活动她都忙前忙后。有段时间,她缺席了好几次活动。带着疑问我拨通了电话,电话那头传来疲惫的声音:"阿姨最近不舒服,不能来参加'糖友'活动了。"细追问下来,原来阿姨最近出现头晕、出冷汗的症状,导致其不敢单独出门,就怕头晕后跌倒。

打完电话,我与同事特地来到她家中探望,只见阿姨眉头紧锁,失去了往日的风采。她告诉我:"我已经去三级医院内分泌科调了几次胰岛素剂量,还住了 2 周的院,剂量不到血糖压不住,稍微多注射几个单位,就会出现头晕、出冷汗的症状。"看着阿姨憔悴的脸庞,我们几个看在眼里,急在心里。

在回去的路上,我们讨论了阿姨的病情,意识到阿姨属于脆性糖尿病。我突然想到,何不给阿姨设计一件急救背心呢? 这件背心多使用几个大口袋,一个装急救糖水,一个装血糖仪,一个装急救卡……

我们一回到护理门诊就开始了头脑风暴,一人画草图,多人商讨,共同出谋划策,过了 1 小时,一件低血糖急救背心跃然纸上。背心设计有 4 个大口袋,右上口袋设计成透明防水的可视化急救卡,上面写有患者姓名、家属电话,并写上如下内容:我是一名糖尿病患者,我若发生神志不清或行为异常,可能是低血糖反应。我若能吞咽,请喂我喝糖水,糖水在我背心右下口袋。若 15 分钟不能恢复,请麻烦送我去医院并通知我的家人。若我昏迷不能吞咽,切勿喂我食物,请立即送我至医院并通知我的家人。您的救命之恩我将永生难忘!

背心的右下口袋则是救命的糖水,使用便携式、易折断的塑料包装糖水。左上口袋是便携式血糖仪和酒精棉,患者在刚开始出现头晕、手抖、强烈饥饿感时,可随时测量血糖状况,判断是否发生低血糖。左下口袋是报警器,患者可以在发生低血糖的第一时间按响,发出的蜂鸣声可以提示周围路人前来施救。另外,此装置与家人的电话直接连接,按动报警键后家人能在第一时间赶来。为了醒目,这件衣服做成了荧光绿,晚上还能发光,背心后背有红色的"SOS"求救标识。有了这样的设计图,我们必须做成成品送给阿姨。很快,一件急救背心在我们"糖友之屋"诞生了。

当我们将背心送到阿姨手上的时候,她难掩激动之情,握着我们的手说:"谢谢!我再也不怕一个人出门啦!"其实,像这样的小发明已经在我们"糖友之屋"诞生了 10 个,每一个都为我们的"糖友"解决了一个难题,同时,小发明也都申请了外观型专利、实用新型专利。

(作者:上海市浦东新区泥城社区卫生服务中心　范恩芳)

51 把钥匙

在国家博物馆内,有一份特殊而有纪念意义的"藏品"——51 把钥匙。

这些钥匙来自上海市静安区彭浦镇社区卫生服务中心的医生严正,而它们真正的主人是彭浦镇社区居民。这些钥匙寄托着满满患者信任,是对严正从医多年的最高褒奖。

严正已投身社区健康服务近 25 年,他把社区医生视作无比热爱的事业,特别是在推进社区卫生综合改革中,他率领团队成员不断探索,为卫生事业的发展作出了贡献;他把患者视作血脉相连的家人,总是在居民最需要的时候出现在他们身边,并且常年保留着很多患者家中的钥匙。此外,他刻苦钻研、勇于创新,把自己的专业技能灵活运用到每一个患者,使无数个病患恢复了健康;恪守医德,严格自律,树立了一名医务人员的良好形象。

在社区卫生事业上挥洒青春

作为长期奋战在维护居民健康第一线的社区医务人员,严正是深受居民欢迎的社区医生的优秀代表。25 年前,严正从上海中医药大学毕业来到万荣地段医院(静安区彭浦镇社区卫生服务中心),他放弃了进综合性医院的工作机会,毅然选择了社区医院作为实现自己人生价值的舞台。

当时的医院位于城乡接合部,服务区域广,工作条件简陋。没过多久,干部职工和患者就对这位青年医生赞不绝口,一致评价他工作认真负责、敬业细致。当年,严正就被评为闸北区卫生系统优秀青年。1996 年上海市实施了家庭病床服务,严正成了当年医院唯一一名上门服务的医生。

25 年从医路,严正把所有的青春和热血挥洒在社区卫生事业上,无论日晒雨淋,他每天背着挎包,骑上单车,为社区居民送医送健康。挎包就是他的"工具箱",里面有血压计、听诊器、针灸一次性用针、酒精棉球,还有化验单、治疗单、处方单,根据走访的患者情况,有时还会带着血糖仪和便携式心电图仪。他每天至少要跑 40 公里,手机从不关机。

严正说:"这些年一直在一线做家庭医生,说句心里话,十分辛苦,上门出诊、预约就诊、签约建档、慢性病管理、健康宣教、团队管理,工作细碎而烦琐,经常还要风里来雨里去,可是一想到老人们在家里等着我、盼着我,就觉得必须要做下去。"

"钥匙医生"意味着信任

严正很喜欢"钥匙医生"这个称呼,他说:"钥匙意味着信任,寄托着患者对社区医生满满的信任和对家庭医生服务模式的充分信赖。"截至 2020 年底,严正累计门诊人次数 13 万余人次,上门服务 4.9 万余人次,建立家庭病床 1 337 张,收到钥匙 56 把。他会在半夜时分来到需要他的病患床前,握着老人的手,轻言细语给予安慰;会在狂风暴雨天坚守和社区居民的约定,不中断治疗;会不顾一切为临终的老人做人工呼吸,只为能延续生命。他常常为满身大小便的卧床患者擦身换衣,不管如何恶臭,毫不嫌弃;他总是自己掏钱为贫困居民付费买药,但却舍不得给自己花钱。

有人问严正,这么多年不辞辛劳地苦干社区医疗,值得吗? 他呵呵地笑了,"或许在旁人眼里,我付出了许多,可是我也收获了很多信任、尊重和爱护。我只是站在患者的位置替他们多想了一些而已,我觉得非常值得。"就这样,严正总是在居民最需要他的时候出现在他们身边。在他心中,每一位患者都是他的亲人。

新冠肺炎疫情肆虐,防控形势严峻,社区居民日常医疗成了一大难题,对于一些长期卧病在床的老人来说,更是惶恐不安而又一筹莫展。严正仍旧每日穿梭于大街小巷,上门为患者服务,因为他知道,此时此刻患者比以往更加需要他。疫情期间,为了减少老年人出门次数,降低被感染的风险,严正经常主动帮老年人送药上门,为他们做好心理疏导,传递科学防控知识,所以比平时更加忙碌和辛苦。

辛勤的付出赢得了社区居民的高度信任。每年,中心都收到很多表扬信和锦旗。如今,严正已经拥有了无数个铁杆"粉丝"。在人们选择用越来越牢固的防盗窗防盗门保护自家财产的时候,却有越来越多的患者和家属把家里的钥匙毫不犹豫地交到严正的手里,这背后是莫大的信任。在他将社区居民放在心上的同时,社区居民也记住了他。记得在他结婚典礼的那天,很多居民不请自来,带着最真挚的祝福,祝愿他们的严医生幸福快乐。

将信任变成精进业务的动力

居民的信任以及对健康的渴求带给严正更强劲的动力。他广泛涉猎各种书籍,说大医院的专科医生是"专而精",社区的全科医生就应该"广而全"。全科医生的工作很复杂,面对的病情各不相同,需要掌握更加全面的医学知识。因为严正的耐心问诊、细心观察、综合判断,无数个患者的疾病得以早发现、早治疗,延长了生命,提高了生活质量。有一位三级医院的退休医生这样评价他:"想不到一个社区医生专业知识如此全面,本事这么大。"

严正践行医学誓言的行为,深深感染着身边的每一位同事。为了帮助其他社区医生更好地开展工作,他将20多年来的服务经验精心总结,整理出简便易学的"五心工作法",倾囊传授给同事们。业余时间,严正带领团队成员钻研业务,精益求精,为中心开展家庭医生工作出谋划策,率先成立了由全科医生、公共卫生医生、临床护士和信息技术人员组成的"严正式"服务团队,开展了"严正式"家庭医生服务模式的探索,为全区开展家庭医生服务积累了宝贵经验。

25年,严正从一名青涩懵懂的青年成长为一名被患者交口称赞和无比信任的好医生。他不求名,不为利,满足于社区患者脸上绽放的微笑,慰藉于在他热爱的卫生事业中作出的奉献。严正没有辜负人民的期望,没有辜负党的重托,以一腔追求,一种责任,一份忠诚,履行着一名医务人员的光荣职责。

（整理:上海市静安区彭浦镇社区卫生服务中心　陈惠芳）

我和梁叔的故事

2016 年,我认识了 96 岁高龄的梁叔。

那一年的我,作为在三甲医院完成住院医师规范化培训,又参加了一年基层精神科医师转岗培训的高年资住院医师,刚加入广州市海珠区昌岗街社区卫生服务中心。

也是在这一年的 6 月,国家七部委联合印发《关于推进家庭医生签约服务的指导意见》,在全国大力推行家庭医生签约服务。

一张家庭病床,一本《唐诗三百首》

梁叔家住海珠区昌岗街,是一位慈祥、健谈、充满诗意的老人,像极了我的外公。2016 年,由于不慎跌倒,梁叔右股骨干骨折,因高龄无法耐受手术,长期卧床,需要定期更换导尿管。

从前,每到需要更换导尿管的日子,小区里收垃圾的大叔就把梁叔背下楼,用轮椅推到医院。知道社区医院有家庭医生签约及家庭病床服务后,梁叔的女儿便在我们中心申办了家庭病床服务。自 2016 年底,梁叔成为中心的家庭医生服务签约居民。那时候的我并不知道,和梁叔的这一段"家床故事",会让我更加坚定地扎根在基层。

每隔两个星期,我和管床护士都会到梁叔家巡诊,给梁叔测血压、心率、血糖,听听心肺,看看皮肤及四肢活动等情况。同时,护士会帮他进行膀胱冲洗及更换导尿管。

在巡诊中,我们发现梁叔经常出现情绪低落、自怨自艾的情绪,觉得自己长期不能走路,生活不能自理,苟且活着只会给子女带来痛苦的想法。我们意识到,梁叔出现了轻度的抑郁。

刚取得精神科执业资格的我,在梁叔的诊疗计划上,郑重地加上了"心理疏导"这一项。同时,我们与梁叔的家人沟通,一起重视起梁叔的心理问题。从那以后,每次帮梁叔进行膀胱冲洗时,我们都会利用这一段时间,在床前陪梁叔聊天,给他进行心理疏导。

梁叔是一位健谈的老人,特别喜欢古诗词,在他家客厅的墙上,还挂着梁叔自己的墨宝。我便投其所好,和他聊古诗词,来分散他的注意力,还特意从家里找来一本《唐诗三百首》送给梁叔。每次上门巡诊,我都会问梁叔最近研究哪一首古诗。有时候聊着聊着,一两个小时就过去了。

有好几次,梁叔的女儿都着急地跑进房间对父亲说:"哎呀,爸,你让人家谢医生歇一会儿,坐一下,喝口水。人家一直站着跟您聊天呢!"

梁叔很喜欢我送给他的这本书。他女儿跟我说,他常常摇高床头,拿着放大镜,打开床头灯,仔细研究每一首古诗底下的注释。每次巡诊,梁叔都会对我致谢一番:"那本书写得好详细,我好中意。"

除了诗词,梁叔还常常跟我分享子孙们的故事,给我唱慷慨激昂的军歌……

在管床的一年多时间里,有时候我们上门晚了,梁叔就会跟女儿念叨,"怎么谢医生和李姑娘还没来。"梁叔的女儿就会转告我们,她爸爸想我们了。

功夫不负有心人,梁叔的抑郁情绪逐渐得到了消解。

一封感谢信,一段难忘的记忆

2018 年 4 月的一天,我如往常一样在门诊工作,正准备和护士商量第二天到梁叔家巡诊的事,却突然接到护士的通知,说梁叔突发气促,"120"赶到时已经去世了。

听到这个消息,我立刻停下手中的工作,拨通了梁叔女儿的电话。电话讲到一半,我的泪水不禁滑落,哽咽到几乎发不出声音。我已记不清自己说了什么,只依稀记得梁叔的女儿说:"谢谢你们,不要伤心,爸爸走得不痛苦,很安详,不要难过,很感谢你们。"

那一夜,我失眠了……在规培的三年里,我也曾面对过患者的离去,可不知为何,听到梁叔去世的消息时,心里那样难过。回想起这两年里一次次的巡诊,脑海中挥之不去的是梁叔背诵古诗词的那些画面,还有他慈祥的笑容。

夜里,我拿起手机在朋友圈发了这样的一条信息,"其实作为家庭医生,熟悉了以后很容易把患者当成朋友。我们萍水相逢,淡淡相交,尽心尽力,便够了。您唱的军歌很好听,您写的词气宇轩昂,差 2 年就百岁,没等到,一路走好……"

两年的时间,说长不长,说短也不短,每个月 2 次的见面,说真的,比见父母的次数还要多。也许,家庭医生与患者之间这份亲密的联系,让梁叔已然成为我的亲人。

梁叔去世以后,他的两位女儿特意给我们送来了一封字迹工整的感谢信。梁叔的女儿告诉我,这是梁叔生前特意嘱咐她的,他非常感谢社区有家庭医生、有家庭病床,非常感谢我们医护人员的陪伴。

其实,有不少像梁叔这样长期卧床在家的居民,是家庭医生签约服务和家庭病床服务,让原本不幸的他们有机会在熟悉的、舒适的居家环境中接受治疗。这既减轻了患者家庭的经济和人力等负担,也减轻了患者本人的心理负担。

自从 2016 年全国推进家庭医生签约服务制度以来,类似梁叔这样的故事每天都在不同的家庭医生和居民之间上演着。截至 2020 年底,广州市 100% 的社区卫生服务中心、乡镇卫生院均开展家庭医生签约服务,已签约常住人口 578.91 万人(签约率为 38.85%),签约重点人群 242.70 万人(签约率为 72.58%)。"走进社区,走入家庭"不是一个口号,而是为辖区居民送去连续性慢性病管理、双向转诊以及家庭病床服务等一个个真真切切的行动。

　　我也非常感谢,在自己的从医生涯里出现过梁叔这样的老人,是他给了我这份温度和成就感,让我在基层卫生服务这条路上走得更加坚定。当我迷茫的时候,只要想起梁叔,我就会提醒自己,要不忘初心,勇往直前。

(作者:广东省广州市海珠区昌岗街社区卫生服务中心　谢玉婷)

七旬老人的"家保员"之路

有这样一群人,他们不是医生,却拥有非常丰富的健康知识,掌握一定的慢性病防控技术;他们善沟通、负责任,经常与社区居民讨论健康话题。他们是医生的好助手,家庭的"健康管家",他们就是家庭保健员。

为了帮助老伴管理"三高",他成为一名家庭保健员

刘玉生是北京市家庭保健员中的一名。他是北京市朝阳区南磨房百子湾社区的一名退休工人,今年 79 岁,日常爱养花养鱼、爱旅游、爱学习、爱朗诵,每天乐乐呵呵。他身体健康,精力充沛,但是老伴患有"三高",且比较严重,总是控制不好,刘玉生看在眼里急在心里。

之前,南磨房附近医疗资源不足,老两口不得不往市区跑,特别麻烦;有时候血压高了、血糖高了,不能及时咨询医生。2017 年,南磨房社区卫生服务中心新址开诊,老两口高兴坏了,再也不用跑市区了。虽然只是一家社区卫生服务中心,麻雀虽小,但五脏俱全,刘玉生的老伴儿成了中心的常客。除了陪伴老伴儿看病,刘玉生没想到有一天自己比老伴儿去的还勤。

不同的是,刘玉生到南磨房社区卫生服务中心不是为了看病。2018 年,该中心招募家庭保健员,在陪同老伴儿就诊时,刘玉生顺道了解了一下家庭保健员的相关政策。听完医生的介绍,他想试一试,目的是学习健康知识和技能,帮助老伴儿管理"三高"。就这样他成为一名家庭保健员,参加了家庭保健员培养。

从吃开始改变自己,并影响身边人

家庭保健员的培养形式多样,内容不仅涵盖健康知识讲座,还包括慢性病防控技能、病例分析讲解、中医养生等。通过培养,刘玉生逐渐对家庭保健员和慢性病防治有了深入的了解,学到了高血压、糖尿病的危险因素,认识到了疾病并发症的危害,掌握了慢性病防控技能。他也明白了家保员的作用与价值,希望帮助居民共同防控疫情、防治社区慢性病及管理自我健康。

刘玉生将医生分享的病例讲给老伴儿听,鼓励她只要积极配合治疗就能取得不错的效果。慢性病防治说起来容易,做起来难,坚持下来更难,饮食、运动、心态、用药都很重要,同时还要考虑到生活中的细节。刘玉生老两口每天运动,腿迈开了,却管不住嘴,尤其是饮食过量问题比较突出。

意识到这一点,老两口决定从吃开始改变。他们买了有刻度的油壶和盐勺,早餐不再吃咸菜、腌菜。刚开始特别难,总觉得嘴里没滋味儿,他们便阶段性地减量,从每天20克盐减至10克,再减至5克,后来把调味品中的"隐形盐"也计入每天的饮食,逐渐适应清淡饮食;水果从餐后变成了两餐之间,晚餐清淡饮食;吃药也有了技巧,间隔多长时间,什么时候吃,有了更科学的方法,再不是一口吃完所有药;即使血压、血糖稍微偏高也不慌,自己有效控制,效果不好找家庭医生。

刘玉生通过改变老伴儿的不良生活习惯,帮助其降压、降糖;每天督促老伴儿测血压、血糖,散步,保持良好的心态,老伴儿的"三高"有了明显的改善。遇到老朋友或者邻居,他也会情不自禁地分享健康知识与慢性病管理心得。"老杨,烟少抽点吧,冬天咳嗽得那么厉害,减点量吧。咱不能马上戒了,但可以慢慢来。""老张,你得运动,天天在家歇着干什么呀,每顿少喝点酒。"

以感恩之心,协助家庭医生防控疫情

2019年,北京市开展家庭保健员风采展示活动,举办家庭保健员社区慢性病防治微课宣讲竞赛。南磨房社区卫生服务中心的家庭医生第一个就想到了刘玉生,他爽快地答应了。经过不断的排练,最终他代表朝阳区参加了社区慢性病防治微课宣讲竞赛,并荣获竞赛一等奖。

新冠肺炎疫情暴发前期,刘玉生响应政府号召,待在家里。家庭医生定期将防控知识发送到家庭保健员群,他不仅带领全家认真学习,还转发给街坊邻里,跟他们说不要慌张,要相信医生、相信党,出门做好防护,回家勤洗手,多通风。后来听闻社区招募志愿者,刘玉生第一个报名参加,负责在社区门口,向居民宣传疫情防控知识。

住在南磨房几十年,刘玉生以感恩之心,为社区居民送去健康。他说:"以前,看病都要去很远的公立医院,现在好了,南磨房有了社区卫生服务中心,看病非常方便,特别感谢党和政府对老百姓的关怀,感谢医护人员对百姓无微不至的体贴、照顾,让我越发体会到祖国的美好,为是中国人感到骄傲。真是欣逢盛世享太平,衣食无忧无疾病。"

虽然年事已高,刘玉生仍然发挥着自己的余热,以微薄之力最大限度地维护家人和他人的健康。还有许多像刘玉生一样的家庭保健员身体力行,践行着健康理念,守护着身边人的健康。

(整理:北京市朝阳区南磨房社区卫生服务中心)

融入各个家庭，管好家庭成员健康

"端医生，早上好！""端医生，又见面了！"……每周三上午，端木焰都会在浙江省杭州市江干区九堡街道社区卫生服务中心出糖尿病专病门诊，老患者总是一大早就等在门口。

1982 年出生的端木焰已在此"扎根"11 年，从一名普通的全科医生到杭州市第一批糖尿病首席医师，她成长的印记是时代的进步的佐证。作为

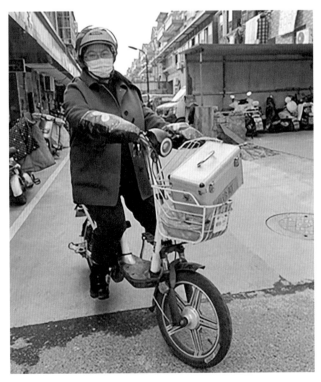

端木焰骑着小电驴"走街串巷"

社区居民的健康"守门人",除了健康监测外,她还认真学习杭州的方言,了解杭州的风土人情,努力使自己融入各个家庭,因为在她看来,只有这样做才能真正管好家庭成员的健康。

2021年春节,新冠肺炎疫情依然严峻,端木焰负责管理的格畈社区有户籍人口4 000余人、流动人口18 000余人,在返乡潮期间做好疫情防控工作,成为首要任务。

早上7点40分,端木焰特意提前20分钟开诊,"部分糖尿病检查需空腹,不能让他们饿着肚子等我。"话音刚落,她便开始了一天的忙碌。

"大伯,您的血糖控制得蛮好,但您还要提醒您儿子科学控糖,定期来门诊检查。"

"阿姨,格畈社区卫生服务站有这种药,下次别去别的医院买了。"

…………

患者相继进出端木焰的诊室,不知不觉间就到了中午11点多。"要过年了,能不能多开一点儿药?"上午最后一位患者张先生(化名)拿着病历坐下问道。

"没有问题,您的血压控制得不错,我给你开2个月的量。记得回家经常测血压,过节嘴管得牢一点,不能喝酒,回来我是要检查地。"端木焰一边开玩笑式地叮嘱,一边麻利地开处方。48岁的张先生不是本地人,来杭3年就跟端木焰签约了3年。

2020年春节,因新冠肺炎疫情,延误了张先生的回杭州时间,眼见着降压药越吃越少,他心急如焚,打电话向端木医生求助,端木焰把药邮寄到他家乡才解了断药之急。

端木焰有了去年的前车之鉴,在临近假期时会给需要长期服药的患者多开一些药物,以防再次陷入尴尬。

"不好意思,我得先填一个表格。"门诊结束,但忙碌并未停止,端木焰又打通了一个电话,"社区里居家观察的人怎么样了?有新增加的吗?"在得到一切正常的消息后,她才放心交了表格。

利用午休时间上门服务,过年前她要把
放心不下的居民都走一遍

端木焰的午休,只是一顿饭的时间。放下饭菜,她就和同事参加了防疫视频会议,学习最新的防疫要点,紧接着又骑着电动车赶往格畈社区。患晚期前列腺癌的余大伯卧床不起,需上门护理;因车祸高位截瘫的王先生,常年卧床长了褥疮,血糖飙升,导尿管也需要定期更换……这些人都让她放心不下。

下午1点,端木焰到了她最放心不下的王先生家。推开虚掩的大门,她对王先生说:"我把报告单拿来了。"

"2月11日前给你换导尿管,到时候还要再冲洗一次膀胱。"

"那不就是春节了吗?"王先生急了,"要过节的。"

"就是为了让你安心过节嘛,放心,肯定在春节前做。"

说话间,她已经拎起了王先生的导尿管:"有絮状物,最近喝水少了。"

之后的报告解读,她抬高了音调:"报告单主要是血糖高了。你说,怎么回事?"

提到血糖,王先生开始"撒娇":"我这两天胃口好,多吃了点肉。"但这招没用。端木焰像老师检查作业一样,拿下挂在墙上的血糖仪,采血针使用率过关,的确用了不少。接着又拿出机器,端木焰麻溜地采血:"我专门带了个血糖仪,帮你校准一下。"测完直呼:"太高了!血糖高了偏差就会比较大,接下来餐前和餐后都要测血糖。"接着,端木焰又检查了王先生打胰岛素的时间、剂量,还有最近吃的药,跟他商量好得再加一种药,事无巨细地忙完,她才离开。

服务居民是分内事,每月定期到周边社区
提供健康咨询服务

下午2点,从格畈社区往外走10分钟,端木焰又到了魅力城社区。

"这个社区没有卫生服务站,以前我就兼顾管了,最近指定了专人负责,接下来还会建新的服务站。"对于这项义务干了多年的工作,端木焰只是轻

描淡写地说道。虽然工作已是马不停蹄,每个月她仍会抽半天时间来此,为居民解读检查报告、提供干预建议等。

坐定没多久,就有居民推门而入。不到 5 分钟,就已经有 4 个人坐在了端木焰的两旁。她们手上都拿着一份体检报告,等着她解读。

"血脂高了。"这是 1 小时里,端木焰说得最多的话。虽然报告都体现了血脂问题,但致病原因不同,她解释时也会做相应调整。

例如,一位女士因指标数据旁标了箭头,怀疑是吃了太多花生导致血脂升高。端木焰告诉她关系不大,建议她好好锻炼、注意饮食:"一定要降下来,3 个月后再来复查。"

还有一位血脂指标正常的男士,端木焰却看出他心脏不好,叮嘱要降得更低一些。

一天工作下来,她仿佛不会渴、不会厌倦、不会疲惫

"医生,我最近……就是……我最近有一点失眠,睡不好,是不是身体不好了?"在微信群中,居民常发送语音信息,她总是要听一两分钟,才能明白对方的意图。端木焰快速地在屏幕上敲击着,还没来得及回复完全部信息,又有电话打了进来。十年如一日,她却热情不减。

规培结束的端木焰带着理想来到了九堡,九堡的居民也用行动表达着对她的欢迎与信任。6 年前,格畈社区的绿化带是农贸市场,一次她买菜忘了带钱,摊位老板认出她是社区医生,直接把菜塞给了她。第二天,她挨家询问究竟是在哪一家赊了菜,却没有一家肯承认。

"这里的人真的很信任医生。"端木焰感叹,"我们管的以老人为主,看着自己管的患者病情发展不好,甚至离去,也曾气馁过。但当听到他们说病情稳定或症状缓解时就感到很欣慰,我想这就是社区医生工作的意义所在,以后的耕作也会倍加脚踏实地。"服务他人的同时也在感动着自己。

(作者:《钱江晚报》记者 何丽娜 陈馨懿)

社区居民健康的守望者

北京市门头沟区门城地区社区卫生服务中心绮霞苑社区卫生服务站站长、主任护师张岩梅说话快言快语,办事风风火火,正像她的网名"火热的心"那样,时刻以南丁格尔为榜样,把一颗火热的心全部扑在社区卫生服务工作上。

从事社区卫生工作15年来,她除了做好站内的各项工作,在小区里更是能随时看到她为社区居民服务的身影。业余时间,她还利用QQ、微信,解答患者提出的各种问题,传递健康知识,发挥一名共产党员和社区医务工作者应有的作用。

她把居民看作是亲人

在社区卫生服务站工作的15年间,张岩梅时刻挂念着居民们的健康。为了给居民们提供更好的医疗服务,她带领团队挨家挨户建立居民健康档案,开展家庭医生签约服务。

面对众多的慢性病患者,2010年,她率先在北京市成立了"高血压自我管理小组"和"糖尿病同伴支持小组",创新患者管理模式。为了更好地开展活动,她协助居委会成立舞蹈队,利用休息时间教社区居民做操和跳舞,以此来增强居民体质,达到对高血压、糖尿病的辅助性治疗。对于社区医务工作者来说,穿上白衣与居民就是医患关系,脱下白衣与居民就是邻居关系。张岩梅用自身的行动,来带动服务站的全体医务人员视患者为亲人,做好对居民的服务工作。她常说:"医患之间不应该有矛盾,一句关心的话就会让患者感到温暖。"

一个冬天，七八级的西北风呼呼地刮着，可是离站上很远的一个小区里还有一位大妈需要输液呢！张岩梅让别的护士在站里当班，自己冒着寒风去小区里给患者输液。看着她被冻得通红的脸，那位大妈感动地流下了眼泪，拉着她冻得冰凉的手说："闺女呀，天不好就不要来了，把你冻坏了可是大事呀！"张岩梅笑着对大妈说："您的病刚刚好转，如果不坚持治疗会复发，给您来输液这是我们应该做的呀。"

临镜苑新搬来的一位长期留置导尿管的截瘫老人需要经常进行膀胱冲洗，更换导尿管。而老人由于各种原因不能住院治疗，到门诊要抬上抬下地折腾，家里只有患病的老伴儿陪伴他。张岩梅了解到这些情况后，主动跟他签订了家庭医生签约服务，医务人员风雨无阻，随叫随到地到家里为老人服务。老人心里过意不去，特意让女儿送来红包表示谢意，说这样心里才踏实。张岩梅亲自送还红包，对老人说："大爷，收了红包您是踏实了，可我们就不踏实了。放心吧，我们不要红包，也会一如既往为您提供优质服务。"老人握住她的手说："你们真好，就像我的亲闺女呀！"

有一年冬天，张岩梅连续几天都见一位自带小板凳的大爷，坐在服务站门口的暖气旁。她主动上前询问，得知这位80多岁老人的老伴儿刚刚去世，搬到社区来和儿子住。老人觉得自己白天在家孤独寂寞，在外面又冷，到服务站来看过几次病，和站里的李医生签了约，觉得这儿环境不错，服务更是热情周到，就拿个小板凳坐在暖气前一边暖腰，一边看看站内的工作景象。听了老大爷的话，张岩梅心里别提多感动了，更让她感受到服务站在居民心中的分量有多重，对做好工作的信心也更足了。在新冠肺炎疫情暴发之前，每天站里都有一些既不看病、也不咨询的居民到站上来转转，就为了问候医务人员一声，新冠疫情暴发之后，好多人路过服务站门口都会跟预检分诊的人员打声招呼，冬天叮嘱一声注意保暖，酷夏还有人送来西瓜、冰棍儿等。

张岩梅和辖区的居民从陌生到熟悉、到亲人般的相处，居民们叫她站长、孩子们叫她阿姨，年岁差不多的居民叫姐妹，但是她最爱听的，还是那些年迈的老人亲切地叫她一声"闺女"。

她让团队有了凝聚力

2017 年 4 月 8 日,可以说是一个特殊的日子,这天是北京医药分开改革实施的第一天。绮霞苑社区卫生服务站经过精心准备,有条不紊地为到站就诊的患者提供着各种诊疗服务。为了这一天,张岩梅带领站里的全体人员反复认真地学习领会医改政策文件,进行医改突发事件的应急演练,积极思考可能出现的一切问题,并做好应急预案。他们不仅在站内利用各种方式大力宣传医改政策,还深入到社区面对面向居民宣传。

在这个和谐的大家庭里,她以人格魅力影响着同事,做到以德、勤、廉赢得了员工的信任和支持。新来的护士,她会手把手地传帮带,谁家里有事,值班有困难,她都会承担,从没有怨言。站里的工作事无巨细,她都要操心、过问,并会主动去干。在张岩梅的影响下,服务站的每一名医务人员都积极钻研业务,热情服务,彼此之间亲如手足。这个服务站的医务人员由于医术过硬,在参加市、区、中心各项技术比赛中,多次获得好成绩,加上良好的服务态度,成为门头沟社区卫生服务示范站。成为门头沟区"青年文明号先进集体"、"卫生系统技术创新先进班组"、北京市千家为老服务示范单位。

她把预防为主落在实处

社区卫生服务站的作用,不仅仅是治疗,还有一项重要的职能就是对居民疾病的预防。张岩梅在做好站内各项工作的同时,还不断地学习,到社区为居民讲授健康保健、急救技能、优生优育等知识。

为了能向更多的居民传播预防疾病的知识,她还成为一名社会志愿者,积极参加公益活动,在业余时间里,不知讲了多少次预防疾病、健康保健知识。每当她在大街上遇到陌生的人对他说:"张老师,您不认识我,但我听过您的课,讲得可好了,希望您有时间再来我们社区讲课"时,她的心里都是暖暖的。

2014 年开始,连续几年,她到多所学校对超重孩子和家长进行健康管理,在北京市,这种模式是首创:孩子和家长一起上课,不是一次两次,而是进行系列讲座。面对众多慢性病患者,她深知,除一部分遗传因素外,还与不良生活方式和肥胖密切相关,正好利用这次机会真正做到慢性病管理从娃娃抓起。

她每天晚上查文献、整材料、做课件,放弃了一个个的假期,放弃了一次次陪伴家人的时间。看到那些她管理的超重孩子们的体重都不同程度下降了,张岩梅别提多欣慰了,因为她体会到了一名社区医务工作者的价值。她说:"我是一名党员,当把我放在社区医院的岗位上,我就要发挥党员应有的先锋模范作用。"

她把疫情防控和日常工作有机结合

2020 年,张岩梅接到 3 批 50 多名从疫情高风险地区回京人员的随访通知,4 名护士共同参与疫情防控工作。当时,居民的疫情防控意识淡薄,遇见配合的人员随访还算顺利,不配合的人员需要工作人员打好几次电话,耐心细致地向其解释随访的重要性。

直到晚上快 8 点才完成随访,张岩梅拖着疲惫的身躯回到女儿家,准备给刚出满月的闺女和外孙做晚饭,还没有坐下,就接到中心电话,称有个住在梨园,却没有其他信息的湖北回京人员需要随访。等上报完此人的信息,已经是晚上 9 点半了,闺女才提醒她说:"妈,我饿了,你大外孙子也饿了……"

在正常诊疗的同时,张岩梅还要安排预检分诊筛查,随着随访的人员越来越多,她安排有的人打电话随访,有的人通过家庭医生团队微信群告知社区居民健康防护知识,指导大家科学防范、合理就诊,有的人利用短信平台发送科学防护健康知识短信……

15 年来,张岩梅通过努力成为"北京市社区卫生十百千人才"称号,取得门头沟区科技进步三等奖,还获得 2013—2014 年度"门头沟区道德模范"称号,并获得"优秀共产党员""门头沟区最美女护士"等荣誉;2015 年中央宣传部中国文明网"敬业奉献"好人,2016年还成为门头沟区党代表,获得"首都精神文明建设奖""北京市疾控中心专家进校园一等奖",2019年度北京市卫生健康委"优秀护理工作者"称号。

面对荣誉,面对居民的认可,张岩梅没有停止住脚步,而是一如既往地奔走在社区卫生服务的道路上,用爱心做社区居民健康的守护者!

（作者:北京市门头沟区门城地区社区卫生服务中心　庞文超）

"医路"征程,感恩有你

人生匆匆数十载,如白驹过隙,如何让自己的人生不虚度,绽放最大的光彩。山东省聊城市东阿县牛角店中心卫生院院长李存峰,在基层卫生战线工作 20 余年,一路走来,硕果累累,践行着生命的平凡而伟大。

一家人一条心,一个目标共奋进

2017 年 8 月 25 日,李存峰来到牛角店中心卫生院担任院长。上任伊始,他组建新的党支部,发展新党员,考察入党积极分子,把党员干部全员上下的力量凝聚在一起,形成"一家人一条心,一个目标共奋进"的良好格局与氛围。李存峰常说:"一名党员是一面旗帜,一个支部也是一面旗帜。我们不但要建好自己的支部,还要搞好与各村支部的关系,协同发展,共同进步。"在李存峰的带领下,卫生院先后与店子村、双庙村创建"1+1 好支部"共建活动,进一步提升了共产党员的先锋模范形象和先进党支部的战斗堡垒作用,扩大了卫生院党支部的知名度和影响力。

牢记初心使命,发展医院文化

医院文化建设,是现代医院管理和发展的重要内容和核心工作,医院文化建设只有与时俱进,才能全面促进医院各项事业又快又好发展。2018 年,牛角店中心卫生院先后创建院徽、院训、院歌、院报、微信公众号、网站、多媒体平台、院史院志等,让文化的力量提振职工的主人翁"精气神",让每一名职工都以感恩的心态和奉献的精神履职尽责,并积极参加院内外一切组织活动和各项公益活动。

2021年春节,李存峰带领院委会成员慰问离退休老职工,当把卫生院自己编撰的《牛角店中心卫生院院史院志》交到他们手中时,孙允堂、殷士保、刘万玺、史现秀等老同志,再也无法控制激动的心情,紧紧握住李存峰的双手,老泪纵横,无比感慨地说道:"你们整理院史,可真是办了一件有意义的大事呀! 你们没有忘记牛角店中心卫生院的几代功臣,他们的优良传统在你们这一代有效传承了。在你们身上,我们看到了希望。"

李存峰努力发掘和发展牛角店中心卫生院文化,让职工时刻不忘全心全意为人民服务的初心和救死扶伤的使命,开拓进取,无私奉献。

医护患者心连心,家门口的救助站

在李存峰的带领下,牛角店中心卫生院先后与山东中医药大学附属医院、聊城市人民医院、聊城市精神病院、东阿县人民医院、东阿县妇幼保健院等单位组建医疗技术合作单位,促成医疗联合体的形成。2020年6月16日,聊城市精神病院牛角店分院设置床位30张,精神障碍患者在这里不仅接受上级医院医疗专家的治疗,还共享生活、餐饮等其他优质服务。牛角店分院的创建,无疑是周边精神障碍患者的福音。

李存峰经常给大家讲,"作为一名医者,首先要具备仁爱之心,其次要有高尚之德,只有这样才能为人民服好务。"李存峰这样说,也是这样做的,他在平凡的岗位上履职尽责。

他和一个精神障碍患者家庭之间曾发生过这样的故事。2011年,李存峰曾接触过这样一个家庭:母亲70多岁,骨瘦如柴,体重只有40多公斤。她有一个40多岁的精神障碍儿子。一次,儿子在发病过程中推倒了她,致使她大腿骨折。而此时,母亲想到的不是自己,而是患病的儿子。她拖着病腿四处为儿子寻医问诊、寻求帮助,尽管她经济拮据,心里却一直挂念着怎么给儿子治疗。

李存峰在得知情况后,主动联系上级医院,想尽办法为其提供帮助。经过多次沟通,上级医院提供了全程免费治疗,3个多月后,该患者康复出院。

李存峰认为,能为普通群众办点事非常光荣,这体现了一名共产党员守初心、有担当、办实事的工作作风。

2020 年 10 月的一天,一位痊愈的患者扑通一声跪倒在李存峰面前,泣不成声地说:"李院长,要不是你们修建了这么好的病房,请来了这么好的医生和护士给我治病,还对我多方面照顾,我早就成废人了。我要好好谢谢医院的叔叔阿姨们。"

原来,这位患者从小父母离异跟着奶奶长大,特殊的家庭环境,致使他自幼养成了孤僻和偏执的性格。医护人员在走访过程中得知他的病情后,经过先期评估论证,随即把他接入医院治疗。住院期间,医护人员的精心治疗、爱心陪伴、温馨相处,起到了事半功倍的效果,为他的康复奠定了坚实基础。

精神卫生科的创建,带动了卫生院各科室的发展,进一步过扩大了牛角店中心卫生院的知名度。目前精神卫生科已成功治疗 200 名精神障碍患者,向上级转诊 60 余人。

从 2017 年 8 月起,李存峰带领大家改善卫生院环境,增加了便民设施,更换了破旧的病床和被褥;整治了食堂环境,解决了值班医护人员长期没有地方吃饭的困难,也为就诊的患者及家属提供了安全舒适的就餐环境。他以提升患者的满意度和职工的获得感为己任,努力改进绩效考核制度,鼓励职工发扬"主人翁"精神,体现劳动光荣的本色。他设立党员先锋岗,一马当先地带领党员干部以身作则,专捡重担子挑。2018 年,几经努力与协调,终将社保卡发放到职工手中。2021 年又重新改善职工的就餐条件,有效地提升了职工的"获得感"。一系列举措实施后,职工的"向心力"更强了,干劲儿更足了。

一名店子村的患者痊愈出院后说:"医护人员的医疗水平和态度都是一流的,这家卫生院真是俺老百姓家门口的救助站啊。"

感党恩征诉求,知不足而奋进

2021 年 4 月,李存峰带领党支部,创建"下村舍、征诉求、解难题"和"创建居心病房"活动,并带领党员干部、入党积极分子包村、包户、包病房,让广大群众和住院患者进一步认识卫生院,认识党的惠民政策。同时查找自身的不足,进一步改进服务,促进卫生院更好地发展。

一名住院患者说:"卫生院的领导问我有什么要求,我说,一切都好,就是想喝点小米糊糊。当天晚上,伙房工作人员就把热气腾腾的小米粥送到病床前,卫生院的服务太周到了,俺在这里住着放心。"

在成绩面前,李存峰没有沾沾自喜,而是时常寻找不足和差距,正视困难和短板,站在新的高度,谋划新的发展目标。如今的牛角店中心卫生院已经成为牛角店镇一个"地标",更是群众家门口最贴心的医院。

(作者:山东省聊城市东阿县牛角店中心卫生院　孙刚平)

我到俄罗斯分享居民健康管理经验

我叫刘英,1974 年下乡当"赤脚医生",2006 年开始从事社区卫生服务和基本公共卫生服务项目管理。

2017 年 4 月,俄罗斯哈巴罗夫斯克市通过哈尔滨市人民政府外事办发来邀请函,邀请我参加 6 月 2 日"哈巴罗夫斯克市 159 周年市庆暨第 5 次健康城市——居民健康的有益经验交流会"。当时我是又惊又喜。惊的是为什么邀请我参加大会,喜的是有机会与俄罗斯的政府行政部门和专家学者交流分享居民健康管理经验。

记得当时大会给我了 40 分钟发言时间,我以《充分发挥"三贴近"优势为居民提供"四全"健康服务》为题,从社区卫生服务贴近基层、贴近居民、贴近生活的"三贴近"视角,分享了为全市居民提供生命全周期、生活全方位、工作全过程、服务全人群的"四全"健康服务经验。

利用休息日调研摸底

2006 年 2 月,国务院召开全国城市社区卫生工作会议,提出打造 15 分钟服务圈。当年 3~5 月,我利用休息日,对 4 个主城区社区卫生服务中心进行调研,了解居民对社区卫生服务的知晓率和利用率。3 个月下来,我共随机调查了 100 位居民,36 人对社区卫生服务知晓,26 人对社区卫生服务满意。综合分析居民对社区卫生服务中心利用率不高的主要原因:一是,卫生行政部门和社区卫生服务中心宣传力度不够,仅限于挂几面条幅、印点儿宣传单;二是,大部分社区卫生服务中心依然坐等患者,没有主动提供服务;三是,60% 的社区卫生服务中心由街道卫生院整体转型,20% 由厂企卫生院

（所）改制而成，人员素质、服务环境、仪器设备等不能满足居民的健康需要。因此，迅速提升社区卫生服务能力和服务品质，充分发挥"三贴近"优势，赢得居民认可，是当时的核心任务。

创建"绿色星级"社区中心

"绿色星级"即在中心环境升级改造中坚持绿化、彩化与人文关怀相结合；与大医院建立双向转诊绿色通道，为残疾人、老年人提供无障碍便民设施等。通过健康促进与健康干预，让居民不得病、少得病、晚得病；倡导不用药、少用药，治未病，口服用药；强化疾病康复，降低复发率，减少因病致残率。2008年至2013年，重点推进环境、设备、业务用房改造，增加人员配备；从2014年开始，将绿色服务理念融入创建活动，提高服务能力，提升服务品质。

呼兰区双井、利民社区卫生服务中心主任丁祥和蔡建华是典型的东北大汉，偏偏拿起了"绣花针"——高起点创建三星级中心。创建前，利民社区卫生服务中心铺在病床上的塑料床单冬天冻得梆梆硬，一不小心就划出一道带着血丝的划痕。双井中心距离呼兰区40多公里，丁祥主任经常开车接送职工上下班。为帮助中心创建"儿童健康乐园、妇女卫生保健会馆、老年健康管理驿站（日间照料中心）、慢性病健康管理俱乐部、心理舒缓工作室、中医保健养生会馆、疾病康复中心和智能化健康小屋"，我周六、周日有空就到现场看看。双井中心2012年打造成省级示范中心，丁祥家庭医生服务团队被评为全市首届"十佳家庭医生服务团队"称号。利民中心2017年成功创建国家优质服务示范社区卫生服务中心。省内外前来参观的人多了，职工骄傲地说，没想到，创建活动让我们边远小地方的人也见到了省、市级领导；村医可以参加全国会议。

打造"三特一品"服务团队

"三特一品"，即个人有特长、科室（团队）有特点、中心有特色；一个中心,一个服务品牌。创建活动的成功关键是人,重点是团队建设。人人从我做起,形成个人"小品牌",最终汇集成中心的"大品牌";人人起到"流动广告"的作用,有效地提升"品牌"在居民中的影响力及他们对社区卫生服务的认知度、忠诚度和认同感。

道里区抚顺社区卫生服务中心本着"康复一人,幸福一家"的理念,开展儿童脑瘫康复训练,得到国内外项目资金的资助。截至 2017 年 5 月,该中心免费救治国内患儿 1 300 余名;2009 年开始吸引俄罗斯患儿慕名前来救医,其中哈巴罗夫斯克市儿童 25 人。为推广中心小儿脑瘫的康复方法,我争取到一个参会名额给了中心主任刘璐。记得当时被救治的儿童闻讯赶到会场,大声呼喊着"中国妈妈来了""中国妈妈来了",奔向刘璐主任。

齐兴国是香坊区新成社区卫生服务中心主任,带领团队潜心研究全程无痛肛肠病治疗技术,取得国内领先地位;2014 年被评为哈尔滨市中青年有突出贡献专家,实现了社区中心"零的突破"。曾经一位 90 岁高龄和出生仅 30 天的肛肠病患者家属找到齐兴国要求做手术,齐兴国带领团队事先做好各种预案,手术非常成功。经各大媒体报道后,省内外患者预约他手术的时间排到了第二年。

医联体提升基层服务能力

南岗区曲线社区卫生服务中心是由黑龙江省中医药科学院领办的。该中心 2013 年开展了社区儿童孤独症康复训练,2017 年 4 月已接待患儿 1 000 余名,20% 的儿童治疗后进入普通小学学习。

哈尔滨工业大学二校区医院承办先锋路社区卫生服务中心,他们依托医院的人员、技术和设备,使社区中心的口腔卫生保健省内知名,疾病康复成为国家试点。2016 年,该中心被评为全国 100 强社区卫生服务中心。

个性化签约精准服务

随着居民生活水平的提高,大家对医疗服务的需求呈现多样化。香坊区整合辖区牙科资源,将口腔卫生保健纳入家庭医生签约服务。道里区通江社区卫生服务中心创建安宁疗护中心,聘请专业护理团队为患者提供专项服务,满足不同家庭的需求。南岗区将心理卫生纳入签约服务,燎原社区卫生服务中心主任王新本,将心理卫生与中医药调理有机结合,效果显著,非辖区居民也找上门要求签约。香坊区和平社区卫生服务中心承担原哈尔滨亚麻厂粉尘爆炸事故中烧伤人员的康复任务,他们将人文关怀列入签约内容,中心主任尹胜利要求家庭医生团队对伤员和家属提供力所能及的帮助,并给予心理抚慰;通乡社区卫生服务中心开展基本公共卫生服务进机关、进校园、进军营、进工厂、进建筑工地等"五进"活动。各中心还开设"健康早市""健康夜市",有的社区卫生服务中心还开展了"网约护士"预约上门提供创口护理、更换留置管等服务。

以上这些经验,我都在 2017 年 6 月 2 日哈巴罗夫斯克市 159 周年市庆暨第 5 次健康城市——居民健康的有益经验交流会上毫无保留地介绍给国外的同行们。6 月 3 日离会时,哈巴罗夫斯克市卫生局局长拉着我的手说,她通过网上查询,认为哈尔滨市居民健康管理的有益经验能提升大会分量,便盛情邀请我参加,果然,听了报告后受益匪浅。

哈巴罗夫斯克市与黑龙江虽然仅一江之隔,但这次访问却很有意义,既是对哈尔滨市社区卫生工作的认可,也是对我坚守 43 年基层卫生工作的一种褒奖。2017 年 12 月 4 日,我带着满满的收获退休了。

(作者:黑龙江省哈尔滨市卫生健康委基层卫生处原调研员　刘英)

集"三牛精神"为一身的"健康牛"

70,50,1。这是毫不相干的 3 个数字,但集中在一个人身上,便有了特殊的含义:山东省淄博市博山区源泉中心卫生院院长亓庆良 70 岁,从 1971 年担任"赤脚医生"开始,立志守护山区群众健康。转眼 50 年过去了,他还在干着同样一件事:坚守在基层医院为群众服务。

这 50 年,也是亓庆良扎根山区、健康扶贫的 50 年。他将一个濒临倒闭的乡镇医院发展成全国乡镇卫生院的一面旗帜,让 20 万山区百姓在家门口就能看得上病、看得起病,他个人也因此荣获"全国脱贫攻坚先进个人"荣誉。

50 年,半个世纪。亓庆良已经成为一位名副其实的"老典型":"中国好医生"、中共十九大代表、"全国优秀乡镇卫生院院长"、"全国脱贫攻坚先进个人"……时至今日,大家仍然在讲他的故事——为了山区群众健康,他一件事情接着一件事情办,一年接着一年干,每年都有新突破。

山东省淄博市博山区卫生健康局党组书记、局长岳玲对亓庆良有一个比喻:他是集"三牛精神"为一身的"健康牛":扎根基层 50 年的"老黄牛",不断创新发展的"拓荒牛",为山区群众健康服务的"孺子牛"……可以说,亓庆良是淄博市博山区卫生健康、脱贫攻坚战线上的杰出代表,正是因为他们不为钱来、不为利往的无私付出,才推动博山区脱贫攻坚战取得全面胜利。

扎根基层 50 年的"老黄牛"

2021 年 3 月 1 日,伴着一场春雪,刚刚载誉归来的亓庆良,回想起全国脱贫攻坚表彰大会的盛况,难掩内心的激动。

"大会前一晚,期盼盛会召开激动到失眠;大会现场,听到习近平总书记庄严宣告:我国脱贫攻坚战取得全面胜利,止不住热泪盈眶;拿到沉甸甸的奖章,又感觉使命在肩……"亓庆良说。他 1952 年出生,按照农村算法已经 70 岁,从 20 岁开始担任源泉西村"赤脚医生",至今已经整整 50 年。这50 年里,他就干了一件事:做山区群众健康的"守门人"。

博山区源泉镇是县委书记的榜样——焦裕禄的故乡,也是亓庆良的家乡。青少年时期,正值中国百废待兴,农村缺医少药,亓庆良立志要当一名乡村医生,并在 1971 年高中毕业后如愿成为源泉西村"赤脚医生"。因为工作出色,他 1975 年被推荐到青岛大学青岛医学院临床医疗系深造,后因成绩优秀被选拔留校任教。但为了山区百姓的健康,他毅然回到博山区医院,当了一名外科医师。1997 年,已经成长为博山区医院外科主任兼医务科长的亓庆良,主动放弃提拔的机会和多家市级医院的邀请,回到了当时已经濒临倒闭的源泉中心卫生院担任院长,在这里他一干就是 24 年。

获评"全国脱贫攻坚先进个人"后,有中央级媒体采访时问他:"为什么能在农村一待就是 50 年?"他告诉记者:"这是我老亓初心养成的地方,我的初心就是做一辈子农村医生,我的使命就是做一辈子山区群众健康的'守门人',没有多高的境界,只有朴素的感情。"

简单的几句话,道出了他坚守农村半个世纪的初衷。亓庆良 1997 年回到源泉镇时,卫生院没有院墙,没有大门,院内杂草丛生;只有 13 个编制,10 张床位;固定资产不足 40 万元,最少一天收入只有 1 角 8 分钱,外欠药款 50 多万元,职工 3 个月没发工资……发展乡镇医院,困难一个接着一个,怎么办?亓庆良说,每天上班他都要经过焦裕禄纪念馆,每当坚持不下去的时候,他就会在纪念馆前站一站、想一想。"咱再难,还能难过焦裕禄书记当年治理内涝、风沙、盐碱三大自然灾害吗?"从焦裕禄身上汲取满满的正能量后,亓庆良开始梳理医院的现状、面临的问题、解决的办法,最终他确定了"山区群众健康需要的就是我们该做的"工作思路,围绕群众健康所需,一步一个脚印地开启改革之路。

不断创新发展的"拓荒牛"

原国家扶贫办统计资料显示,我国贫困人口 60%~70% 是因病致贫、因病返贫。因此,要想真正实现长期脱贫,必须解决基层人民群众的看病就医问题。而提升基层卫生院服务能力,推进分级诊疗,就是解决"因病致贫"问题最有效的办法。

但是,基层医院没有人才怎么办? 成立医联体。亓庆良主导与山东省立医院、山东第一医科大学第一附属医院等多家省内知名医院签约医联体,百姓需要哪个专科医生,他们就邀请哪个专科的专家来坐诊,复杂有难度的手术他们就邀请专家来指导。通过上级帮扶与自主培养相结合的方式,源泉中心卫生院人才队伍不断壮大,基层服务能力稳步提升,山区群众不出乡镇就能享受城市专家的服务了。

"老百姓在我们医院看病,花费不到城市三级医院的六分之一,同时我要求严格落实卫生健康扶贫'八个一''两免两减半''先诊疗后付费',贫困人口住院费用自付比例不超 10% 等优惠政策,近 5 年来为贫困人口减免医疗费用 1 000 多万元,贫困群众'看病贵'的问题得到彻底解决。"亓庆良自豪地说。

24 年间,医院从 10 张床位增加到 1 000 张床位,接下来计划增加到 1 500 张床位;医护人员从 10 人增加到 260 人,明年计划增加到 300 人;基建从破败不堪的小楼到建成医疗影像中心等 8 个中心,外科手术基本能做,资产增值到近 2 亿元,成为全省规模最大、全市综合服务能力最强的乡镇卫生院,成为服务山区多个乡镇近 20 万人口的山区医疗卫生服务中心。

九层之台,起于累土。梳理亓庆良的健康扶贫路,蕴含着自强不息、砥砺奋进的民族根脉,更传承着创新发展的"拓荒牛"精神。2017 年,当选为党的十九大代表后,亓庆良又树立了一个新的目标:一年接着一年干,每年都要有新突破。2018 年,源泉中心卫生院牵头成立博山南部山区医共体,亓庆良任理事长,对南部山区 6 家卫生院进行了"六统一"管理与对口帮扶;2019 年,亓庆良争取专项资金,主动承担南部山区医共体急诊急救体系建设任务;2020 年 5 月,源泉中心卫生院"120"急救站启动运行,至今已出诊 500 多次;2021 年建成 7 800 平方米的南部山区精神卫生中心……

说起源泉中心卫生院"120"急救站,亓庆良感慨万千。他告诉记者,博山南部山区 4 镇地处偏远,交通不便,最远的村往返城区要 2 个多小时,院前急救成为困扰山区群众的一大难题。2020 年 5 月,源泉中心卫生院"120"急救站启动运行后,山区群众院前急救的路程被缩短一半,为生命垂危者争取了黄金抢救时间,其被誉为"山区人民的救命站"。

为山区群众健康服务的"孺子牛"

一直重视学习、紧跟时代步伐的亓庆良创新发展了"防、医、康、养"四位一体的大卫生、大健康办院模式,通过为周边群众提供全生命周期的闭环式医养健康服务,为推进本地区精准扶贫作出了贡献。

亓庆良说,博山区 1.7 万贫困人口中有 1.3 万人集中在南部山区 4 个乡镇,贫困人口占比高达 76.6%,南部山区承担着绝大多数的扶贫任务。因此,他决定利用医院的诊疗优势,发展医养结合的养老服务。

说干就干,2018 年 7 月,源泉长寿山医养健康园项目一期工程投入使用,集中供养了全区 10 个镇的 256 名孤寡老人。这些老人在这里"三餐有人管、健康有人问、生活有人助",真正实现了精准扶贫、精准脱贫的目标。2020 年,健康园又中标了博山全区 1 562 名农村贫困人口和低保边缘人口居家照护服务项目,已招聘辖区农村 320 名适龄妇女为助老员,为老人们提供服务。医院专职医护人员定期巡诊,维护老人们的健康。

医养结合已成为源泉中心卫生院的又一新名片,2019 年 11 月作为典型经验在全省推广,被评为山东省医养结合示范单位;2020 年被评为全国"敬老文明号"单位,全国智能化养老机构,全国"AAAA"级养老机构。

在基本公共卫生服务方面,亓庆良选拔优秀科室骨干成立家庭医生服务队,定期到辖区各村巡诊;2020 年,亓庆良带头组成了 14 支健康扶贫小分队,大家利用下班及休息时间宣传扶贫政策,面对面提供服务,不让一名贫困群众在健康扶贫路上掉队。

"基层卫生院,不算经济账,每年 1 万名住院患者,三分之一都是贫困户,我们要做的就是把党的好政策真正用到群众身上,让他们看得起病、看得好病。这些都是我作为一名老党员应该做的。"虽然已 70 岁,亓庆良眼不花、手不抖、思维活跃,每天上手术台,每天为医院发展操劳。他说,"从脱贫攻坚到乡村振兴,都需要健康先行,他的任务还很重,道路还很远,只要身体还能动,他就会继续干,干一辈子。"

(作者:《淄博晚报》记者 沙红翠)

开启乡村振兴的"健康之路"

走上学医之路

作为一名"80后"的卫生院院长,聊起近年来农村基层医疗卫生健康事业的发展情况,甘肃省定西市陇西县云田中心卫生院院长王锋兴致勃勃。

"有为才有位。"在他身上一点儿也不为过。他已荣获"县卫生系统工作先进个人""县卫生系统优秀共产党员""甘肃省基层卫生院优秀院长"等荣誉称号。

1981年9月出生于陇西县通安驿镇农村的王锋,2001年中专毕业后被分配到马河镇卫生院,从此走上农村医疗卫生工作岗位。2001年,他先后到兰州大学第二医院(兰州医学院第二附属医院)急诊科和手术麻醉科进修半年,2004年在定西市人民医院外科进修一年,2004—2007年在兰州大学脱产修完临床医学,取得了专科学历。

对于为何选择从医,王锋表示,这源于自己小时候的所见。在二十世纪七八十年代,甘肃大部分农村由于山高路远,百姓求医困难,略通医理的人成了村里的"赤脚医生",他们是靠一根针、一把草,走家串户为村民救急的。他们半农半医,大多仅经过基础培训,借助简单医疗设施,在医疗资源匮乏的岁月里,承担着附近村民基本医疗卫生保健任务。记忆中,村上"赤脚医生"的旧药箱总不敢离身,下地干活儿时也要把它放在田间。若有人突发急症,便挎上药箱飞奔前去。

那时的农村缺医少药,村民没钱看病,就"小病拖,大病扛"。村医挣不了几个钱,遇上困难人家,还会免费服务。不过他们觉得,为村民服务很是光荣。于是,王锋也立志学医,要为村民的健康服务。

2001年中专毕业被分配到陇西县马河镇卫生院后,王锋很快成为农民心目中值得信赖的医生。

肩上的担子更重了

"2013年任职为陇西县渭阳乡卫生院院长,从此我肩上的担子更重了,因为医院环境和医疗设备都不能满足当地群众的就医需求。"王锋说。为了能够全心全意地服务患者,他给自己定了一个计划,2013年改善职工宿舍和就医环境,2014年为医院引进较为先进的医疗设备,力争在软硬件上满足农村群众医疗需求。

发展之路,政治先行。王锋主持出台了卫生院政治工作"四结合"和保障医疗质量"四个关键"制度。即思想政治工作与医疗业务、与解决职工实际问题、与职业道德建设、与文化建设相结合;抓好医疗行为规范,抓好病历质量,抓好优质服务,抓好依法维护医患权益"四个关键"。这些举措激发了职工的爱岗、爱院热情,增加了职工的主人翁意识,形成了强大的凝聚力。期间,卫生院未发生过一起医疗事故,各项业务进一步拓展,在职和离退休人员工资按时发放。

同时,他和公共卫生科人员一起下乡,为空巢老人和孤寡老人免费体检,建立健康档案;通过县乡一体化和医师多点执业帮扶,规范了卫生院手术室、急救室、妇产科、治疗室、医技科室的操作程序。

此外,凭借国家和省、市、县出台的中医药好政策,卫生院加强中医药服务,使乡、村两级医务人员掌握了中医适宜技术不少于15种。卫生院还与甘肃省中医药研究院协作,挂牌成立甘肃省中医药艾制品研究所,年生产艾条25万支,满足了全市各级医疗机构的艾条需求,也给卫生院带来了经济效益。通过王锋和全体职工的努力,卫生院的业务收入从几十万元增加到100万元,越来越多的人选择到卫生院看病,乡亲们开始对卫生院刮目相看了。

开启乡村振兴的"健康之路"

"卫生院的环境、服务,我都很放心。",在陇西县云田中心卫生院住院部住院的李奶奶(64 岁),感慨卫生院诊疗水平的提升和服务环境的变化。这家卫生院是集基本医疗、预防保健、康复康养为一体的乡镇卫生院,2020 年通过全国"优质服务基层行"评审,下辖 13 个村卫生室,承担着本乡及周边乡镇 3.5 万居民的医疗保健、康复和公共卫生服务。现有职工 68 人,其中中医医师 7 人,主管中药师 1 人。开设病床 40 张,年住院患者 1 300 余人次,门诊 32 000 余人次。

2020 年 4 月 12 日,王锋被调到云田中心卫生院担任院长后,为满足患者的需求,他积极与甘肃省中医院、陇西县第一人民医院共建互助,与陇西县第一人民医院建立了心电、病理、影像、检验、消毒供应五大区域医学中心,打通了卫生院与县级区域医疗中心的互联互通,提升了本院临床、医技科室人员的诊断水平,解决了疑难杂症及危重病人的初诊问题,减少了误诊病例。

2020 年 5 月 24 日早上 7 点多,医院接诊了一个胸前疼痛、胸闷、大汗淋漓的患者,经心电远程会诊,医务人员急查心电图,显示患者下壁外侧大面积急性心肌梗死。卫生院紧急建立静脉通道,免费为病人口服"心肌梗死一包药",联系县医院为病人开通绿色通道,并用急救车将患者转运到县医院胸痛中心。后来,县医院胸痛专家会诊后,又将患者转运到定西市人民医院,该院胸痛中心为患者成功安装了心脏支架,鲜活的生命最终被挽救了回来。

2020 年 11 月 30 日,甘肃省中医院骨科主任姚兴璋一行来卫生院开展对口帮扶义诊活动,为一名建档立卡的贫困患者成功实施了尺桡骨骨折切开复位内固定手术,术后患者各项生命体征平稳。

"医院加大开展'甘肃省中医院对口帮扶'义诊活动的力度,就是充分利用对口帮扶专家这一优质资源,让贫困群众在家门口享受三甲医院的医疗技术服务,助力健康扶贫显实效。"王锋说。

如今,陇西县云田中心卫生院能满足辖区及周边群众多层次卫生健康服务需求,其中,国医堂、针灸中心在当地享有盛誉。

云田中心卫生院副院长齐福介绍,国医堂前身中医科始建于 1953 年,2012 年建成 600 多平方米的国医堂,2014 年国医堂被列为国家级中医药服务能力提升工程项目单位。国医堂开展针疗、灸疗、推拿、物理治疗、穴位治疗、拔罐、熏蒸及牵引、火疗等方法治疗疾病,特别对颈椎病、椎基动脉供血不足、腰椎病、中风后遗症、面瘫、各种关节炎、神经炎等疗效较好。

王锋说,卫生院创立了特色明显的专科体系,以针灸专科为龙头,专病专治,引进"冬病夏治法、中药热敷疗法、中药熏蒸疗法、火龙灸疗法、何氏药物铺灸"等特色疗法,开展儿童哮喘的火罐疗法,急慢性腰扭伤针灸技术,用阳白四透疗法治疗面神经麻痹,热敏灸疗法治疗颈椎病等技术,满足了辖区居民的中医药医疗卫生服务需求。

卫生院现有中药饮片 480 种,中医药业务收入占总收入的 40% 左右。中药房增加了中药炮制服务项目,对长期口服的中药可以进行制丸包装,短期服用的可煎药分包,使患者能在取药后的第一时间服用,方便了群众。

王锋说,为促进中医适宜技术推广,卫生院在每年冬至至立春期间,均开展中医品牌推广活动,并将冬至日定为本乡镇的中医节,为群众免费提供 11 项中医适宜技术体验,还举办"健康沙龙""中医适宜技术十进家庭"和群众中医适宜技术大赛,在群众中评选"中医健康达人",对中医药知识和技能掌握较多的村民成为民间中医药传授者。

2020 年,根据《新型冠状病毒感染的肺炎中医药防治方案》,卫生院组织专家研发了"中药香囊、中药熏蒸液、中药口服汤剂、中药足浴丸、中药烟熏"辟疫"五宝",通过呼吸道黏膜吸收、口服、足浴等方式,刺激机体免疫系统发挥作用,提高人们的抗病能力。卫生院将这些产品送给复工复产及外出务工人员。

卫生院还全面实施"乡医全科化·村医中医化"人才培养工程,结合健康扶贫工作,配合公共卫生科对孕产妇、慢性病患者提供中医药健康管理,为重点人群制定中医药保健方案,指导开展具有中医药特色的食疗药膳、运动功法、体质调养等养生保健活动。

"医疗卫生健康事业是事关人民健康福祉的重大民生工程,卫生院是农村三级医疗网的重要环节,承担着公共卫生服务和基本医疗服务的重要任务,而卫生院的运行情况和服务水平,直接关系到基层群众的在乡村振兴中的健康福祉。"王锋说。今后,卫生院将继续推动医疗资源下沉和共享,提升基层医疗卫生机构服务水平,开启乡村振兴的"健康之路"。

(作者:甘肃省定西市陇西县云田中心卫生院　王耀　林丽)

扎根农村大地，心系居民健康

沈铀，这个生在农村长在农村的农民的儿子，在 20 世纪 80 年代医疗系本科毕业后，就一直扎根在农村基层医院，立志当好居民健康的"守门人"。39 年来，他凭借着一颗医者的仁心，扎根在农村大地，服务着家乡的父老乡亲。39 年如一日，勤勤恳恳，践行医道。2010 年，他带领 30 多人重建潮州市潮安区彩塘卫生院。11 年来，作为院长的他，竭尽所能，亲自照顾病人、坚持带班查房、培养青年医生、带队进村开展公共卫生服务，全面推进家庭医生签约服务，得到群众的一致好评。2013 年，沈铀被评为"全国乡镇卫生院优秀院长"，成为广东省潮州市首个获得此项类誉的医务工作者。

舍弃晋升　扎根基层

此前，沈铀是潮安区人民医院的班子成员，出色的表现使他有更好的发展机会，但是从小在农村长大的他深知群众看病难、看病贵，他始终心系着家乡的卫生健康发展，一直思索着家乡在现有卫生保障条件下，如何为广大农村百姓提供持续有效、公平可及的基本医疗和基本公共卫生服务，提高其健康素养水平。于是他多次婉谢上级医院的邀请和区人民医院的挽留，毅然决然地回到家乡重建彩塘卫生院。2013 年，广东省卫生厅的领导到彩塘卫生院考察工作时，了解到沈铀的情况后说，"你大学本科毕业、拥有硕士学位，又是正高职称，却留在基层卫生院，实在是凤毛麟角"。他却谦逊地说："作为一名医务工作者，哪里有需要，我就应该坚守在哪里。"

提起 11 年前毅然返乡重建彩塘卫生院，沈铀至今仍印象深刻。"当时面临很多困难，30 多人中只有 3 名执业医师、3 名执业护士、2 名没有药房工作经验的药剂士，没有设备、医院环境十分破落。"在艰苦的条件下，他带领全院医护人员打扫卫生、整治环境、招聘人员、购置设备。在大家的共同努力下，短短 1 个月，简易病房便搭建起来了。在重建初期最艰难的 3 年，沈铀承受着沉重的精神压力和体力的透支，是政府的期望、彩塘人民的信赖以及全院干部职工的团结协作支撑着他一路走来。11 年来，在他的带领下，彩塘卫生院实现了从无到有、从小到大，已基本满足社区基本医疗和基本公共卫生、家庭医生签约服务需求，实现了医院的跨越式发展，并荣获国家卫生和计划生育委员会"2015—2016 年度群众满意的乡镇卫生院"称号。近几年，沈铀更是紧紧围绕健康发展理念，带领卫生院逐步开辟了"健康教育大讲堂""公共卫生服务体检中心""健康小屋""家庭医生助理工作站""健康管理中心""全科诊室"等。他说，"作为院长，我要承担一定的社会责任，一个卫生院不再是单纯办好医院，管好这 100 多人的医院，而是要关注整个社区 10 多万人的身心健康，维护社区医疗秩序的医院。"

待患如亲　废寝劳作

办院最初，沈铀就确立了"诚实、优质、高效、公益"的办院理念，诚实地对待事业、诚实地对待同事、诚实地对待患者。正是秉着这个原则，每当碰上经济利益与患者利益冲突时，沈铀总是用"换位思维"来体验患者的感受，真真切切了解他们的所思所想。他经常对医护人员说，"要把患者的健康、身体利益放在第一位，经济利益放在第二位。要是遇上急救患者，开绿色通道，先医治患者，再考虑经济利益。"此前，一位慢性呼吸功能衰竭的外地老人来院看病，但她拒绝入院治疗。老人家的儿子"泄密"，老人在其他医院住院花费了几万元，花光兄弟俩全年的积蓄。老人是因为没钱，才拒绝入院治疗的。沈铀听了之后，心情十分沉重。他笑着对老人说，"老人家您放心，我用最便宜最有效的药物，尽最大的努力为您治疗。"这位老人住院 1 个多月后病愈出院，才花费 5 000 多元。"沈院长真是好人啊"，老人家逢人便夸。沈铀经常这样说，"当我们把为患者诊治当作是行善积德，就是再苦再累、待遇再低,也能保持良好的心态工作"。正是他这种对业务精益求精,对事业、同事、病人的真诚态度,铸就了当代的纯朴医德的高风亮节精神。

为照顾患者的寻医需求和履行卫生院第一管理人的职责,沈铀每天都在两个身份中无缝切换,白天坚持在他热爱的临床第一线,大量时间用于临床研究,利用自己的影响力和业务量,带动整个医院的业务发展。下午看病到七八点,晚上利用休息时间处理卫生院的日常管理工作,加班至凌晨一两点已是他的工作常态。

率队下乡 科普惠民

十多年来,沈铀每年都组织下乡志愿队为村民进行义医义诊、送医送药活动,足迹遍布全镇 33 个自然村。他组织"基本公共卫生服务队",并亲自带队下乡免费为老年人进行健康体检及健康咨询,为 50 岁以上居民进行高血压、糖尿病普查;参加"同心社会服务,助理农村五治理",为中学生进行体检。为了尽可能地增加服务数量,下乡前,他总是先在村里做宣传,贴广告、海报,通过电视、广播、微信通知,再由村卫生站的医生、保安通知村民到指定地点接受健康检查。在公共卫生服务志愿队下乡的带动下,不少群众已经开始主动关注自己的健康状况。

全民健康理念正在发生重大转变,从千年前古人提出的"上工治未病,不治已病",到当下全社会倡导的"每个人是自己健康第一责任人",健康理念的转变已深入人心。多年的行医经验积累,使沈铀坚信,做医生不能只顾看病,更重要的是传播健康知识,所以他把预防和健康知识传播作为日常的重要工作内容来做,始终贯彻预防为主,加强健康教育。作为潮安区卫生健康系统的专家,自 2018 年开始,沈铀连续三年受邀参加了由区卫生健康局和区广播电视台联合举办的"健康零距离"栏目,先后录制了"基本公共卫生服务话你知""老年人健康管理""家庭医生,您的健康'守门人'""健康生活 健康你我",均在黄金时间段播出。新冠肺炎疫情防控期间,他还特别录制了一期"新冠肺炎防控访谈",向居民普及新冠肺炎的传播途径、防护手段,呼吁居民通过"自我服务、自我监督、自我教育"进行"自我管理",将感染新冠肺炎的各类风险消灭在萌芽状态,为增强群众科普知识,强化群众防控意识,增强群众防控信心营造了良好氛围。

探索创新　医防融合

对于如何创新"大健康、大卫生"理念,推行临床与预防一体化的医疗卫生服务,既要坚持基层医疗卫生机构的公益性原则,又提升公共卫生机构的权威性与公信力。沈铀在实践中不断探索,并形成了一条医防融合的道路。他常常对院部临床医生说"咱们基层医院的医生,除了治病救人,还必须把自己定位成一个公卫医生,在日常看病中有意识地将每位患者进行分类,通过初步诊断,为其建立健康档案,纳入相关病种的全流程管理与个案随访台账管理,并定期进行健康干预随访。只有做到在医疗跟预防工作之间、临床跟公卫角色之间的无缝切换,我们才能走出一条基层医疗卫生机构疾病防治闭环的新道路。"

家庭医生签约服务是深化基层医疗卫生服务改革的重点工作,结合卫生院具体实际,沈铀还创新探索出卫生院独有的"X+团队"的签约模式、多种形式的复合管理模式、集中管理和分散管理,全面推进家庭医生服务落到实处。采取"X+团队"的签约模式,即居民可以自愿与卫生院家庭医生进行签约,也可以与10支团队进行签约,团队任务除提供签约服务外,还提供基本公共卫生服务。通过在公卫体检中心、"家庭医生团队工作室"、"家庭医生助理工作站"和"健康小屋"、下乡进村入户签约及日常诊疗与家庭医生签约服务有机结合等多种形式,为居民开展签约、履约服务,进一步增强居民对家庭医生签约服务的获得感,让居民切实享有全生命周期、连续、综合的健康服务。

因为对公共卫生、家庭医生签约有着深刻的理解,同时坚持理念创新,彩塘卫生院在沈铀的带领下,逐渐成为潮州市基层医疗卫生机构之间一个交流平台。先后举办了"潮州市基层卫生健康工作现场交流会""潮安区基本公共卫生服务培训班""广东省潮州市家庭医生服务'滚雪球'培训班""潮安区基层高血压健康管理先锋培训班""顺德区卫生健康系统一行到彩塘卫生院交流学习"等培训交流会议,为进一步提升基层卫生健康事业的发展,促进基层医疗卫生机构之间的交流学习,加快基层卫生人才队伍建设,提升基层医疗卫生服务能力尽了一点绵薄之力。

(作者:广东省潮州市潮安区彩塘卫生院 施健炜 李晓微)

我赶上了全科医学在中国
发展的最好时代

上海市浦东新区上钢社区卫生服务中心主任杜兆辉,担任中国社区卫生协会社区卫生服务中心主任联合工作委员会主席、上海市社区卫生服务中心主任联盟主席,是享誉业界的全科医生领军人物。

32 岁成为最年轻的社区卫生服务中心主任

1993 年考入安徽蚌埠医学院临床医学专业的杜兆辉,1998 年毕业后即进入上海市浦东新区潍坊社区卫生服务中心工作。

回忆冒着酷暑骑自行车到居民家中为卧床患者换药;忙完一整天的诊疗后,又义务为行动不便的九旬老夫妇送药上门的日子,杜兆辉说:"社区医院的工作虽然很琐碎,但是我却做得很欢乐。"

正是因为勤勤恳恳的工作态度,以及对基层医疗发展的深刻见解,杜兆辉很快从普通的家庭医生提升为全科团队队长、老年护理病房负责人。

在诊疗中,杜兆辉发现,社区"看病难"这一问题备受社会关注,那么瓶颈在哪儿? 杜兆辉发现,患者多次排队缴费就是大家"吐槽"的一个点。"能不能像餐厅一样,患者也来个先看病后交费?"经过仔细研究,潍坊社区卫生服务中心于 2004 年创新性地提出"先诊疗、后结算"的门诊优化流程,该流程成为新一轮医改在全国推广的模式。

同样的,为更好地管理居民健康档案,杜兆辉所在的社区卫生服务中心又率先为近 6 万社区居民建立了动态电子档案,涵盖核心健康档案、诊疗记录以及儿童保健、计划免疫、肿瘤防治等公共卫生服务信息。

2007年,32岁的杜兆辉已是潍坊社区卫生服务中心主任,成为上海市最年轻社区卫生服务中心主任。

"全科医学是全新的产物,要让老百姓真正接纳、让医务人员真正投入,就得不断学习。"为此,在取得复旦大学公共卫生管理硕士学位后,杜兆辉继续攻读复旦大学上海医学院全科医学专业博士。

全科医生培训考核系统在上海乃至全国复制推广

主任的位置怎么做?全科医学不是我国本土的产物,如何让老百姓真正接纳、让医务人员真正投入?能不能将全科医生的培训考核变得信息化、客观化、标准化,解决长期以来老百姓对社区医生能力素质的不信任问题?

杜兆辉一直思考这些与老百姓息息相关的问题,他也越来越感到责任之重,不敢有丝毫懈怠。他身边的人都说,几乎看不见杜主任"正儿八经"地吃过一顿饭,他一直都是那么忙碌,饭点儿到了,总是随便吃点儿东西。晚上不管多晚,即使已经凌晨,只要工作信息一发出,他都会"秒回"。

他随身带着电脑,外出开会的路上、出差候机的时候,他总是见缝插针地写方案、做安排。他不辞辛苦,不畏舟车劳顿,不怕各类问题困难,以特有的韧劲儿和冲劲儿,用智慧和勇气,全力以赴去探索、去实践。

2013年,全国首家基于信息化的全科医生实训中心在浦东新区潍坊社区卫生服务中心建立。拥有30 000余例考题的理论考试题库、技能考试的模型模拟人考场、实操考试的诊间模拟临床问诊。客观题均由系统直接打分,主观考题也有尽量客观的考评体系。

2015年,上海市卫生计生委员会为浦东新区潍坊社区卫生服务中心授牌"上海市全科医生实训评估基地",中心成为浦东新区1 500余名全科医师的年度考试与训练平台。该全科医生培训考核系统更在2016年获得实用新型专利授权,作为全国首个全科医生培训专利,在上海乃至全国复制推广。如今,基于云端管理的全科医生实训体系已覆盖北京、上海、江苏、山东、广东、四川、安徽等多地,建立起近 150 个全科医生实训基地。

支持年轻全科医生们在职攻读硕士、博士研究生

2013 年,复旦大学上海医学院设立全国首个全科医学博士点,杜兆辉师从我国著名全科医学专家祝墡珠、孙晓明,成为全国首位来自基层一线的全科医学博士。他还支持年轻全科医生们在职攻读硕士、博士研究生,鼓励他们不要停下奔跑的脚步。

2018 年,杜兆辉去美国学习全科医生模式与经验,2020 年被推选为候任的亚太青年医生组织副主席,他用流利的英语和世界各地的全科医生们交流互动。他山之石可以攻玉,"安心执着于自己的岗位,并非只能坐井观天,国内外的新形势都可以成为我们克服瓶颈的武器。"杜兆辉不断思考和践行着如何推进中国的社区卫生发展。

在提升自己的同时,杜兆辉不断为社区卫生机构创造平台。作为浦东新区重要薄弱学科建设(全科医学)的带头人、上海市优秀学科带头人,他的目光更多地放在了区域、行业的青年人才的培养和引领。2013 年 10 月,潍坊社区卫生服务中心正式挂牌"复旦大学上海医学院潍坊社区卫生服务中心",这意味着,上海首个大学附属社区卫生服务中心在浦东诞生,搭建起社区医教研发展的新平台,该模式成为全科医生执业后培养的上海社区模式。

那一年,上海首批规培全科医生毕业生,有 8 名选择了潍坊。"我们把二十分之一的毕业生都招至麾下,我称他们是'黄埔一期'。"杜兆辉说。这批学员如今已经成长为全科医学的中坚力量。

家庭医生和全科医生有什么差别? 面对记者的问题,杜兆辉解释,不同的称呼对应的是不同的角度:对于社区居民来说,需要家庭医生来关注家庭的全健康管理;对于"全科"医生来说,需要掌握全面的医学及健康知识。杜兆辉又以"分级诊疗"中全科医生的角色举例,并形象比喻道:分级诊疗就像一个"手掌",五指为专、掌心为全,专为全之延、全为专之融;掌根

是疾病的原点,掌指关节是专科与全科的分界。"而我的工作就是好好夯实掌心的厚度和温度,让其与五指的配合更成熟灵活,最终形成能托住健康的大掌。"

2018 年 5 月,杜兆辉作为共同主编编写了《社区常见疼痛疾病分级诊疗手册》,这也是国内首个基于社区全科医生视角的疾病诊疗共识指南。如今,基层医疗机构疼痛诊疗服务能力建设项目,在上海各个区进行十几场线上和线下巡讲。"目前,皮肤病、肾脏病、社区获得性感染等共识也已确定,我们希望通过全专结合的联动指南真正清晰界定上下转诊的时机与方法,将分级诊疗落到实处。"他组织主办了"基于分级诊疗模式的全科医疗探索与实践培训班",来自西藏、广西、青海、浙江、江西等 15 个省(自治区、直辖市)的骨干全科医生进行了在线交流,经验分享,同时在线观看的有 230 余人。

"我想继续坚守一线"

扎根社区 23 年,杜兆辉先后获得上海市第六届"青年医务管理十杰"、中国医师协会"住院医师心中好老师"、上海市"首届十佳社区卫生服务中心主任""吴阶平全科医生奖"等荣誉称号。随着事业的成功,越来越多提拔的机会摆在杜兆辉的面前,他却三次坚持驻守社区卫生一线,始终坚守在社区、专注于全科医学。

2013 年,杜兆辉被提任为浦东新区医疗机构管理中心副主任,他向组织提出请求,"工作重心仍想放在潍坊社区";2015 年,副主任一职面临转正机会,杜兆辉却出人意料地婉拒了,"我还是想留在社区";2019 年,在浦东新区新一轮大调研期间,区委组织部根据民主推荐、个人能力素质等考评结果,再次将杜兆辉列入提任名单,但他的回答依旧没有变——"我想继续坚守一线"。

"我赶上了全科医学在中国发展的最好时代。能用毕生所学奉献给最适合的岗位,就是我最大的自豪。"杜兆辉对记者说。

如今，离开了工作近 20 年的潍坊社区卫生服务中心，杜兆辉带领上钢社区卫生服务中心正上演一场"加速跑"。他请来恩师孙晓明教授坐镇，在潍坊、上钢分别开设家庭医生工作室。

现在，上钢社区已达到每万名常住人口拥有 4.35 名家庭医生，远高于上海市 3.5 名的基准线。在他的带领下，上钢社区卫生服务中心计划打造"前庭后院"的家庭医生门诊模式，前端是患者的全预约平台和健康管理区域，后端是"患者坐定、医生流动"的全科诊室。"它应该是全程、连续、周期性的契约服务，医患有紧密的服务依从关系，不能随机来、随便看，诊疗前，患者与家庭医生助理或护士交流，再与医生沟通诊疗至少半小时。"杜兆辉描绘着自己心目中的全科医生诊疗。他坚信，全科医疗的未来将愈加美好。

牵头主编《基层医疗卫生机构重大疫情防控预案与演练手册》

作为基层医疗卫生的社区医生，杜兆辉参加并聆听了 2020 年 11 月 12 日习近平总书记在浦东开发开放 30 周年庆祝大会上的讲话，特别是领会"着力完善重大疫情防控体制机制，毫不放松抓好常态化疫情防控，全方位全周期保障人民健康"的精神。

杜兆辉说："发热（哨点）诊室为基层医疗卫生机构公共卫生服务职能的深化和重塑，方兴未艾，在关注诊室运行效率的同时，应不断完善诊室建设和运行规范，加强人才培养，逐步完善核酸检测等能力，结合媒体的宣传引导，充分发挥其'哨点'功能，更好地保障人民健康。"

在新冠肺炎疫情防控的关键时刻，作为中国社区卫生协会中心主任联合工作委员会主席，杜兆辉还牵头主编了《基层医疗卫生机构重大疫情防控预案与演练手册》（简称《手册》），2021 年 3 月由人民卫生出版社出版，并在全国范围内组织培训会，杜兆辉在培训会上分别从《手册》编写的出发点、过程、内容，以及编写脚本、录制视频等方面进行了介绍，同时对疫情防控演练要求作进一步的说明，通过对《手册》及配套视频的学习，不断加强日常疫情防控技能的演练水平,在线学习达到 2 万余人。

2021 年 5 月,杜兆辉又主编出版了《新冠肺炎农村防控手册》。

杜兆辉是中共党员,已有 24 年党龄。在建党 100 周年的日子里,他说:"坚守在社区、专注于全科医学,是我的初心。在浦东,我看到了全科医学的未来。"

(作者:《健康报》驻地记者 胡德荣)

从看病难到看病易,我们是这样做的

"王医生,我的肾功能报告出来了,再给我约一下上海来的专家远程视频门诊。"家庭医生签约居民老毕像往常一样给他的家庭医生王医生打来了电话。自从福建省厦门市海沧区嵩屿街道社区卫生服务中心启动复旦大学附属中山医院厦门医院远程会诊平台以来,患有肾功能衰竭、高血压、糖尿病等慢性病,行动又不便的老毕,定期在中心进行远程视频门诊,不用在岛内外来回奔波。每次看完病,他总是要再感叹一句:"咱们社区卫生服务中心现在能解决的问题越来越多,我们看病可是越来越方便了。"不只是老毕,很多来看病的居民也常有感慨:"看病不再那么难了,很多病在家门口的社区医院就能解决了。"

嵩屿街道社区卫生服务中心(以下简称"中心")的变化只是飞速发展的医疗卫生事业的一个缩影。从乡村诊所到规范的分级诊疗机构;从"赤脚医生"到专业医务人员;从简陋的听诊器、血压计、体温计等"老三样"诊察器具到彩色多普勒超声诊断仪、DR、CT等各种先进检查设备;从"看病难"到"家门口轻松就医";从"小病扛、大病拖"到每年主动进行健康体检;不论是医疗服务体系、医疗服务能力,还是群众的就医体验、健康意识,在改革开放以来的40余年,都发生了翻天覆地的变化。从看病难到看病易,我们通过不断提升自身服务能力,一步步织密群众健康网。

2006年10月,国家提出"建设覆盖城乡居民的基本卫生保健制度"的目标,也是从这一年,我们由原来的卫生院转变为社区卫生服务中心。从2007年开始,由原来的财政差额拨款变为全额拨款,使中心的发展有了更有力的财政保障。

2009 年，国务院通过新医改方案和实施方案，方案提出：大力发展农村医疗卫生服务体系，完善以社区卫生服务为基础的新型城市医疗卫生服务体系。中心积极落实国家基本公共卫生服务，同年，《关于建立国家基本药物制度的实施意见》印发，为保障群众基本用药，减轻医药费用负担，中心按要求实行《国家基本药物目录》用药、药品零差价，但在当时，中心的药物不足 200 种，医疗服务能力受到限制。

2014 年，中心推进"慢病先行、三师共管"分级诊疗模式，由专科医师、全科医师、健康管理师三师共同管理高血压、糖尿病患者，治疗药品突破基药限制，两病管理更加规范。

2015 年，国务院办公厅印发《关于推进分级诊疗制度建设的指导意见》，分级诊疗政策体系逐步完善，优质医疗资源有序有效下沉，第一批三级医院专家定期到中心坐诊，社区群众实现家门口就能看到专家的愿望。

2016 年 6 月，国务院医改办印发《关于推进家庭医生签约服务的指导意见》，家庭医生签约服务全面铺开，让群众拥有健康的"守门人"，"多、快、好、省""互联网 +"服务深得人心，家庭医生线上健康咨询回复、预约转诊、高血压、糖尿病等慢性病健康管理、物联网监测健康信息、线上长处方续方、精准健康保健知识科普和健康提醒推送等服务，大大方便了签约家庭，让签约家庭获得感倍增。

2017 年，全科医师、专科医师协同，专科医师、全科医师、健康管理师"三师"共管多个专病，依托专病中心、互联网远程协作平台和一套管理机制，专病药品突破基药限制，药物超过 500 种，将筛查异常或慢性病病情不稳定的患者转诊至对应的专病防治中心，经上级医院进一步诊治后，转回社区继续进行健康管理，进一步织密了群众健康网。

在医改政策的推动下，中心不断加大投入，建设基础设施、添置设备、完善功能区的服务功能，加大人才引进、招聘工作，越来越多不同专科的专家在中心开设专病门诊、开展师带徒、专家坐诊，越来越多的专业技术人员选择到基层医疗机构就业。同时，中心始终以患者健康需求为导向，不断拓展服务项目，扩大服务范围，满足群众就医、保健需求，服务能力不断提高，越来越多的人选择基层首诊，近 6 年中心的门诊量翻了近 5 倍。

随着中心服务能力的逐步增强，家庭医生签约服务也越来越得到大家的认可，作为居民健康的"守门人"，家庭医生已成为居民健康生活中不可或缺的角色。而在服务过程中所建立起来的信任感和依靠感，也让很多签约居民在疾病发生时，把家庭医生作为他们的第一选择。

家住未来海岸的独居老人郑奶奶，有高血压和非梗阻性肥厚型心肌病病史。一日，她在家中突发胸痛，自行服用药物后病情仍逐渐加重，并伴左下颌疼痛、大量出汗，她第一时间打电话向黄医生求助，黄医生在电话里指导她平躺休息，指导其用药，疏导郑奶奶紧张的心情，在黄医生的帮助下，郑奶奶胸痛逐渐缓解。此时黄医生仍不放心，叮嘱其来做心电图检查，并在郑奶奶就诊过程中全程陪伴，一路"绿灯"让其开单结算、做相关检查，排除不稳定型心绞痛和心梗的可能性。郑奶奶病情平稳后才让其离开中心，并指导她到三级医院专科就诊进一步检查。在这次服务过程中，黄医生充分发挥了家庭医生健康"守门人"的作用，让郑奶奶感受到了家庭医生签约服务实实在在的好处。

再说张大爷，他是一位 81 岁高龄的老人，患有高血压、冠心病、心房颤动等疾病，子女不在身边，平时都由他的夫人林奶奶照顾。一日在家不慎摔倒后，出现一侧肢体无力，血压升高的情况。情急之下，林奶奶马上给她的家庭医生——李医生打了电话，李医生接到电话后，一边交代林奶奶立即拨打"120"，一边联系了厦门市海沧医院的神经内科李主任，并与家庭医生签约团队健管师——杜护师一起赶赴张大爷家中进行问诊、检查。考虑到张大爷已有脑梗的症状，他们全力帮助林奶奶，第一时间前往厦门市海沧医院治疗，由于救助及时，张大爷转危为安。在住院期间，李医生还时常致电林奶奶，询问张大爷的情况，这让张大爷一家十分感激。

出院后，张大爷继续转诊回社区，由李医生进一步随访，定期为其复查相关指标。在家庭医生签约服务的过程中，李医生已经不仅仅是他的健康

"守门人",也是他的朋友。去年,张大爷又一次脑梗,身体状态比之前差了很多,经常连家人都认不清。可有一回她和同团队的健管师杜护师去他家里看他,在没有人提醒的前提下,居然认出了李医生来,还激动地叫出了她的名字,这让张大爷的家人感到很惊讶,尽管言语有些混乱,但看得出他见到李医生很开心,并且认真配合李医生做检查,现在身体也在逐步恢复中。

像这样的故事还有很多。从最初需要反复宣传才能推进家庭医生签约服务到后来越来越多的居民主动签约,家庭医生签约服务作为近年来医改的一个重要举措,逐步得到大家的认可,2020 年,中心共签约居民 19 929 人,签约率 30.52%。如今,居民已逐步树立起常见病、慢性病、多发病到基层医疗卫生机构就诊的就医理念。

国家政策的支持,机制、制度的建立和完善,以及基层医护人员的主动性,是综合服务能力一步步提升的要素。基层医疗卫生机构能力的全面提升是居民愿意走进基层医疗卫生机构接受服务的前提。我们不能辜负党和政府的支持、不能辜负居民对我们的信任,要充分发挥社区卫生服务中心居民健康"守门人"的作用,"不忘初心、牢记使命",不断提升服务能力,努力织密群众健康网,为实施健康中国战略作出我们的贡献。

(作者:福建省厦门市海沧区嵩屿街道社区卫生服务中心 王娟娟)

海岛守护者

在福建省莆田市秀屿区南日镇卫生院(第一医院南日分院),提起该院妇产科护士长魏德英,无论是孕妇还是家属都交口称赞。

扎根海岛 30 余载,退休返聘仍坚守一线,魏德英用一片真情托起新生命,用爱心诠释一名白衣天使的神圣职责。她曾荣获"全国卫生计生系统先进工作者"以及省、市劳动模范等荣誉称号,前不久又被评为"全国劳动模范"。

回首萧瑟处,风雨亦有情

魏德英的父亲是岛上的一名外科医生,曾对她表示海岛缺乏专业的助产士,希望她学好这个专业并回到家乡工作。1989 年,毕业于莆田卫校助产班的魏德英来到南日镇卫生院从事助产工作,谁曾想这个工作她一干就是 31 年,去年,她被中国妇幼保健协会评为"坚守产房三十年的资深助产士"。

2019 年春节期间,一天夜里 11 点多,魏德英为一位各项指标检查良好的产妇接生。但婴儿出生后,她发现孩子皮肤青紫,哭声弱,肌张力低,经过吸痰后,婴儿的状况仍不见改善。怎么办?来不及多想,她摘下口罩,直接用嘴对着婴儿的嘴,迅速进行人工呼吸和胸外心脏按压,一下、两下、三下……孩子终于救过来了,她的嘴角也沾上了婴儿脸上的羊水和黏液。事后,看着孩子粉嫩可爱的脸蛋儿,魏德英觉得值了。

魏德英说,产房里不定时会发生一些意想不到的危急情况,所以只要在岗,她就全身心投入,严密观察产程,及时发现异常,并快速处理。如果孕产妇和新生儿需要转诊,无论是三更半夜,还是刮风下雨,她都会义无反顾地护送他们出岛。

然而,护送工作也并不是一帆风顺的。一次,因大雾天气,患者雇的渔船在海上迷失,魏德英和他们一起在海上漂了8个小时才到岸。有时遇到风浪,魏德英自己被颠吐了,但仍咬牙坚持照料和处理病患随时出现的各种状况。而当患者无法转院时,她只能凭着自己的专业技能,与同事们沉着冷静地抢救、手术,帮患者脱离生命危险。

婴儿一声啼,万众侧耳听

魏德英表示,每当听到婴儿的第一声啼哭,她的内心就充满无比的幸福感和成就感。也正是这样的时刻,支撑她30多年如一日地坚守海岛。多年来,经她手接生的婴儿达6 000多个,这数字的背后,是她夜以继日的守候与努力付出的成果。

这几年,海岛群众出行更加安全便捷,留在岛上的孕产妇渐渐少了,但魏德英的工作丝毫没有轻松下来。作为妇产科负责人,魏德英按照院领导的安排,积极配合南日镇政府开展国家基本公共卫生服务下乡活动,为学生及65周岁及以上老年人免费体检,参与农村低保妇女"两癌"筛查、育龄妇女妇科疾病普查、健康扶贫、家庭医生签约服务、早孕管理等工作。

疫情期间,妇产科仍然要收治临产的孕妇。由于乡村隔离,孕妇在交通、饮食、例检等方面面临意想不到的困难。魏德英每天翻阅孕妇档案,寻找对策。孕妇杨金花先前胎位不正,预产期来临,爱人一时半刻回不了岛。如果因为路上阻挠耽误分娩,后果不堪设想。她马上电话联系,果然杨金花有了阵痛。魏德英果断建议院里开启绿色通道,用救护车接入院。在保证疫情防控的前提下,为产妇提供最大的方便。魏德英关注杨金花的密切接触者,并对她们进行排查。杨金花的婆婆周银锁高兴地说:"多亏魏主任想得周到,我家金花及时送到产房,我这才放了心!"

曾经,魏德英有机会走出海岛,甚至调任申请表都填好了,可在提交申请表的前夕,她却放弃了。"舍不得这片海岛。"魏德英说。岛上村民纯朴善良,就像自己的亲人一样,照顾他们就是照顾自己的亲人。

魏德英给自己的微信昵称取名为"家在海岛",不仅仅是因为自己从小在海岛长大,更是她决心要将毕生的光和热奉献在这片故土上。

返聘冲前阵,无悔汗满襟

2020年2月,魏德英到了该退休的时候。但面对突如其来的疫情,她顾不上退休,主动请缨,冲上疫情防控一线。

海岛的特殊性给预检工作带来更多的安全隐患。作为南日岛第一批疫情防控医务人员的魏德英,每天为数百名出岛返岛人员预检分诊。

除了码头及医院门口预检分诊工作外,她还主动参与疫情防控期间的消杀工作。为了做好个人防护,消杀工作需要穿雨衣雨靴,戴医用口罩、手套和护目镜,因为包裹得严实,使得呼吸有些困难。再加上背负二十多公斤的消毒液了,对于年近五旬的她来说,无疑是个挑战。她迎难而上,认真地对每一个角落进行消杀。魏德英常说:"消杀工作要精细,不能马虎,心存侥幸。"

作为党员,魏德英不仅在本职岗位以身作则,还积极向党支部建言献策。2020年春节,她担忧眼前的"零输入、零感染"遭遇挑战,提醒院长密切关注前期高风险地区返岛人员的健康状况。在她的提议下,在镇政府的大力支持下,卫生院组织医护人员对春节以前高风险地区返岛人员进行健康排查。

万峰村春节前从疫情高风险地区返乡的人数最多。正月初一晚上八点,魏德英不顾劳累,冒着严寒来到村防控指挥所,要求排查相关人员。包村干部面露难色,说要逐一上门才能说服。魏德英说:"工作再难也要做,上门就上门。"她穿上防护服,带着器械,挨家挨户访查。万安楼的黄金标一家五口腊月二十从疫情高风险地区返乡,准备为孙子举办婚宴。不巧村里通知取消聚会,暂停举办各种民俗活动。这无疑给兴冲冲的老黄一家浇了一盆冷水。看到魏德英耐心细致地为家人检查身体,老黄终于一反原先的抵制情绪。从里屋拿出一袋真空包装的武昌鱼,拿给魏德英。"你大年初一来我家,算是客人,这是一点儿心意!"老黄恳切地说。"大家的配合是对我最大的支持,大家的健康才是最好的礼物!"魏德英笑了笑说。在老黄的带动下,村里从湖北返乡的男女老少自觉接受检查,自觉居家隔离。"村看村,户看户",山初村的疫情高风险地区返乡人员听说此事,主动要求仿效万峰村的做法。村主任李玉成感激地说:"魏德英为我们工作开了好头!"

对于魏德英而言,不仅是家在海岛,更是心属海岛,爱在海岛,她在这里付出爱,也在这里收获爱,未来也将坚定无悔地肩负起守护海岛人民生命健康的职责。

(作者:福建省莆田市秀屿区南日镇卫生院)

守护儿童健康

我是董海燕,安徽省安庆市怀宁县人,大学本科文化,2012 年进入安徽省安庆市怀宁县秀山乡卫生院工作。作为一名基层儿保人,我始终牢记全心全意为人民服务的宗旨,踏踏实实工作,在平凡的岗位上找到了自己的人生价值。

工作很累,我热爱

我热爱医生这个职业,遇到困难时不推诿、不退缩。我曾经接诊过一个被热水壶的电线绊倒,双脚大面积烫伤的小孩。由于是贫困户,缺乏上大医院换药治疗的条件,而这个小孩又只认可给他做过体检、"打过交道"的我来为他换药,所以我利用下班时间,连续一个多月为孩子换药。因为孩子的家长身有残疾,行动不方便,我就上门为他换药。因为烫伤面积不小,换药程序必须规范,而且时间长,孩子因为疼痛,不停哭闹。我一边和家长配合安慰孩子,一边把换药工作做到尽善尽美。我不想孩子留下身体上的创伤,更不希望孩子留下"心灵的疤痕"。所幸在一个多月的辛苦和努力之下,孩子痊愈。

正是出于对这份对工作的热爱,我为医院连续几年摘得"市县儿童保健类先进工作单位"作出了积极贡献;也经常走出医院参加周边的小学、幼儿园开展的健康巡讲工作。

责任重大,我细心

孩子是家庭的中心,是祖国的未来。作为基层的儿童保健工作者,我做不了什么大事,但可以努力做到"细心",细心完成自己的本职工作,就是我能送给孩子们最好的礼物。小小的诊室经常挤满了前来做检查的儿童和家长,孩子哭闹、家长的问题一个接一个,我尽自己所能对每个孩子认真检查,对每位家长不厌其烦地答疑解惑。有些孩子是被爷爷奶奶、外公外婆带来做检查的,老人对一些较为专业的术语不太理解,我尽量转换成最通俗的语言,一遍遍地说,力求讲清、不留问题。

一位产后第 3 天的新手妈妈因为涨奶的问题向我求助,需要进行入户指导。过程中,家长向我反映孩子黄疸严重,不会吸吮,我当即意识到这种现象的非正常性,在详细检查之下,基本确定是腭裂导致的,并及时告知家长这种腭裂并非唇腭裂,不易发现,但会导致孩子呛奶、喂养困难,需要尽早治疗。所幸由于发现及时,经过手术,孩子已经康复。还有很多孩子在第一次体检时发现了问题,如患有先天性心脏病、髋关节发育不良等,通过我的建议,得到了及时的转诊治疗,我也会进行回访,并向家长提出后期的治疗康复意见和饮食营养指导。

岗位第一,我奉献

急儿童之所急,想家长之所想,只要需要,我都会第一时间到岗。家里老人生病、孩子即将高考,我依旧把工作放在第一位,风雨兼程,夜以继日。在这个时候,我只能向家人表达歉意。

在第二跖骨骨折期间,为了不让如期赶来做体检的儿童与家长白跑一趟,我打着石膏到岗工作,后来因为长时间坚持工作没有得到良好的恢复,而留下了后遗症,在阴雨天气脚背还是会肿起、隐隐作痛,但我从来没有对自己的所作所为感到过后悔。

工欲善其事,必先利其器。我非常注重加强业务学习,认真钻研,理论联系实际,不断提升自己的知识、技能与素质,以更好地服务儿童,适应医学日新月异的发展。对于未曾接触过、但可能需要涉及的领域,我都认真地去钻研。

梅花香自苦寒来,从事儿童保健工作 8 年以来,我所在乡镇的患儿管理率和覆盖率显著增加,家长意识逐渐提高,儿童营养性疾病逐步得到规范管理,其中,儿童缺铁性贫血的患病率下降最为明显,由最初的 23.8% 下降至 10.23%。

儿童保健,我努力

在乡镇基层各个单位中,我最早在自己负责的区域建立起线上联络,并建立、发展多个 QQ 群、微信群;哪怕是半夜三更在线上收到提问,我都尽量做到及时提供建议,使得一些儿童家长在家遇到的棘手问题得以快捷、准确地获得解决方案。

记得刚接手儿童保健工作时,儿童体检在我们这儿还是一个盲区,大多数家长都希望、也认为自家的孩子是健康的,觉得没必要、甚至不愿意进行儿童体检。我常常不厌其烦地进行面对面宣教,让家长逐渐认识到对孩子生长发育做过程监测非常重要,甚至会影响孩子的一生。通过一段时间的努力,大部分家长都主动带孩子定期进行健康体检。

另外我开展了"妈妈课堂",定期向家长普及育儿相关知识,手把手示教,如拍嗝、喂奶、婴儿抚触,以及中医药儿童保健知识等,有效改善了许多儿童的积食、营养不良等症状,家长们也很喜欢学习这些知识。同时,我免费给孩子做中医穴位按摩,缓解了许多儿童的亚健康情况。由于乡镇儿保医生稀缺,我更加不敢懈怠,心里总是想着如果无法做好自己的工作会造成什么样的后果。人手少、整理档案数量多,流出人口体检记录要做到及时追回、归档,经常要晚上加班完成。但是我能准确叫出每一个来做过体检的孩子的名字,甚至不用翻阅资料,就能知道孩子的家庭状况、父母姓名。有人开玩笑说我该去参加"最强大脑",实际上这只是无数次检查、无数份档案堆砌起来的"记忆城堡",在自己都没有意识到的时候已经在我脑海中悄然建立了起来。

疫情无情，我有情

在新冠肺炎疫情防控期间，本人没有停止进行下村宣教、科普相关事宜。我做好防护，走村串户，对在册记录的儿童的体格生长和心理情况进行监测。

疫情期间，儿童因为长时间难以出门、无法与正常时期一样活动，可能导致产生一些心理问题，而在农村群众中，家长对于这些心理变化的意识可能较为淡薄，没有过多的关注。我要做的就是向家长们说明，在当下的特殊时期，除了应该注重孩子的饮食健康、运动合理之外，更要兼顾孩子的心理状况。医生属于高风险职业，因此在宣教时尽量与群众保持安全的距离；但在远距离要兼顾讲清楚内容，尽管有喇叭辅助，一天下来也依旧喊得喉咙沙哑，更不敢喝水，怕上厕所麻烦，更怕耽误时间。疫情高峰期限制通行，乡村道路全部封锁，交通工具都无法使用，只有步行，一天走下来腿部也肿得厉害。

疫情期间，我没有休过一天假，吃住都在单位，没有回家。记得元宵节当天，医院安排参加高速路口疫情防控值班，当时天气特别冷，还下着雪，听着鞭炮声彻响，看着高速路上车来车往，虽然从早到晚累得胳膊都举不起来，但看见大家能回家团圆，我心里还是觉得很温暖。

我将一如既往地热爱我的儿保工作，继续以儿童至上，诠释新时代儿童保健工作者的优秀品质和道德情操，为健康怀宁、健康中国贡献力量。

（作者：安徽省安庆市怀宁县秀山乡卫生院 董海燕）

"点亮星空"的社区儿童康复

每个人都会有缺陷,就像被天使咬过的苹果;有的人缺陷比较大,正是因为天使特别喜欢他的芬芳。

一个儿女双全家庭的无奈与绝望

"哥哥也是这种情况,10多岁了,生活都不能自理,早知道美嵋也是这样,我们就不生了。"爸爸低着头喃喃道。当他们知道美嵋也被诊断为自闭症之后,家里的天塌了,无助、崩溃又绝望。第一次见到美嵋爸爸,这个中年男子脸上写满了疲惫。他背着一个黑色的书包,里面全是女儿的检查报告,"老师,帮帮我们吧。我家困难,只有我一个劳动力,压力真的很大。"

"来自星星的孩子"

这个叫美嵋的小女孩今年6岁,扎着双马尾,两个脸蛋红扑扑的,每天都哼着儿歌,一脸的笑容,在治疗大厅里面蹦蹦跳跳的。由于个子高,美嵋在孩子当中格外显眼。和其他自闭症孩子一样,美嵋也存在语言刻板、社交障碍、追求感觉刺激等症状。

自闭症又称孤独症或孤独性障碍,是广泛性发育障碍的代表性疾病。他们像夜空中的星星,独自闪烁,虽然在父母、亲友旁边,心却离他们十分遥远,好像完全活在自己的世界,因此人们常把自闭症儿童叫作"星星的孩子"。自闭症具有很高的遗传性,遗传率高达80%,很多家庭缺乏自闭症的相关知识。自闭症孩子患病率逐年升高,54个孩子里面就有1个自闭症。可是,这一疾病尚未被全社会了解。自闭症孩子的就学问题、就业问题、社会歧视与误解仍然是我们面临的一大问题。

以 爱 之 名

随着国家对自闭症的支持与重视,这一类孩子逐渐得到政府及社会的关注与关爱。四川省成都市天府新区积极贯彻落实《四川省人民政府关于建立残疾儿童康复救助制度的实施意见》的精神,对美嵋这样的贫困家庭,积极做好残疾儿童的康复救助工作。2020年3月,四川天府新区社区发展治理和社会事业局批准成立区级儿童康复中心——四川天府新区残疾儿童康复中心。同时,与天府新区特殊教育学校签署《残疾儿童康复医教结合合作共建协议》,从而实现教康融合,以儿童为中心、以社区为枢纽、以家庭为单元、以特殊学校为载体、以社会参与为延伸,"五位一体"的服务模式,逐步覆盖新区学校、幼儿园,从而针对性解决像美嵋这样特殊儿童的就学、康复治疗、社会关注等问题。

呵 护 成 长

康复这条路漫长且艰难,为了更好地促进孩子融入日常生活,老师们会根据每个孩子的不同需求,制订个体化教学方案。

一次妈妈带着美嵋去菜市场,一辆汽车突然按喇叭,发出了刺耳的声音。美嵋听到后,捂着耳朵大喊大叫。妈妈不知道美嵋为什么会突然出现这样的行为,检查之后才知道,美嵋有听觉敏感,能听到比正常音量更低的声音。根据美嵋的情况,治疗师也做出了相应的治疗计划。从2021年3月来中心接受治疗到现在,美嵋的听觉敏感明显降低,语言理解、表达、眼神交流都有明显进步,也学会了安静等待。每次治疗结束后,美嵋都会向老师鞠躬说:"谢谢老师。"

每天早上10时,妈妈就带着美嵋来康复中心,进行各半个小时的语言和感统治疗。美嵋在进行治疗的时候,妈妈就去楼下菜市买菜,之后再回来接美嵋,下午4时还要去特殊教育学校接放学的哥哥。即使家里经济困难,家人也从未放弃过孩子的治疗,爸爸也会尽量抽时间陪伴孩子,不想错过他们的成长。

来 日 可 期

美嵋很喜欢唱歌,在幼儿园里学到的歌都会唱给治疗师和妈妈听。"美嵋能够每天开开心心,能听老师和爸爸妈妈的话,我们就很满足了。"美嵋妈妈说,"我就希望孩子在接受康复之后能做简单的事情,长大能够自我照顾。"

美嵋妈妈的愿望是,美嵋在这么多的爱里成长,当父母老去的时候,她已经可以很好地独立生活;在社会各界的努力下,这些被天使特别喜爱的孩子能够互帮互助,融入社会生活;随着医疗技术的进步,也许有一天,人类可以彻底预防和治愈自闭症。

天府新区残疾儿童康复中心一直在努力。中心将积极探索以家庭医生服务为主线的多维度儿童健康管理服务,逐步探索与辖区幼儿园、学校建立持续服务,开展形式多样的医教养融合服务,在夯实康复门诊服务的同时,

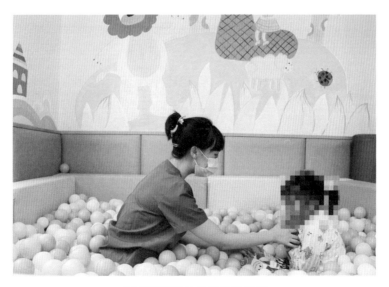

"点亮星空"的社区儿童康复

让儿童康复服务走进社区、走进家庭、走进学校,全面推进儿童健康发展。作为一名康复治疗师,我知道未来还有很多困难,但是我们的足下是日益强大的祖国,头上是总有光明的浩瀚天空,心中是从不曾忘记的初心。

亲爱的宝贝,我们始终和你在一起,来日一定可期。

(作者:四川省成都市天府新区将军碑社区卫生服务中心 李鑫 蔡秋雪)

用爱唤醒"精神"

谈起精神病患者，人们总会想到一幅恐怖的画面：蓬头垢面、龇牙咧嘴、喃喃自语……而有这样一名基层医生，她每天都与精神病患者打交道，用爱唤醒"精神"，赢得了患者和家属的尊重，她就是广东省河源市龙川县老隆镇卫生院公共卫生科主任廖彩霞。

因为同情　爱上了精防职业

2012 年，为了照顾年迈的父母，廖彩霞放弃了在深圳年薪 20 多万的社区健康服务中心全科医生的工作，毅然回到家乡龙川，在老隆镇卫生院从事公共卫生工作。每次下乡为辖区居民义诊时，当她看到精神病患者支离破碎的家庭，一张张满脸皱纹苍老憔悴的脸和一双双期盼的眼神，她的内心被触动，便下决心要帮助他们。当时的卫生院尚没有专职的精防医生，然而，就是这份简单的同情和满腔的热情，她义无反顾地选择做一名精防医生。难以想象一个 30 多岁的女子会是一名精防医生，可她爱上了这份工作，兢兢业业，一干就是 10 年。

付出真爱　赢得了一份尊重

廖彩霞所在社区有严重精神障碍患者 513 名，她带领团队每半年就要对患者进行走访，若遇到突发情况，要反复多次上门为该患者做工作，既要赢得家属的理解和支持，又要得到患者的配合，工作量很大，工作难度艰巨。

家住老城某小区的小杨，是家里的独生子，毕业于一所重点大学，父母都是机关单位工作人员。然而，这个本该有完美生活的小杨却患严重精神障碍 7 年。家人害怕有损家里的声誉,一直不愿把小杨的发病情况让外人知道,声称儿子在出国工作。病发开始几年,父母偷偷带他到山东、河南等地治疗。由于治疗费用巨大,几番折腾,家庭积蓄全部耗光,小杨的病情也不见明显好转。2014 年,家属放弃治疗,把小杨关在家里。2017 年 1 月,卫生院收到国家严重精神障碍信息管理系统异地流转回来的信息后,廖彩霞马上联系家属,家属却矢口否认小杨有病,还痛骂了她一顿。廖彩霞知道,家属不理解、不配合,这是精神病患者家庭普遍存在的现象。

廖彩霞试图通过一次次的思想工作劝说家属,可无论怎样,小杨的家属就是不领情、不接受,最后把她的所有电话都拉黑了。但是,她没有放弃,通过居委会工作人员、小杨家属单位的领导多方做工作,最终小杨父母勉强同意她去面访,还与医生约定:面访时人数不能超过 3 人,不能开带标志的公车,不能穿工作服或戴工作牌,不能跟邻居、亲戚朋友说小杨患病的事。

第一次见到小杨的时候,他被锁在房间里,蓬头散发。由于多年没见到阳光,小杨皮肤白皙得发亮,见到人就缩在墙角,生活已完全不能自理。廖彩霞意识到问题的严重性,不停地劝小杨家属带他就医,可都被拒绝了。家属说:"外省的医生每月都会寄药给他吃,他现在在家里很安静,不需要你们操心。"边说,家属边把廖医生推出门外。廖医生没有气馁,连续 3 天都利用下班时间提着水果到小杨家做思想工作。

精诚所至,金石为开。她用爱打开了小杨父母的心灵之锁,同意送儿子去精神病医院接受正规治疗。经过近 2 年的治疗,小杨于 2019 年 6 月出院。目前,小杨的个人生活可以自理,能与人交谈,病情得到有效治疗。出院时,家属拉住廖彩霞的手说:"真的十分感谢你,如果不是你,我儿子这辈子就完了。"

勇于执着 成就精防事业

廖彩霞本是一名全科医生,回到老隆镇卫生院后,主动向医院提出负责辖区的精防工作。我们经常可以看到她苦心钻研的身影,她查找资料、拜师学习、走访记录。现在,她已经成为该县基层精防工作的一名骨干,是河源市家庭医生二级师资培训老师。廖彩霞不但使老隆镇辖区的 500 多名患者的管理达标,还经常为县内其他乡镇卫生院公共卫生人员进行业务培训,并多次出席市县精防工作研讨会,参与县里的精防课题研究。

廖彩霞坚持临床一线工作,主动担当家庭医生签约团队长,为 1 400 多户居民提供签约服务,并积极开展医防融合,既出色地完成各项公共卫生服务工作,又促进了医院临床业务的开展。此外,廖彩霞还带领公共卫生服务团队,参加 2015 年全国岗位技能竞赛,并获广东省二等奖;2018 年,参加广东省健康素养知识竞赛,获省二等奖;2020 年获河源市抗击新冠肺炎疫情先进个人。

廖彩霞既是基层公共卫生服务人员中的一名先进典型,也是新时期基层卫生事业中最平凡、最普通的一名全科医生,正是她对公共卫生服务和精防工作的坚守,让许多家庭感受到公共卫生服务的那一份温暖。

(作者:广东省河源市龙川县老隆镇卫生院)

"铁杵磨成针"

——智慧化管理的全科专家

北京市丰台区方庄社区卫生服务中心承担着辖区 9 万居民的基本医疗服务工作。一年的接诊量超过 42 万人次,超过北京市三级医院的平均水平。2010 年,方庄社区卫生服务中心以北京市首批家庭医生式服务试点单位的身份开始探索家庭医生服务模式,而其中得到广泛运用的"智慧家庭医生签约健康管理平台",正是将互联网、人工智能、大数据等手段应用于居民健康服务中,将家庭医生升级为"智慧家医",真正实现了"以健康为中心"的家庭医生签约管理。

"我要做患者最喜欢的医生"

处于北京市繁华地段的方庄社区卫生服务中心见证着改革开放以来社会的蓬勃发展和瞬息变化,也在卫生健康事业改革发展的大潮中一路向前。时间从指间流过,中心全科医生葛彩英近 24 年的工作历程中记载着方庄社区卫生服务的成长足迹。1997 年,葛彩英以优异的成绩毕业于河北医科大学,直接来到人才短缺的方庄社区医院工作。就这样,24 年前,葛彩英带着大学生的那份稚气与天真,怀揣着梦想与激情踏出校园,成为一名普通的全科医生。也正是从那一刻开始,她立下誓言:我要做患者最喜欢的医生,要担得起白衣天使应负的责任。因为在她的心中,医生是一个神圣又伟大的职业。

然而万事开头难。葛彩英的医生职业生涯起始于北京市丰台区方庄第一医院,就是现在的方庄社区卫生服务中心的前身。当时,我国社区卫生服务的能力和水平都不高，不能满足人民群众日益增长的健康生活需要。因此社区医院常常门庭冷落，一天接诊患者 10 余人次，而大医院又人满为患，与之对应的就是全科医师的收入较低、社会认可度也不高。2002 年，葛彩英在某三级医院进修的时候，经常听到社区医疗机构医务人员都是大医院淘汰的"老弱病残人员"的说法，现实的迷茫让她不知该何去何从。

2003 年，葛彩英有幸参加了首都医科大学社会医学与卫生事业管理学研究生课程培训。那次的培训不仅开阔了她的事业道路，也改变了她对社区医院的认识：原来在社区医疗卫生服务机构也可以大有作为。在这段时间里，她成为一名主治医师，从简单的开药、解读化验单，到开始注重全人健康、慢性病管理、社区诊断、健康教育。

工作中的一个小故事让她更加坚定了自己从医的信念。某一天，一位高血压患者来取药，在交接处方的时候，葛彩英凭借经验，断定他是典型的"贫血貌"。经过了与患者反复问诊并查看了他的耳垂、指甲、睑结膜这几个贫血观察"窗口"后，葛彩英更加坚定地向患者做出诊断："您一定是贫血！相信我，只要花 2 块钱就能证实我的判断，您愿意做一下检查吗？"检查结果显示，该患者的血红蛋白水平只有 60g/L，这是很严重的贫血。在葛彩英的建议下，患者转至上级医院做了更加详细的检查，最终被确诊为肠癌早期。由于发现得非常早，患者手术后根本不需要进行化疗。患者康复后，与夫人特意到诊室当面致谢："葛主任，正是您及早的发现和坚持检查的建议，救了我的命。如今我已经完成了肠癌治疗，三甲医院的医生跟我说，要好好感谢这位社区医院的医生，能发现这么早期的肠癌，真是不简单！"该患者将亲笔书写的"医德高尚，惠及百姓"的大字条幅当场挂在了葛彩英的诊室，为那面挂满了锦旗的诊室墙壁又增添了一抹亮色。

让信息化手段在家庭医生服务中发热

这些年里，葛彩英坚持阅读医学书籍，积累全科医学知识，正是凭着一股韧劲儿和勤学不辍，练就了她高超的医术，成为一名优秀的社区全科医生,并得到了方庄社区居民的认可。2010 年,葛彩英在中心主任吴浩的带领下开启了家庭医生服务模式的探索。中心以改革创新为动力,从"以治病为中心"向"以人民健康为中心"转变,全科医生们将互联网、人工智能、大数据等手段应用于居民健康服务过程中,在提高服务规范性、效率和能力的同时,于 2016 年构建出"智慧家庭医生优化协同服务模式",整合医疗及社区服务资源,为居民提供一体化、连续性的健康管理和基本医疗服务。通过信息化手段,实现签约定向分诊,引导居民接受固定的家庭医生签约服务,实施精细化健康管理。由社区护士指导患者使用院内健康小屋自测设备,完成健康信息采集,数据联通医生工作站,提升诊疗服务效率。系统将患者分配给自己的签约医生,完成诊疗。家庭医生则利用信息化手段,根据签约居民病情和预警监测情况实施随访。目前该模式已在丰台区社区卫生服务机构和北京市 70% 以上的基层医疗卫生机构推广应用。

此外,近年来中心一直致力于"互联网 + 社区卫生健康管理"领域的探索与实践,通过全科医学规范化诊疗流程再造,利用信息化手段大力推行家庭医生签约和预约就诊服务,为签约居民实施精细化健康管理,使签约医生与社区居民之间建立密切互信的医患关系,为患者提供了持续性、综合性、个体化的照顾和服务。患者通过"智慧家医"APP 预约医生之后,一般会在自己签约的全科医生那里停留 5~15 分钟完成就诊,然后有秩序地安静离开。由于医生和患者之间形成了相互信任的关系,医生可以长期负责患者的健康管理,对于患者的基础疾病、新发疾病都有了解,因而在诊疗的过程可以直接"切入主题";而患者因为信任医生,所以对于医生的诊疗方案也有较好的依从性,这种配合就达到了较好的诊疗效果。

葛彩英在探索家庭医生服务模式中不断学习,慢慢掌握了全科医学的精髓要义,并且深深热爱上了这份事业,也使她逐步成长为学科带头人,见证了方庄社区卫生服务中心作为"全国家庭医生签约服务示范单位"的艰辛历程,也度过了她由青涩到成熟的最闪耀的青春时光。如今,葛彩英凭借积累的经验,经常受邀到全国各地医院介绍和分享"方庄模式"。"方庄模式"得到了相关部门的高度肯定。

在疫情防控中发挥"守门人"作用

在 2020 年抗击新冠肺炎疫情中,中心既要保障居民疫情期间得到便捷的医疗服务,又要完成各项防控任务,面临着人力资源不足、工作繁重的巨大压力。依托"智慧家医"的"医社协同"机制,中心与街道办事处和居委会协调联动,携手做好社区疫情防控的各项工作。

中心家庭医护团队于 2020 年 1 月中旬开始启动应对疫情的行动,成立了包片联防联控工作组,建立方庄社区"1234 守护群",实施网格化管理。团队医护人员与辖区办事处、居委会、民警、社区志愿者、辖区居民共同协作,承担联防联控、群防群控、严防严控的责任。为了解疫情期间居民最困惑的问题,葛彩英要求每名全科医生实行每日咨询问题日报,利用"智慧家医"健康服务平台,对签约管理的居民开展健康咨询和随访,指导居家健康监测,普及新冠肺炎防控知识,对辖区居民进行心理疏导。居民通过手机可以随时联络家庭医生团队成员咨询健康问题,查询签约医生的门诊时间,通过预约就医有效减少了在机构内的停留时间,降低交叉感染风险。

"医者看的是病,开的是药,而给予的是真情"

技不在高,而在德;术不在巧,而在仁。葛彩英认为,医者看的是病,开的是药,而给予的是真情。除了在常见疾病诊治上下功夫,葛彩英还给患者提供了一项免费赠送的"沟通服务"。患病后,很多患者心理上承受的痛苦远远大于疾病本身的痛苦,病痛有药,而心病只能靠沟通去尝试化解。她的诊室书架上摆满了心理学书籍,每个走进诊室的患者,在常规的诊疗外,葛彩英都会进行"心理按摩":拉拉家常,关心一下最近的生活,嘘寒问暖……正是因为有这项特殊的服务,以至现在很多老年患者一旦遇到什么想不开的事情,都愿意给知心人"小葛"发个微信,听听她的意见,让她出出主意。特别是疫情期间,很多居民具有紧张、焦虑等心理问题,而这其中以患有慢性病、年龄大的老年人居多,他们有病不敢就医,为降低交叉感染,甚至儿女们也不能上门,在家感到焦虑和无助。为此,葛彩英通过"身边家医" APP 给予患者居家指导和心理疏导,用微信视频告知患者如何提高自我心理防御能力,正确认识疾病,保持平和心态。

疫情期间,为更好地实现医社协同,做好联防联控、群防群控的各项工作,丰台区率先提出建立"双进入、双专员"工作机制。中心主任成为方庄地区街道办事处的主任助理,各个家庭医生团队的团队长作为辖区各居委会公共卫生委员会的副主任委员,这一机制使社区卫生的专业人才和社区治理的服务资源更好地融为一体,为在常态化防控基础上做好方庄辖区公共卫生工作发挥了重要作用。

怀非凡之爱,行平凡之事。24 年扎根方庄社区,守卫居民健康的全科医生葛彩英,伴随家庭医生 10 年来的发展,用最执着的毅力坚守为民服务的初心,履行基层健康"守门人"的光荣使命。

(作者:北京市丰台区方庄社区卫生服务中心 张楠)

远程医疗的"贵州路径"

通过远程医疗,打破空间、时间限制,以医疗资源和信息共享为目标,使有限的医疗卫生资源利用最大化,落实分级诊疗,缓解"看病难、看病贵"的问题,让老百姓花更少的钱就能够享受到优质医疗资源,是当年实施远程医疗的初衷。

发展路上找新机

贵州省经济落后、山高路远、发展相对缓慢,约 70% 的农村人口生活在大山之中,少数民族人数众多,约占全省总人口的 36%。小的时候,我经常听到的一句话就是"对面两座山,抬头一线天;隔山喊得应,握手要半天"。那时候,我们生病了更多是找村医看病。

2014 年,我分管贵州省的卫生信息化工作,彼时,贵州省有 70 个县医院,1 445 个卫生院,596 个社区卫生服务机构,20 945 个卫生室,提供基本医疗卫生服务,服务总量大、服务半径长。同时,全省平均每千人拥有卫生技术人员 3.93 个,基层卫生人力资源总量不足,特别是优质医疗资源匮乏。

受制于交通、医疗水平、收入低等瓶颈,对于很多山区群众来说,看病更多的是在村卫生室和乡镇卫生院,想要到县城医院,甚至省会城市看病并非易事。路途遥远不说,如果一天时间看不完,还要找个地方住,费时、费力、费钱,"看病难、看病贵"始终是广大群众面临的最突出的问题。

2015 年,贵州省抓住国家远程医疗政策试点和国家卫生与计划生育委员会大数据中心落户贵州的机遇,借助互联网,调动全省优质医疗资源,让患者在家门口就能看到专家,免去了奔波之苦,也大大节省了医疗资源,成为一件利国利民的好事。

抓住机遇走"新路"

贵州省将远程医疗全覆盖列入全省"民生实事",以"实现三甲医院对县级医院远程医疗服务全覆盖,县级医院对乡镇卫生院全覆盖"为目标,走上了远程医疗"新路"。

2016年4月,通过部署省级远程医疗平台,贵州省实现了全省县级以上199家公立医疗机构的远程医疗覆盖,实现了"县县通";同年10月,通过在各地市部署二级平台,实现省、市两级平台联动,为后续全省接入平台做了铺垫。

2017年10月,贵州省进一步规范在远程医疗管理服务平台上开展的远程门诊、远程会诊、远程诊断、远程医学教育和远程咨询服务等远程医疗活动和医疗健康咨询服务。同时,持续推进县级以上公立医院、妇幼保健机构、乡镇卫生院、社区卫生服务中心的远程会诊室等场地标准化和网络规范化建设,实现了1 500余家乡镇卫生院(政府办社区卫生服务中心)全部纳入远程医疗的"乡乡通"。至此,贵州省依托电信运营商,建成国内较大的医疗卫生专网,全省四级公立医疗机构统一接入远程医疗服务体系。通过3年的努力,贵州省率先在全国构建了"一网络、一平台、一枢纽"远程医疗架构,率先在全国实现省、市、县、乡四级远程医疗全覆盖。

远程医疗开通之初,有些乡镇卫生院怕增加负担,有些医生也怕在同行面前"丢脸",积极性并不高。但通过远程医疗,基层的检验医生、影像医生和临床医生都积累了更多的临床经验,以前无法做到的辅助检查能做了,以前不能治疗的患者现在能治疗了,在逐渐尝到甜头的同时,越来越多的群众也选择在家门口看病。正是广大群众对贵州远程医疗的认可,极大鼓舞了全省上下齐心协力进一步发展远程医疗的决心信心,让远程医疗成为贵州省一张亮丽的"名片"。

2018年,贵州省远程医疗服务体系覆盖全部妇幼机构,实现了省、市、县、乡所有政府办医疗机构共 1 836 家(其中,省级医院 12 家,市级 44 家,县级 237 家,乡镇卫生院 1 441 家、政府办社区卫生服务中心 102 家)全覆盖。

2019 年,远程医疗服务体系向村卫生室试点延伸,构建"省—市—县—乡—村"五级远程医疗服务体系,打通远程医疗服务"最后一公里",实现患者、医生、服务"三个下沉"。

2020 年,贵州省进一步丰富远程医疗服务体系"末梢",远程医疗试点向科室延伸。全省县级以上公立医院 1 162 个临床科室实现了远程医疗全覆盖,极大地提升了远程医疗应用的便捷性和响应效率。在贵州省新冠肺炎疫情防控工作中,远程医疗服务体系也发挥了显著作用。充分利用远程医疗跨学科、跨医院、跨区域的优势,贵州省全面指导新冠肺炎患者救治工作和实施疫情防控培训;召开贵州—摩洛哥疫情防治经验交流视频会,向摩洛哥介绍贵州省疫情防控经验和监测救治方法;开通贵州、湖北两省八院远程连线会诊,落实远程援鄂任务。

同时,贵州省以东西部扶贫协作援黔医疗卫生对口帮扶为契机,积极推动省内受援医院与省外支援医院建立远程医疗协作关系,统一通过贵州省远程医疗平台开展远程疑难病例会诊、远程培训等远程医疗服务,并根据实际需求逐步丰富远程医疗服务内容,打造"带不走"的援黔医疗队。目前,已有 209 家省外支援医院与贵州省县级公立医疗机构通过贵州省远程医疗平台,开展远程医疗服务。

依托信息化的远程医疗网络,贵州省在全国率先实现乡镇卫生院规范化数字预防接种门诊全覆盖;全面实现县级以上公立医院统一预约挂号;全面建成全民健康信息基础平台,实现与全员人口管理信息系统、电子健康档案系统、免疫规划管理信息系统等省级主要业务系统的联通和数据汇聚,并与国家综合管理平台互联互通;全面建成省、市、县三级医药监管平台。

随着贵州远程医疗服务体系的快速发展,县级及以下医疗机构开展诊疗和住院服务,由过去逐年持续缓慢下降转为增长趋势,不仅使患者得到了及时救治,还切实减轻了患者异地就诊的经济负担,群众满意度和获得感进一步提升。截至目前,服务总量达166万人次,累计节约医保与群众自付医疗费用,以及外出就医产生的交通、食宿、误工等生活费用约6.2亿元。

未来路上开新局

凭借远程医疗"一张网",让数据多跑路、让群众少跑腿。更多群众选择在家门口看得到病、看得好病。未来,贵州省以现有远程医疗平台为基础,云计算和医疗业务数据实时共享为支撑,统一数据规范和采集渠道,实现医院信息系统与远程医疗平台的数据互通共享和深度融合,支撑国家健康医疗西部大数据中心建设,以解决"痛点堵点"问题为主线,加强国家"互联网+医疗健康"示范省建设,不断推进便民惠民创新应用,打造贵州省远程医疗"升级版"。

(作者:贵州省卫生健康委 龚仲明 王蕾)

赛里木卫生院的"蝶变"

新疆维吾尔自治区阿克苏地区拜城县赛里木镇位于天山南麓,辖区面积1 000多平方千米,人口不足2万人。

1958年,赛里木镇卫生院开始创建。60多年岁月流转,如今,曾经缺医少药的赛里木镇卫生院,已发展为一家中心卫生院,成为县域医共体总医院赛里木镇分院。新科室、新设备、新技术……对于卫生院的新变化与新发展,当地居民和卫生院员工的感受是最直接的。

夏扎旦木·卡迪尔:"线一连,我就看到县里的专家了"

"陈主任,您好! 我们收了一位高血压3级的患者,想请您帮我们拿个意见……"近日的一天,在赛里木镇中心卫生院远程医疗会诊室内,卫生院院长邵贵军通过网络,与拜城县人民医院的专家一起为患者夏扎旦木·卡迪尔会诊。

夏扎旦木·卡迪尔是赛里木镇赛里木村的村民,今年66岁,患高血压病已经6年了。不久前,夏扎旦木·卡迪尔又因为胸闷、头晕到赛里木镇中心卫生院就诊。经检查,她的血压已经属于3级高血压。医生为她做了详细的检查后,开了口服药品。几天后,虽说夏扎旦木·卡迪尔的血压下降了一些,但整体上控制得还不够理想。

夏扎旦木·卡迪尔年纪较大,加上家里的实际状况,转院去拜城县人民医院治疗不太现实。为了让夏扎旦木·卡迪尔尽快得到更好的治疗,邵贵军通过远程医疗会诊平台,向医共体总医院——拜城县人民医院的专家申请了远程会诊。

通过远程会诊系统,拜城县人民医院的专家分析了夏扎旦木·卡迪尔的病情,并提供了适合她的诊疗方案。在听取专家的建议后,邵贵军立刻改变了夏扎旦木·卡迪尔的治疗方案。经过一段时间的治疗,夏扎旦木·卡迪尔的症状得到了明显改善。夏扎旦木·卡迪尔怎么也没想到,在卫生院就能看好自己的病,"线一连,在屏幕里,我就能看县里的专家了。"

在赛里木镇,有夏扎旦木·卡迪尔这样经历的患者不在少数,而这只是发生在拜城县远程医疗会诊平台上的一个场景。

2018年,拜城县启动县域医共体建设,赛里木镇中心卫生院成了拜城县医共体总医院赛里木镇分院。2019年8月,拜城县被国家确定为紧密型县域医共体建设试点县。

在推进医共体建设中,拜城县委、县政府不断对赛里木镇中心卫生院的软硬件进行升级。目前,赛里木镇中心卫生院有在编人员41人,开设内科、外科、妇产科、中医科、住院部等7个科室,床位有60张。

尤其是远程医疗会诊平台的建成和使用,让赛里木镇的百姓足不出乡就能享受到"互联网+智慧医疗"带来的优质便捷的医疗服务。

2020年年初,为了促进"互联网+智慧医疗"的发展,浙江省温州市援疆指挥部携手中国联通阿克苏地区分公司,为医共体总医院——拜城县人民医院搭建了南疆地区首座县级5G基站。

依米尔·依不拉依木:"不光是看病方便,我还省了好多钱"

"太感谢你们了,是你们救了我的命。"近日,刚刚参加完全民健康体检的乌希买里斯村村民依米尔·依不拉依木,向为他治愈肺炎的赛里木镇中心卫生院的医护人员道谢。

看着现在"旧貌换新颜"的卫生院,依米尔·依不拉依木感慨道:"真的是'鸟枪换炮'。"

在县域医共体改革中,拜城县将县直、乡镇医疗机构融入医共体总医院,从过去"单体作战"发展,转变为医共体总医院"集团作战"发展。如今、彩超、全自动生化分析仪、离心机、远程心电会诊系统、口腔科综合治疗机……这些以前城里医院才有的设备,在赛里木镇中心卫生院也"落户"了。

同时,拜城县制定县乡村分级诊疗病种、双向转诊标准、转诊程序等,构建分级诊疗体系。

依米尔·依不拉依木是基层首诊的受益者。通过远程会诊,在医护人员的精心治疗下,他的病在赛里木镇中心卫生院就治好了。

"不光是看病方便了,我还省了好多钱呢。"在卫生院治病,先诊疗后付费,报销比例比在县级医疗机构还要高,这让依米尔·依不拉依木很满意。

"这次住院我一共花了 1 505 元,医保报销后自己才花 235.45 元。"依米尔·依不拉依木开心地说。

近年来,拜城县着力构建县乡村"三级贯通"和"三医联动"运行体系,实现了县外就诊回流、县内基层首诊服务"双增长"。通过分级诊疗,与 2018 年相较,赛里木中心卫生院门诊就诊人次同比增加 72%,住院人次同比增加 70.4%,上转患者数下降达 85%。

阿米娜:"晋升为执业医师,工资也涨了"

自从紧密型县域医共体进行绩效改革后,赛里木镇中心卫生院的全科医生阿米娜有了"新动力"。

"我以前只有固定工资,一个月拿到手只有 3 500 多元,干多干少都一样。"阿米娜说。

随着紧密型县域医共体改革,卫生院的编制被盘活,优先招聘村医,并为符合条件的村医全部缴纳"五险";对"以科包院"下派人员实行"双考核""双绩效",这激发了医务人员的工作积极性。

不知不觉间,每天抽出固定时间学习成了阿米娜生活的一部分。不仅如此,她还养成了认真规范书写病历的好习惯。经过努力,2020 年,阿米娜从助理医师晋升为执业医师,工资也涨了。

2020 年,拜城县在岗医务人员年薪较 2008 年平均提高了 12%,大家干劲儿更足了。

为解决在院职工的后顾之忧,让他们能够安心在基层开展工作,赛里木镇中心卫生院投资 100 万元新建 5 套职工宿舍,每一间均配备独立卫生间、热水器、电视机、床、衣柜等生活设施,解决了卫生院干部职工往返县乡的烦恼。

"我们现在绩效高了,也有职工宿舍了。除了食堂以外,我们还有个小菜园,工作生活有奔头。"这是赛里木镇中心卫生院职工的共同感受。

(作者:《健康报》特约记者 陈雪 驻地记者 张楠 夏莉涓)

上海长宁网约护士平台"天山美小护"的故事

据官方统计数据:截至 2020 年底,上海市民平均期望寿命达 83.67 岁,长宁市民平均期望寿命已达 85.54 岁,长宁居民 60 岁及以上人口占总人口比例达 39.06%。作为全国社区卫生综合改革试点区,在推进社区卫生综合改革和医养结合进程中,如何增强社区老年人照护和基本医疗护理服务,履行"长寿康宁"的承诺一直是长宁卫生人努力的方向。

早在 2016 年,长宁区天山路街道社区卫生服务中心就开始探索"天山美小护"社区居家照护平台,利用互联网技术,通过信息平台管理和移动端应用,使居家养老与居家护理的服务模式互通互惠,为居家养老老人提供居家医疗护理服务。社区卫生服务中心的网约护士平台不仅是提供医疗护理服务的平台,也是整合医养结合的资讯平台、家庭医生的信息平台、居家护理的服务平台,更是提供民政养老服务和医保诊疗护理资源的综合平台。

2019 年,国家卫生健康委员会办公厅印发《关于开展"互联网 + 护理服务"试点工作的通知》,长宁区通过顶层设计,结合社区卫生综合改革,在"天山美小护"试点工作的基础上,持续不断完善,从最初的 1.0 版本升级为现在的 3.0 版本。网约护士平台的建立和完善,始终以居民的需求为导向,紧扣护理领域的主要矛盾和关键问题,精准对接居民多层次、多样化的服务需求。长宁区卫生健康委积极争取区政府各部门在平台发展规划、医务人员劳务价值和薪酬制度、护理服务内容、互联网信息安全等方面的政策支持,同时联动并有效整合社会第三方资源,激发护理人员自我提升的内在动力。

网约护士平台实现了"线上接单、线下服务、平台管理整合"的闭环递进式服务机制,逐渐增加和完善了上门服务项目,提供患者留置导尿管护理、压疮护理、换药等3类共31项居家护理项目。平台上可进行评估、接单、派单、约诊、出诊、反馈、回访,每个服务环节都实时接受跟踪监督,服务对象及工作人员都能及时在线上了解服务进度,有效提高了服务质量。

有了"天山美小护",对于居住在长宁的老年社区居民来说,感受到的是实实在在的便捷。家住长宁区天山路街道的70岁王老伯,因先天疾病行动不便、糖尿病足,同时又是一名癌症晚期患者。一次不慎摔伤后,他爱人到天山路街道社区卫生服务中心就医时,得知了"天山美小护"互联网护理服务,立即为王老伯"网约"了上门换药服务。通过"天山美小护"平台派单后,门诊护士吴慧琳接到服务订单。上门后,她看到患者伤口处有红肿、水泡,还有血性分泌物。吴护士敏锐地觉察到这不是简单的摔伤所致。经过详细了解,原来正值冬季,老人爱用热水袋热敷伤口,结果导致伤口被烫伤,发生了感染。"阿姨,老先生这个伤口有些复杂,最好要到医院换药"。吴先生一听就面露难色,"都怪我不好,摔了后以为热敷会好得快呢。这天天去医院吃不消……"。看到为难的老两口,吴护士安慰到"二老别急,让我想想办法吧"。吴慧琳马不停蹄回到中心,与外科医生详细介绍王老伯的病情,请求医疗支持。随后,与外科医生一起再次来到患者家中查看病况。"阿姨,这是我们的外科王医生,让他再看一看放心。"王医生对伤口做进一步评估,确定了换药方案。之后,吴护士每天准时上门为老人换药,期间还进行糖尿病健康指导,老先生的血糖也稳定了好多。一个月后,吴先生的伤口终于痊愈了。吴先生的爱人特地来中心为吴护士送上一面锦旗表达感激之情,没想到与"天山美小护"的偶遇竟然解决了大问题,她激动地说:"这么好的服务,我一定要帮你们多宣传宣传。"

家住中山西路的何阿婆,长期服用治疗性药物,需要定期监测血液指标,多年下来和护士都很熟悉。她说:"护士上门服务真是太好了,我腿脚不便,有了这项服务,真的方便。"现在,她女儿提前预约好抽血服务,服务的前一天她就会收到短信,提示服务时间和服务内容,何阿婆再也不会因为忘记时间而无法抽血,服务结束还可以进行评价。说到这里,阿婆激动地说:"必须好评,这项服务对我们老人而言,真的是太好了。"

互联网改变生活,家住长宁区的百岁老人翁先生正体验着"互联网＋护理"带来的健康便利和美好生活。他的女儿通过网上下单,预约了上门肌内注射。老人按照预约时间,在家中不慌不忙地提前做好准备,护士李莎准时上门。作为有着20年护龄的护士,如今李莎又多了一项"网约护士"的头衔。不会骑车的她每次都是提前出门,提前查询地图,确保服务时间准时。李莎来到老人家中,核对完信息后,熟练地拿出药物、棉签等,戴好手套,又快又稳地完成了肌内注射。翁老伯的女儿说:"我们一开始申请了家庭病床,也签约了家庭医生,之后得知还能有护士网上预约上门打针。这个服务真的太方便,再也不用在路上折腾。"

2016年12月至2020年12月,长宁区天山路街道社区卫生服务中心的社区照护互联网服务平台已为辖区内人群服务了2 448次,深受社区居民的认可和好评,已完成的服务回复率100%,受访者满意度达到99%。

作为沪上"互联网＋护理服务"模式的引领探索者,"天山美小护"荣获上海市第三届"创新医疗服务品牌"项目称号。在2019年10月召开的全市"夯实家庭医生签约服务,加快实施'互联网＋护理服务'"工作现场推进会上,市领导这样点评"天山美小护":"让原本单一的家庭病床居家护理服务项目有了全新的诠释,更让医养结合不再是字面的组合,而是实实在在地满足社区居民最急迫的民生需求。"长宁区有越来越多的"天山美小护"为社区居民提供上门护理服务,网约护士平台将来自上级医疗机构的出院患者、社区家庭病床患者、长护险对象进行统一受理,进一步提升"互联网＋护理"服务能级,让"长寿康宁"这一美好的场景触手可及。

(作者:上海市长宁区天山路街道社区卫生服务中心　薛妮)

党旗飘扬,看"80后"的责任与担当

2021年,在新冠肺炎疫情防控一线,河北省邢台市桥东区豫让桥社区卫生服务中心充分发挥党组织的"战斗堡垒"作用和党员的先锋模范作用。无论何时,一声令下,全体人员毫不犹豫奔赴一线,像战士一样与疫情斗争,见证生命至上的医者仁心,体现众志成城的力量,彰显"80后"群体的责任与担当。

"我们是党员,我们先上!"

21个采集点2万余人的核酸采集……2月6日,核酸采集现场,气温低至零下18℃,站在空旷的室外,不到半小时就冻得手脚麻木。"我们是党员,我们先上!"由于居民多、检测任务重,为了让居民们减少等候时间,"80后"党员冯利卫和同事担心因为上厕所换防护服而耽误在外面排队居民采集的时间,不吃饭不喝水,一天下来,手冻了、脸肿了,脱了防护服的手连衣服扣子都解不开。

"一夜没合眼,不感觉累吗?""在非常时期,能为邢台出份力而感到自豪!而且我是一名党员,哪里需要,我就往哪儿冲!""我们服从安排,任务不完成,我们决不撤退!"党员吕翠娜、王瑞、王静丽等人表示,"只要大家齐心协力,邢台必胜!"

和时间赛跑,带儿子一起抗疫

战"疫"期间,为了和时间赛跑,"80后"院长王芳带着儿子一起抗疫。儿子上小学,亲人都没有在身边,平时都是她照顾孩子。1月6日凌晨,任务下达，为了方便协调医院各项工作，她顾不上多想，叫醒熟睡的小儿子，让他跟着自己一起走，晚上俩人一个睡床铺一个睡地板，这一待就是3个多星期……

"妈妈又英勇地和病毒战斗了一夜，妈妈的工作是神圣的，是光荣的，妈妈很辛苦，我要听妈妈的话，好好学习，不让她为我操心。"有一天，忙完工作的王芳回到办公室，儿子已趴在床边睡着了，身边放着刚写的一篇作文。读着儿子的作文，王芳感动地流下了眼泪。作文字里行间充满对妈妈的爱和崇拜。第二天王芳告诉儿子："妈妈一切都好，正在和同事们一起为战'疫'努力着，相信我们一定会战胜病毒，迎来美好的明天。"

"我来！"冲在隔离点第一线

"怕，怎么能不怕，我也是普通人，作为一名在基层工作多年的医生，如果连我都不敢上了，居民们还怎么相信我们！"中心副院长姚建平说。疫情期间，隔离点需要一位经验丰富的负责人，已经几天在一线连轴转的姚建平毫不犹豫地站了出来。

隔离点的防护设施一切从零开始。姚建平带领医务人员从酒店感控区域划分布置到各项工作"制度上墙"，从工作人员培训到每日防护物品领取配发清点，从入住人员登记到与各部门衔接沟通……大到迎接市级检查、小到观察人员的一日三餐，桩桩件件细细把关。在一次例会上，由于长时间的工作过于疲劳，他坐着都睡着了。"我只想着安排好人员入住，协调落实好各项工作，当时太忙了。"姚建平说。

暖心　一起为邢台加油！

"疫情就是命令，防控就是责任。"李秋燕是豫让桥社区卫生服务中心一名"90后"护士。疫情期间，邢东一医学隔离观察点，陆续接收了40多名重点地区来邢返邢人员。特别是一些隔离的小孩、老人，内心更加脆弱，更需要关爱。

一位 6 岁的小女孩和妈妈被送进观察点,陌生的环境让她们产生焦虑情绪。李秋燕主动进行疏导,渐渐成为她们的好朋友和最信任的人。隔离结束即将离开时,小女孩送给她一幅画,画上写着"谢谢护士大姐姐,相信阴霾终将散去,不久便会春暖花开。让我们一起为邢台加油!""收到画时,眼泪都快流出来了。我们医护人员和所有工作人员付出的辛勤和汗水都是值得的!"李秋燕说。

"称药不停、煎药不停"

豫让桥社区卫生服务中心中医师陈丽晶也是一名"80 后"。"一次晚上 10 点,接到上级电话,第一时间熬制 100 余付清肺排毒汤。"陈丽晶第一时间走进煎药室通宵达旦开始忙碌。面对疫情,中医科人员没有站在前线直接与病毒做抗争,但抗击疫情,她们一直在负重前行。

疫情期间,每天早晨 6 点多开始工作,最早也要到凌晨下班,有时候一天要熬制 1 000 多剂中药,这就要求煎药机 24 小时不停,人员 24 小时连续作战。陈丽晶介绍,煎药工序必须严格正规,保障中药质量,所有中草药必须经过浸泡、熬制、两次提取、浓缩、包装等。此外,每天要清理十几锅药渣,一锅药渣四五十斤,工作量巨大,好几次忙时把腰都拉伤……陈丽晶用自己的专业和敬业,为疫情防控贡献着自己的力量,用实际行动践行医务人员的初心和使命。

"关键时刻自己要先上"

"随着转运任务逐渐增多,特别是在 2 月 8 日那天,一天转运了 100 余人次。"郭玮说。执行密接人员转运任务以来,他们就成了战斗在"最前线"的战士,最忙的一天,他和侯磊、郝世星在岗位上工作了接近十七八个小时。长时间佩戴口罩和护目镜,他们的脸上留下勒痕。由于任务的紧急性和随时性,时常在凌晨他们还要出去执行任务,有几次任务完成后,经过洗消等严格流程才能返程,回到医院时已到深夜;为了防止护目镜温度差造成雾气，他们在执行任务时，驾驶室是开窗通风状态，夜里和清晨温度很低时，3个人时常冻得够呛……

但郭玮说："这些事都能克服，吃点小苦头不算事儿，环境安全、自我防护最重要！"令郭玮、侯磊、郝世星欣慰的是，自社区医院完成第一例密接人员转运任务至疫情结束，医院转运组已转运密接及次密接者、重点地区返邢人员、发热人员等500余人次，"120"急救指挥中心调派救护车接诊发热病人50人次，无一例在转运过程中出现意外。

鲜艳的党旗，飘扬在战"疫"第一线。像冯利卫、王媛、吕翠娜……一样战斗在疫情防控一线的党员还有很多很多。铿锵有力的声音背后，是齐心协力抗击疫情的信心和决心，她们克服各种困难、无惧病毒风险，用实际行动诠释了医者的责任与担当。

（作者：河北省邢台市桥东区豫让桥社区卫生服务中心　王芳）

把细心耐心献给防疫一线

　　张广艳,中共党员,现为天津市津南区双闸卫生院分管院长、主管护师,自参加工作以来,一直是医务和院务工作中的主力和先锋。抗击新冠肺炎疫情以来,张广艳作为分管院长,始终奋战在工作岗位上,从未休息一日。

　　2020年2月9日,津南区双闸卫生院接到紧急通知,天津市组建第五批医疗队驰援武汉,张广艳第一时间提出申请加入医疗援助队伍。在不到10个小时的时间内,津南区第一批支援武汉医疗队组建完毕,张广艳临危受命,担任津南区卫生健康委医疗队临时党支部书记。已经在原单位连续奋战半个多月的她,丝毫不顾身体的疲惫以及家人的牵挂,毅然决然地投入到更加艰苦的抗疫战斗中去。

暖心张罗物资保障

　　抵达武汉的第一晚,由于当地气候寒湿,加之常年的胃病、颈椎病,她的身体出现了很多不适,包括头痛头晕、脊背酸痛等,但她丝毫顾不得这些,忍着病痛安排每一位队友的食宿,并向上级汇报,请求物资支援。为保障职工的体力和营养,她为队友们换来了鸡鸭鱼肉,感动得队友们热泪盈眶。

不惧危险冲锋在前

　　2月12日,江岸方舱首日开舱接收患者,张广艳被安排在第一小分队入舱"战斗",她带领的护理组五姐妹成为医疗队的"先锋队"。在她的带领下,津南"五朵金花"护理组出色地完成了任务。从入舱到出舱近 10 个小时的忙碌,完全超出预期的工作时间,但她丝毫没有怨言。

除了和其他护士一起频繁入舱工作以外,回到驻地她也根本顾不上休息,对临时党支部的党建工作、积极分子的择优入党工作、党内成员思想学习、汇报及引导工作等等,细心推进,政治执行力一刻也不松懈。

2 月 18 日,接到上级紧急通知:当天需要增收 137 名新冠确诊患者入舱,张广艳得知后第一时间向护理部领导提出申请,要求增加一个班次入舱工作,以保证下一班同事在规定的入舱时间内完成工作,要知道,那时她才出舱几个小时呀。

精准取样树立榜样

随着医疗救治工作的进一步精细化,为患者采集鼻咽拭子成为日常工作的重点,谁都知道当时这是一项危险系数很高的操作,张广艳不怕危险第一时间主动请缨。为了保证样本的有效性,需要采集人员细心注意每个环节不能出现纰漏。第一次采集前,她按照预约核酸检测名册着手清点采集标本所需的物品,以确保采集工作能顺利实施。在清点准备物资时,她发现转运箱里的冰排已经化成了水,根本起不到冷藏的作用,密闭储存桶也只有一个,不足以放下 88 个标本样。她赶紧电话联系相关人员,及时更换了带有冰排的转运箱,随箱也多配了几个密封桶。采集时她根据患者的采样通知单与名册单核实患者身份,在咽拭子标签上注明患者信息,熟练完成核酸咽拭子操作,准确做到采集数量与名单中的完成数量一致。多数患者在采集的时候都会出现咳嗽、干呕的情况,她会耐心向患者做好解释工作,让患者放松并积极配合,完成 88 份标本的采集。

当天在工作总结会上,她受到特别表扬:"今天收到二区的样本 88 份,标本状态良好,各层包装完整、编号清晰,样本信息齐全,样本床位编号和患者姓名信息准确,有效避免了因缺少样本信息可能导致的差错,特此提出表扬,希望以后的取样都能按照今天的标准执行。"

"这都是我们应该做的"

在方舱,张广艳不仅在工作上认真负责、细心耐心,对患者更是给予了更多的关心和爱护。某日,有位老大爷找到正在巡诊的张广艳,说想吃苹果,但没有水果刀没法削皮,问她能不能给解决一下。张广艳跟大爷解释水果刀不属于物资供应必备品,需要的话只能等她下个班的时候把自己用的给大爷带过来。大爷的这个要求成了张广艳心里的"大事儿",她想尽办法借了一把水果刀,还亲手削了一个苹果送到大爷手里,当时那位患者激动又开心地说:"没想到这么快就让我吃上了,让我说什么好呢!"她笑着说:"这都是我们应该做的!"

有的患者需要暖贴、香皂之类的生活用品。而舱内物资补给不及时的时候,她都会详细记录下患者信息,及时通知下一班接班的同事把自己的生活用品带给需要的患者。她总说:患者因为疫情的特殊性不能由家属陪伴,我们就是他们的家人,所以就应该尽一切可能满足他们的基本要求,让患者感受到家人的温暖。

疫情期间,无论是冷冻食品标本采集、返津人员核酸采样、"滨城大筛"以及大规模人群接种新冠肺炎疫苗等工作,张广艳都冲在最前面;从工作部署到现场执行,每个环节都融入了她的艰辛和汗水。至今,她仍然坚守在疫情常态化防控岗位上,用行动诠释着自己的坚定信念。

(作者:《健康报》驻地记者 李英 许琳)

三代人的"接力跑"

"我从父亲手中接过了'接力棒',儿子女儿又接了我的班。"49岁的村医王绪武很自豪。

王绪武,安徽省蚌埠市淮上区曹老集镇曹郢村一名村医,也是一名党员。从医40年,党龄16年。受父亲影响,他从小就立志要扎根在条件落后的家乡,为乡里乡亲贡献自己的毕生所学。如今儿子女儿也已经学成归来,继续继承衣钵。

自新冠肺炎疫情"阻击战"打响以来,村医王绪武举全家之力,奋战在抗疫一线,哪里有需要就到哪里去。

一家四口人,为抗疫助力

每天早上六点,天刚泛亮,王绪武和妻子李英、女儿王劝、儿子王天柱就开始了一天的工作。他们背上药箱、戴上口罩,分别骑上了各自的电动车,赶往村民家中,摸排信息,为他们测量体温。

"吃早饭没?今天感觉怎么样?没有发烧吧?过来给你们测下体温。"该户村民家有从疫情高风险地区归来人员,王绪武已经连续11天上门,为该户一家四口测量体温、了解他们的身体状况。

"体温正常,我看了下记录的数据,这12天你们的体温都很正常,继续待在家不要出门,一定要等过了14天的观察期。"王绪武再三嘱咐后,又马不停蹄地赶往下一户村民家。

"经过前期摸排,我们辖区有19户村民家中有疫情高风险地区归来人员,每天早晚两次上门测量体温,努力确保乡亲们平安无事。"王绪武说。

1 028 户、3 918 人、0.54 平方公里……疫情防控工作开展以来，王绪武和家人穿梭于村头巷尾，为居家隔离和居家健康管理人员测体温、录数据，给村民宣传防护措施，扎根在"疫"线。

除了做好疫情防控工作外，王绪武还积极参加村党支部组织的党员和志愿者服务岗，与党员及志愿者一起在路口检查点做好信息登记排查，做好进出检查口人员与车辆的消毒工作，并利用村中广播喇叭向广大村民传递防疫信息，利用村民医疗微信群宣传一些防疫小知识和返乡人员居家隔离小知识。

"零距离"关爱，让村民倍感温暖

"这是我的手机号码，有什么事情第一时间打电话给我。"居家隔离的那扇门，隔不开关爱与理解。

2020 年 3 月 2 日，村民王某因患老年哮喘在蚌埠市第二人民医院住院，因该院确诊 1 例新冠肺炎患者，后转为居家隔离。

王绪武第一时间赶到王某家中，在做好个人防护的情况下对隔离者家里进行消杀，把消毒液、洗手液、口罩等送到王某家中，同时宣讲居家隔离的防疫知识。

3 月 10 日早上，王绪武上门为王某测量体温，了解到其家中生活必需品已快用完。王绪武马上让村民提供需要购买物品的清单，请妻子照单购买，第二天他上门时把生活用品一并带去。

14 天的隔离生活，王绪武成为村里唯一和他们"接触"过的人，每天及时与他们进行沟通，及时掌握他们的身体情况和心理变化。他们有什么需求，也习惯直接和王绪武联系。

隔离结束后，王某一家人紧紧拉着王绪武的手，千恩万谢。"我是一名医生，更是一名党员，这些都是我应该做的。"王绪武这样回答道。

"三代人接力"，守护百姓健康

干了半辈子的乡村医生，王绪武很少对别人谈起他从医的历程，这其中有无奈、心酸，当然，更多的是支撑他走下去的“初心”与获得感。

"父亲干了一辈子村医，临终前拉着我的手，让我一定要坚持下去，继续为村民服务。"王绪武说。从此，他下了决心，扎根农村，为乡亲们看病。王绪武的妻子李英也取得乡村医师的从业资格证，一直在村里协助他做村医的工作。

"记不清看过多少病人了，附近的村民只要不舒服，招呼一声，我就过去了。"王绪武全年 24 小时"随时待命"，只要村民有需要，他都会立刻背上药箱出发。行医多年来，王绪武秉持一个信念：不管大病小病，不能出事故。"我的肩上担着治病救人的责任，不管什么时候都不能放下。"王绪武说。

一晃 40 年过去了，在父母的影响下，王绪武的一双儿女也成为村医中的一员。"记得小时候，我们姐弟两人都没睡过一个安稳觉，经常是大半夜有人敲门，找父亲上门看病。看到村民在父亲的诊治下恢复了健康，我也很骄傲。"女儿王劝说，"从那时起，我也立志要向父亲一样。"

儿子王天柱本科毕业后，本在蚌埠市一家医院谋职。但为了给父亲分忧，他一番思考后最终决定接过父亲手中的乡村医生大旗，也立志在乡村服务下去。"既然已经选择了，我一定会好好坚持下去。"王天柱说道。

"三代人接力"，用坚实的脚步丈量着深爱的每一寸土地，用绽放的青春守护着村民的健康，用火热的内心呵护着深爱的乡亲，书写着一家普通村医的责任与担当。

（作者：《健康报》驻地记者　颜理海）

一名村医的自述

"奶奶说，我是庄稼地里的一棵苗，只要根植于泥土，就能结出沉甸甸的果实。"我的名字是奶奶起的，这便是我的名字的由来。

我叫和苗，今年31岁，是一名村医，服务于宁夏回族自治区灵武市郝家桥镇王家嘴村卫生室。村里有3 000多人口，我主要负责为孕妇做产前检查随访，对产妇进行产后访视，以及村民的健康教育、儿童保健、慢性病健康管理、居民健康档案管理等等，目前已有9年的村医经验。

2017年，我接了奶奶的班，为村民健康服务

我的奶奶是村里的老村医，我从小就经常跟着奶奶在卫生室，那里给我留下了太多记忆。年迈的老人用手帕裹着碎钞，慢慢剥开付钱；由于缺乏医学常识生下畸形的孩子，妇女痛苦哭诉……受家庭影响，我目睹了村民忍受疾病折磨的状况，看到许多人生的悲欢离合，很多老百姓因为贫穷而看不起病，许多人患病后，只能慢慢等死。从此，我便希望长大能够学习医术，用最便宜的药品、最准确的诊断、最热情的服务，为村民减轻疾病的痛苦，减轻就医的经济负担。所以，2011年毕业后，我回到村里给奶奶打下手，直到2017年72岁的奶奶退休，我便接了奶奶的班。

"和大夫，我的小腿伤口化脓了，你能给开点药么？"一天上午，村民杨某过来开药。

"你伤口的线还没拆就化脓了，你咋这不小心呢，我给你开点抗生素，但你一定要去乡卫生院看一下伤口，千万不能耽搁了。"

"育龄妇女要做两癌筛查，过两天卫生所的医生来村里，你不能乱跑。"

村民曹某几乎没做过体检，我多次催促，她才做了两癌筛查，结果被诊断为乳腺癌早期。

"真的太感谢和大夫了，我们农村妇女对体检认识不够，如果不是她盯着我做体检，我这个病恐怕已经晚期了。"曹某的病因发现早、治疗及时，病情已基本控制。

这些就是我的日常。我是个爱说爱笑的人，医务室的气氛也非常轻松，只要有人来都能聊几句，所以我对村民家的情况是比较了解的，大家对我工作的配合度也很高。同时由于村医工作的特殊性，我几乎没有固定下班时间，不管刮风下雨，只要村民有需求，量血压、做随访，我都会尽力去做。

疫情袭来，绘制摸排地图，做好疫情防控

我以为工作会继续这么日常且平凡地做下去，没想到，新冠肺炎疫情突然发生了！上级要求全市 1 200 多名医务工作者全员上岗，全"兵种"作战，多"角色"抗疫，以保障人民生命安全和身体健康为己任，投身防控疫情第一线。说不害怕是假的，但想到所有医务人员都在一线，想到自己的责任，也就释然了。

刚开始摸排的时候难度很大，因为我做村医时间不长，好多人家的具体位置不清楚。为了方便开展工作，我就想，如果能有一张村民家庭住址的地图，让人看一眼就能找到某某家，那摸排工作就容易多了。想到就做，我原想按照自己的了解和记忆手绘出来，但是拿起笔才发现这件事情太专业，试了几次，均无从下手。我继续想办法，找人咨询后，得到灵武市住房和城乡建设局的帮助，终于手绘了本村的居民信息图。

这份手绘图由 8 张白纸拼接而成，大大小小的方块按照每户居民的具体位置进行了排列，方块里还清晰地标注了户主姓名及吴灵青路、南干沟等主要道路，全村 822 户居民的居住情况一目了然。

用最简单的方法达到最好的效果。为了能精准无误地将信息图绘制出来，我需要走遍 822 户村民家，逐一摸排并对照材料和地图细心研究，在掌

握了全部材料后,熬了一个通宵终于绘制出这份直观、准确的居民信息图。

"手绘图里村民的信息一目了然,入户排查起来方向明确、绝无遗漏,成了我们排查工作的指路明灯。"王家嘴村党支部书记朱秀娟表示,"手绘图不仅能减少上门人员的接触范围,加强人员信息,追踪服务,也能让群众更为直观地了解到村里疫情防控相关信息,进一步确保防控工作的科学性。"

在这份信息图的帮助下,村里疫情防控网迅速织紧织密,在短时间内,精准地完成了人员信息摸排工作,切实做到了底数清、情况明,为防疫工作的科学开展奠定了基础。

一身白大褂、一个口罩、一副手套、一个体温枪就是我的"装备"。"体温正常,请继续在家观察,不要出门,平时注意防寒保暖和开窗通风,勤洗手,有任何不舒服及时给我打电话。"疫情防控以来,每到一家测量完体温后,我都要反复强调,耐心宣传居家隔离注意事项,安抚村民思想情绪,最多的时候一天要核查40户。

为进一步掌握返乡人员的身体情况,疏导村民们的紧张情绪,从参与疫情防控的第一天起,我家里客厅的桌子上就摆满了重点地区返乡人员摸排表,每天晚上都要挨个给他们打电话,询问他们的身体状况,给他们进行健康宣教。

这是我工作以来神经绷得最紧的一次。过年的时候,本该和家人们团聚一堂、共度节日,但我却在给返乡人员量体温、做记录,讲解预防新冠肺炎的知识,发放疫情防控宣传单,给村民消毒的忙碌中度过。在这个特殊时期,我每天都会挨户"巡逻",一旦发现异常及时跟进。通过及时科普宣传,村民的防护意识和防护能力也在不断提高。那段时间,每天24小时连轴转,为了家人和孩子的健康,也为了不给疫情工作增加不必要的麻烦,我把老公和孩子安排在其他地方住,一个人在家自我"隔离"了将近2个月,没能好好和家人孩子团聚,也没能好好吃一顿饭,每天的重要工作就是上门登记外地人员尤其是湖北返乡人员相关情况。在观察登记表里,需详细记录观察对象每天的体温及是否有咳嗽、气促等情况,要提醒每一个村民,嘱咐他们勤洗手、戴口罩,不要随意走动。这样做,不仅是对观察对象负责,也是对全体村民的安全负责。大灾面前见人心,不管多困难,我都会继续努力守护群众的健康平安。

我们最终战胜了这次的疫情,这是每个人坚持不懈的结果,防控和工作也回归了常态化。经过这次考验,我对未来的规划更加清晰,对生命也有了不一样的认识。

今后,我将继续加强专业知识的学习,以便更好地为村民服务。

每个人的生命只有一次,在人生的大舞台上,人人都在演绎着属于自己的故事,精彩或平淡,亮丽或灰暗。这就是我,一个平凡普通的乡村医生的故事。

(作者:宁夏回族自治区灵武市郝家桥镇王家嘴村卫生室　和苗)

家门口的抗疫"战地医院"

大疫面前,没有一个人可以置身事外,身为医护人员更要冲在一线,取消休假,全员到岗,坚守一线……这是一场没有硝烟的战争,这是一次生死较量的考验。2020年年初,在喜迎农历庚子年新春的日子里,一场突如其来的新冠肺炎疫情打破了新春的团圆,数以万计的医护人员奔赴一线,舍弃了一切团圆、欢乐,履行一身"白衣"的天职,逆行而上,用自己柔弱的肩膀扛起了生命的责任。

2020年1月30日凌晨,一声"惊雷"传来:浙江省台州市椒江区章安街道社区卫生服务中心辖区的东埭村出现确诊病例。一个有着5 000人口的大村,出现确诊病例,首批即统计出了100多名密切接触人员。

随着疫情的蔓延,密接人员中再次出现阳性病例,东埭村被定为一级严防村,全村实行封闭式管理。村民们只能待在家里,生活必需品统一进行配送。往日热闹的村庄变得沉寂,村里的很多店铺也关门了,天空也变得灰蒙蒙的,就连路过的人都会感到一阵压抑。

在临时诊疗点开启新"战场"

村庄实施封闭管理,万一村民有个头痛脑热怎么办? 那些长期需要服用药物的慢性病患者需要买药又该怎么办呢?

2月1日上午,在确诊病例出现后不到72小时,东埭村村口支起了一顶醒目的红色帐篷,篷下放着一张方桌,两条塑料凳,桌上摆放着血压计、体温计、手部消毒液……这是章安街道社区卫生服务中心副主任、东埭村防控小组组长潘丹红带领医护人员连夜建立起来的临时诊疗点,村民们称之为家门口的"战地医院"。

也是从这一天开始，作为临时诊疗点负责人，中心全科医生陈玲开启了自己全新的"战场"。"阿公，我先给你量个血压，你再慢慢跟我说哪里不舒服。""阿姨，你要配点什么药？"每天一大早，陈玲就来到这个设在村口的临时诊疗点，耐心细致地为村民提供初步诊疗需求，简单的体格检查、开药、换药、拆线以及清创缝合等小手术她都一手搞定。有时，个别患者需要辅助检查的，她就主动联系同事，尽量上门服务。

2月6日早上，陈玲和往常一样，早早来到了村口的"医院"，认真地做好了一切准备工作，等着村民们的到来。9点左右，刚为一位大娘检查完身体，陈玲远远就看到一位中年男子穿着居家睡衣一瘸一拐地走来。男子50来岁，只见他眉头紧皱，双眼毫无神采。陈玲赶紧打了声招呼："大叔，您怎么了，快坐下我帮您看看吧！""我的腿，现在很痛。"男子吃力地深吸了一口气，慢慢地说："我腿上的伤缝好到现在20多天了，前几天就可以去医院拆线了，但是出不去，本来还想等能出去的时候再去医院拆的，可是太疼了，隔壁邻居都说村口有医院，我就赶紧过来了。"男子回着话，慢慢伸出了那只缝线的腿，他的眉头又深深皱了一下。原来14天就可以拆线的伤口20天都没拆线，这可不是小事。陈玲赶紧扶男子坐下，然后蹲下去帮他一起将裤管轻轻地卷了起来，只见右腿腘窝处有一处狭长的伤口，缝了五六针，由于长时间未拆线，已经出现红肿现象。她轻轻地用戴着手套的手按了一下伤口边缘的皮肤。

"哎哟，痛！"男子不由自主地叫了一声。"已经有新的感染，影响伤口愈合了，必须立即给予拆线处置。"科室临时诊疗点药品不全、手术设备也不齐全，陈玲当机立断，一边仔细为患者清洗、消毒，一边联系中心的潘丹红，将需要的药品、器械等报给对方。十几分钟后，当潘丹红隔着隔离带将所需物品送到她手中后，她第一时间为患者拆了线，还细心地交代他后续如何服药。

"真的谢谢你们，要不我这伤口还不知道怎么办了，你们辛苦了，天天守在我们村口,不容易啊。"男子临走时,不停地说谢谢,但是陈玲却没来得及多回复两句,因为又有新的村民来了。

保证慢性病患者及时用上药

在基层医疗机构,来的最多的就是慢性病患者,村口的临时诊疗点也成为特殊时期全村慢性病患者购买药品的唯一"通道"。遇到慢性病患者需要购买药品的,陈玲就一一做好相应的登记、收集市民卡,每天中午再回单位把上午登记的药品开好,然后记下药品名称,药品价格,写上联系电话、重要注意事项等备注信息,再一份份打包装袋,下午再送到东埭村临时诊疗点,一一发放给村民。看似简单的工作,却需要极大的耐心与细心,这些代购药品多的时候有六七十份,少的时候也有近二十份,但她总是不厌其烦地坚持给每一位患者以细心的回复。

"患者的药不能随便停,患者入口的药更不能有丝毫的差错,我辛苦点没啥,多打几个电话,多检查几遍就行了。"陈玲说。

就这样,陈玲一个人在这个"战地医院"一待就是一个多星期。一直到一个多星期后,中心又给这个临时诊疗点配了另外 2 名医生。尽管如此,由于 2 位医生也有其他的防疫工作安排,一周只能抽出一天到临时诊疗点坐诊,作为诊疗点的主要负责人的陈玲,则需要每周坚守 5 天。

一个临时的"战地医院",1 名"专职"医生、2 名"替补"医生,1 名"后勤"组长……在全村封闭式管理的 1 个多月里,没有让一位慢性病患者缺医少药,也没有让任何一个患者耽误救治。

(作者:《健康报》驻地记者 郑纯胜)

退役不退初心，担当永记使命

"危险的、困难的都交给我们吧！"从接到新冠肺炎疫情防控任务开始，这句话就总挂在我中心两位在职退役军人陈寅生部长和黎茗菲护士长的嘴边。陈寅生部长在西藏边疆服役 2 年，黎茗菲护士长在军医大学习工作了 3 年，他们始终坚守保家卫国的初心，以扎实的医学专业技能和军人勇于担当的本色，带领医护团队始终坚守在疫情防控第一线，守护着广东省广州市番禺区洛浦街辖区人民的健康。这两位在职退役军人，尽显军人勇担当之本色，时时出现在疫情防控的最前线，他们就是新时代最可爱的人。

从除夕夜开始坚守防控前沿

2020 年 1 月 23 日疫情防控战打响之时，我中心接到的工作任务是要求在当日完成辖区内来穗相关省群众情况登记，承担除夕夜驻点广州南站春运医疗保障。中心班子立即组织召开动员部署会，号召党员干部要发挥先锋模范作用，把人民群众的生命安全放在第一位，率先带头参加防控工作。陈寅生部长立即带领组员开始入户关怀工作，并主动报名参加南站返乡人员体温检测和发热病人排查的工作。第二天是传统除夕阖家团圆的日子，上午陈部长继续带队入户，除夕夜直接到广州南站驻点至大年初一上午 9 点，连续工作近 20 小时，度过了一个难忘的除夕夜。他临危不惧的坚守，给这个寒冷的冬天带来了无限的温暖。

1 月 31 日，在参加防控工作的第 9 天，晚上 7 点多，刚刚完成了入户关怀任务后，陈寅生又收到区疾控中心的疫情信息通报："有一名核酸阳性患者的密切接触者居住在洛浦街，需要马上对密切接触者的居住地进行实地预防性消毒和终末消毒卫生处置,并对密切接触者进行医学隔离观察。"接到任务,他二话没说,立即召集队员赶往密切接触者家中,经耐心讲解和心理疏导,顺利完成了工作任务。此时,已是深夜 11 点,他对其他同事说:"你们先回去好好休息,其他工作我来处理,明天我们还有大量的工作要完成。"就是这种"功成不必在我,功成必定有我"的担当精神,激励着他从大年三十抗疫到现在从未停歇。

从军经历铸造敬业奉献

黎茗菲现年 47 岁,一个巧合的机遇考入广州军区军医学校护理专业,经历了军校 3 年的学习锻炼,毕业之时她已然成为一名勇敢的、合格的护士。在疫情防控最艰辛的日子里,在医务人员异常紧缺的情况下,她除了承担日常预防接种门诊、冷链管理、院感管理和后勤保障工作外,更是主动请缨参加流行病学调查、入户随访和核酸采样等工作。每次有采样任务,只要不出门诊,她总是二话不说第一个穿上防护服;有时一天要辗转多个点采样,往往回来已是深夜。

4 月 18 日,上级通知需要对丽江社区进行紧急采样,接到任务后,黎茗菲马上穿上厚厚的防护服,顶着炎热的太阳和小伙伴们一起出发了。不喝水、不上厕所,从早上 8 点忙到中午 12 点半,半天下来已是汗流浃背,匆匆吃过午饭又马不停蹄地投入到下午的流调工作中……这一幕幕情景,既让人心疼又令人钦佩。也许是从军经历铸就了她吃苦耐劳、牺牲奉献的精神,她从来不吐露一句艰苦,总是话语不多行动当先,工作起来细致、专业、同事们对她敬爱有加。她还是我中心的采样先锋,至今共上门采样 386 例,占了总采样数的 1/8。

党员军人模范引领

在中心领导班子的统一部署下,在陈寅生和黎茗菲这样的先锋模范带领下,我中心医务人员凝心聚力坚守岗位,严守疫情防控第一线:

抗疫以来，陈寅生添加了大量需要关怀群众的微信，他们有已在穗的、也有准备来穗旳，对他们咨询的问题，陈部长都一一耐心解答；对于因疫情滞留在番禺的游客，也予以细心关怀，与民政部门一起协商解决他们的生活问题；黎茗菲在院感防控和采样岗位上加班加点默默奉献。为严密做好入境人员医学观察工作，中心医疗部部长、中共党员谢亿强同志组建了转运组、应急组和医疗组，联合陈寅生部长带领的消杀组、采样组、护理部的院感组、物资组建成了观察酒店防控团队，24 小时投身到集中医学观察场所疫情防控工作中。每天划分隔离酒店的清洁区、污染区，消毒旅客行李，为客人测量体温、核对信息、心理疏导、转诊送医、密接转送，并随时准备应对各种突发情况，守护着每位隔离客人的身心健康。

军人退役不褪志，军人退伍不褪色，在党员先锋、在职退役军人的带领下，我中心全体医务人员在这场没有硝烟的防控战场上恪尽职守，用自己的实际行动诠释着一名医务工作者的奉献精神。

（作者：广东省广州市番禺区洛浦街社区卫生服务中心　黄旭珊）

聚似一团火，散似满天星

村医是干什么的？他们只是看病吗？种种疑问，让现在的年轻人对于村医这一群体认识模糊。然而，一场突如其来的新冠肺炎疫情，让河南省辉县市在华中师范大学读研究生的姑娘刘孟寒目睹了村医的责任与辛劳，让她看到了在不平凡的时期，"小人物"——乡村医生所做的不平凡的事情。

2020年1月14日，刘孟寒从疫情高风险地区返回家乡辉县市峪河镇孔庄村。她清晰地记得，当时全国还是一片迎接新春的祥和氛围。直到1月23日，平静被突如其来的新冠肺炎疫情打破。作为一名学生，她明白疫情的严重性，而作为一名疫情高风险地区返乡人员，她的内心却惶恐不知所措。疫情暴发后，刘孟寒所在的孔庄村村委立即采取严格的防控措施，迅速收集返乡人员信息，认真执行既定的隔离计划。

虽然回家已有数日，但还是不够规定的隔离日期，刘孟寒在心里纠结是否要自觉上报自己的信息。几度思考后，她按照要求上报了自己的返程信息。除夕夜，村卫生所医生刘鹏兴先是通过手机向她讲解防疫要点，之后每天都坚持到她家中为她测量体温，指导她消毒。

也就是在这样一个特殊时期，一名大学生与一名乡村医生发生了交集，刘鹏兴的责任与担当，让刘孟寒感触颇深。于是，她给刘鹏兴写了一封感谢信，以自己的视角记录了刘鹏兴在抗疫中的辛劳与付出。

感谢信中写道："聚似一团火，散似满天星。在新冠肺炎的治疗和防治过程中，医护人员承担了巨大的压力。作为党员的刘鹏兴业已投入村里的防疫工作……在他心中，疫情就是命令，作为党员，为民服务义不容辞。作为医生，宣传指导责无旁贷，他每日不厌其烦地广播宣传，耐心为村民讲解疫情状况，坚持每天两次为返乡人员测量体温，监督隔离人员家中消毒情况，及时通过微信告知返乡人员居家隔离的注意事项以及各项防护措施。不光是他自己在行动，他还带上了自己的家人，妻子协助他发放物资、收集信息，儿子帮助他进行街道消毒以及发放防疫手册，他们不求名利回报，只求你我平安。"

刘孟寒说，铺天盖地的新闻，迅速增长的确诊病例，使整个村子都惶恐不安，村民、邻居对她这名疫情高风险地区返乡人员也是望而生畏。但是，刘鹏兴坚持每天用行动证明，疫情虽然严重，但并不是不可战胜的，每天的体温测量结束后，刘鹏兴都告诉她："你离安全又近一步了"。

不只是防疫知识的讲解，刘孟寒尤记得当时马上就要度过规定的隔离日期了，因为是冬天，那天晚上在火炉旁坐久了，使得她的体温有些上升，她和家人感到十分不安，刘鹏兴在她家等了足足一个小时，让刘孟寒多次测量体温。期间，一直对她进行心理疏导，仔细分析她测体温前的行为是否会提升体温。经过多次测量后，证明她的体温是正常的，刘鹏兴这才离开。"整个隔离期他都在用行动、用话语鼓励我，让我减少了心理压力。"刘孟寒说。

"越是惟艰之际，越要在群众中显示一名党员作为党的肌体细胞和党的活动主体的使命感。"刘鹏兴如是说。作为党员和医生，在战"疫"期间，他从容不迫地协调村里的防疫工作，积极发动村里的其他党员和群众志愿者，在村口的卡点值守、筹集物资和发放、带动村民严把人员出入、认真核对出入人员信息……刘鹏兴每日奔波在大街小巷，用脚步丈量疫情防控红线，用身躯筑立防控篱笆，把温暖和安全留给一方村民。

"聚似一团火，散似满天星。星星之火，可以燎原。可能大多数人觉得刘鹏兴所做的一切微不足道，但是正是有这样的平凡人物甘愿在后方力所能及，才能保证民众临危不乱，才能为一线人员减轻负担。平凡的人正在做着一点一滴的平凡小事，这些微不足道的小事汇聚成不平凡，最终做到力保后方！"刘孟寒在感谢信中写道："我们应当感谢这些不求回报的奉献者，感谢疫情来临时所有人的努力工作，感谢面对困难时所有人的积极配合。

没有一个冬天不可逾越,没有一个春天不会来临。"

"只要有村落、有人烟的地方,乡村医生始终用脚步丈量土地,哪怕再偏僻的地方,都会有村医的存在。我们分散得像满天繁星,但是只要国家需要我们、人民需要我们,无数村医会毅然挺身,共同凝聚成一股不可抵挡的力量,守卫地方平安。就像这次农村防疫工作,没有任何一个村医选择后退!"看到这封饱含深情的感谢信,刘鹏兴既自豪又感动,一份沉甸甸的责任感让他感觉到保民健康的心意更坚。

(作者:《健康报》记者　李季)

"90后硬汉"医生的"硬核"担当

安徽省亳州中心医院、十八里花海集中医学观察隔离点、谯城区古井中心卫生院……99天,辗转4地、连续5次投入抗疫一线,这位"90后硬汉"医生打满了抗疫全场,他就是亳州市谯城区古井中心卫生院内科医生姜丰。

99天"硬仗",他打满全场

"我申请到抗疫一线,不论生死,不计报酬。"2020年新冠肺炎疫情暴发之际,姜丰瞒着家人递交了请战书。

"好,我马上准备,下午3点前我一定到!"1月30日中午12点多,正在卫生院值班的姜丰手机骤响。电话中,他得知自己被抽调去亳州中心医院隔离病房支援,要火速出发。于是,他毫不犹豫,斩钉截铁地接受命令。

当天下午,姜丰就和其他7名医护人员一起,进入亳州中心医院刚刚完成改造的隔离病房开始工作。"从六楼到九楼都是隔离病房,我们第一批8个人进来,包括4名医生和4名护士。"当晚9点,隔离病房正式开始收治患者。

进入隔离病房,意味着与新冠肺炎疫情面对面的战斗开始了!"咱们是一个团队、一个整体,一起来的,就要一起走,一个都不能少!"8个人互相鼓气。

工作期间,姜丰认真负责、待人友善、恪尽职守,认真梳理防护流程,及时发现问题,及时记录,完善细节,时刻以共产党员的标准严格要求自己。虽然他们排了班,但因为人员吃紧,每个班常常需要在病房待12个小时甚至更长时间。"为节省防护服,真的不敢喝水。"姜丰说。

每天穿着严实的防护服穿梭于各病房,护目镜上的雾气遮挡住视线;为患者采集记录病史时,只能把纸笔抬得高高的,不断变换视线角度才能看清字迹,不一会儿就感觉头昏眼花;遇到老年患者,扯大嗓门才能与患者交流……一天下来,姜丰的声音已经嘶哑,脸上的皮肤早已被护目镜和口罩磨破。

正因这样过硬的作风,姜丰出色地完成了亳州市中心医院隔离病房的相关工作,随即又被派往十八里花海集中医学观察隔离点担任医疗组组长。

3月3日至4月1日、6月18日至7月1日、7月16日至7月25日,姜丰先后3期被任命为十八里花海集中医学观察隔离点医疗组组长,主要负责隔离区规划、工作流程制度制定、防护物资申领及隔离区管理工作。工作间隙,他仍坚守在卫生院的发热门诊和临时留观隔离区。

2021年1月31日早上,本该下夜班休息的他,又接到通知,紧急赶往一酒店,参加山东涉疫奶枣核酸检测阳性事件接触食用人员的集中隔离医学观察工作。

截至目前,姜丰已参加5次抗疫行动,共99天。有人问:"你这样拼命到底是图个什么?"他总是笑着回答:"图对得起自己的职业,对得起自己的良心。"

"硬核"技术,120分钟挽救生命

"没有你,我可能已经不在人世了,衷心地感谢你们的救命之恩!"隔离人员李大姐向姜丰致谢。在十八里花海集中医学观察隔离点,姜丰用他的"硬核"技术,挽救了李大姐的生命。

2020年3月8日下午1点40分,姜丰照例进行下班前的巡视。当走到二楼隔离区,他忽然听见微弱的呼声,"有人吗?救我……"姜丰迅速用备用卡打开房门,只见隔离人员李大姐倒在床上。"大姐,你怎么了?"姜丰忙问。"我胸闷……"一句话还没说完,大姐就陷入休克。

"快把抢救车推来,速来二楼支援!"姜丰一边求援,一边对李大姐开始实施抢救。开放气道、给予氧气、心电监护、建立静脉通道、推注抗过敏药、输注平喘药……下午4点,李大姐的过敏性哮喘症状完全得到缓解。4点50分,她被送至亳州市人民医院进一步观察治疗。这时,姜丰才舒了一口气,此时的他已在隔离区连续工作长达9个小时。

历练之后,"90后"的姜丰多了一份从容与淡定。在观察隔离点,每天早上8点前,他穿好防护服进入隔离区,开始了一天紧张的工作。分发早餐,测体温并做好登记,询问病史,适当给药并叮嘱注意事项,午餐后收拾餐盒,对垃圾进行分类,直到下午2点交接班走出隔离区后,他的衣裳早已被汗水湿透,脸上因长时间穿戴防护用品留下深深的印记。在忙完一天的日常工作后,他还要带领医护人员连夜填写资料,并完善当天收治病人的档案,废寝忘食已是常态。

"硬汉"柔情,无悔守护

"爸爸,你什么时候回来?我想你了。""爸爸,你去打怪兽了么,咋还不回来?"看到手机视频里的一双儿女,姜丰的眼泪也不争气地流了下来。看到丈夫落泪,妻子拿过手机说:"你放心,家里有我。"

姜丰的妻子是亳州市中心医院的一名护士,疫情期间,她也曾写下请战书。"院领导考虑到我已经进入隔离病房,家里两个孩子无人照顾,就让她照顾'大后方'。"姜丰说。

疫情期间,两个孩子每天关注新闻,看到电视里穿着防护服的医生,他们就问:"这是不是爸爸?""现在我已经是他们心中的英雄。经过疫情,儿子经常说,长大了也要当医生。"姜丰自豪地说。

在隔离观察点,姜丰把他的耐心和关爱给了每一位隔离人员。每次接收新的隔离人员,他都会用平稳的语气与他们沟通交流,以安抚他们的焦虑情绪。对个别焦虑严重的人员,他则会给予重点关注,并把工作手机号留给对方,24 小时为其答疑解惑。遇到外地或者老年人员,语言沟通比较困难,常常是连比带划,一个问题反复询问多遍,姜丰便不厌其烦地为其解答,直到把问题搞清楚。

"在国家需要、人民需要的时刻,召必回、战必胜!"面对疫情大考,姜丰将铁汉柔情深埋心底,用心书写着厚重的家国情怀。

(作者:《健康报》驻地记者 颜理海)

战"疫"中最美的防护罩

突如其来的新冠肺炎疫情,注定了 2020 年的不平凡。疫情初期,广西壮族自治区柳州市柳北区桂景湾社区卫生服务站的医务人员在防护物资极为紧缺的情况下,发挥聪明才智,自制简易防护面罩,坚守防控一线,竭尽全力做好辖区 1.72 万名居民的健康服务,成为战"疫"中一道美丽的印记。

群英智慧巧解困

2020 年农历除夕,广西启动重大突发公共卫生事件一级响应。柳北区桂景湾社区卫生服务站 20 名医务人员立即取消休假,全员返岗,按照各级部署开展社区新冠肺炎疫情防控工作。2020 年 1 月 23 日 0 时至 24 时,柳州市出现 2 例新冠肺炎确诊病例,防控形势变得严峻。为及时准确掌握社区疫情态势,桂景湾社区卫生服务站的医务人员每天分组到辖区入户摸排随访。然而,整个社区卫生系统防护物资十分紧缺,站里的医务人员把家中仅存的纱布口罩拿出来,仍无法保障每人每天 1 个口罩的正常更换,随时面临被感染的风险。站长陆秋红看到大家高度紧张,她知道等不起、慢不得,必须尽快解决防护问题。随即,她召集站员开会,想办法,自制简易防护面罩解决日常工作中的防护需求。1 月 29 日晚,护士长覃小珍受孩子写作业用的塑料垫启发,在家摸索制作出防护面罩的"雏形",并将成品拍照发给陆秋红,得到了肯定。1 月 30 日清晨,站里的医务人员全部到岗,在覃小珍的指导下,大家集思广益提出改进意见,利用塑料片、海绵、双面胶、绑带等材料,凭借智慧和巧手做出一个个简易的防护面罩。通过试戴,大家发现,防护面罩可以大范围遮住医务人员的眼睛和口鼻,一定限度上起到阻隔飞沫的作用,简单又实用,解决了防护应急,而且居民在家就可以制作。1月31日,陆秋红将制作方法发到了柳北区基层卫生工作群中,与其他医务人员分享。

实用的防护面罩制作视频和图片在柳州市迅速传播和推广,柳州市鱼峰区白云小区社区卫生服务站的潘小梅护士说:"在这个特殊时期,覃小珍护士长专程来教我们制作防护面罩,真是解旱的及时雨。"许多市民也按视频在家制作,发朋友圈推广,号召大家将紧缺的医用口罩留给一线抗疫的医务人员。

竭诚服务守健康

社区医生是居民健康最直接、最有效的守护者,疫情面前,责无旁贷。2020年2月20日晚上9时多,辖区有接触史的廖女士发微信告诉陆秋红:发热37.3℃、头痛、乏力。"作为一名社区医生和卫生服务站的负责人,关键时刻我得上!"陆秋红详细询问情况后,戴上口罩和自制防护面罩就赶往居民居住地。她一边联系社区网格员、社区主任、柳北区卫生健康局及"120"接送廖女士到定点医院检查,一边安抚廖女士紧张的情绪。社区工作人员戴着陆秋红给的自制防护面罩连连说:"有了这个利器遮护,我们工作起来安心多了。"后经医院检查排除疑似病例,廖女士于次日凌晨返回家中休息。

一件白大褂、一个口罩、一个自制的防护面罩就是桂景湾社区卫生服务站全体医务人员在疫情初期的防护装备。由于辖区属老城区,外地务工人员比较集中,社区的医务人员因此就勇担疫情防控的排头兵和先锋军,戴着自制防护面罩冲在前。他们分成5个小组,每组4名医护人员,每天清晨冒着寒风和被感染的风险,奔波在万川花苑、桃源居小区、品尚名城等9个居民小区,入户进行测量体温、心理疏导、政策宣传沟通、信息排查整理等,时常工作到凌晨;社区卫生服务站通过与街道办事处及社区居委会、派出所等相关单位密切配合,开展辖区联防联控,医务人员把好每一个防护环节,给同行准备或教授他们自制防护面罩,降低被感染的风险,在任务繁重的走访排查中,医务人员做好健康随访和健康监测,做到发现一例、排查一例、医学观察处置一例,没有遗漏一人,实现了社区医疗团队与社区疫情防控工作的无缝对接;入户面访时,社区医务人员主动留下个人信息和联系方式,并按照防控人群、家庭医生签约服务人群的不同,分别建立居家隔离居民微信群、热心居民群、桂景湾社区居民群,以便通过微信群宣传疫情防控信息和知识、健康科普知识,接受居民健康咨询,不仅利于及时掌握辖区外来人员信息及疫情监测动态,便于跟踪管理,并且得到辖区群众的普遍认可和信任,提升了疫情防控的精准性和高效性。疫情初期,桂景湾社区居民每天主动发给社区医务人员的各种咨询、报告身体情况的微信信息达 200 多条,均得到耐心解答及回复。截至 2020 年 5 月 12 日,桂景湾社区卫生服务站医务人员随访辖区居民 6 342 人次,开展面对面宣教及心理疏导 906 人次,对辖区复工复产单位进行防控培训和指导 3 次,培训人员 82 人次,当好了群众的健康 "守门人"。

医者初心闪金光

"刘医生,我的降压药吃完了,可以帮我送来吗,再顺便帮我买点儿排骨和青菜?" "李医生,我女儿拉肚子,怎么办?" "陆医生,我今天头晕,你能来给我看看吗?" 疫情期间,桂景湾社区卫生服务站的医务人员每天都会收到居民的求助信息,医生们会及时回应,帮助居民解决需求。医务人员不但要入户开展体温检测及巡诊工作,还要给居家隔离的居民送菜、代买生活用品、收快递、倒垃圾,为情绪激动的疑似患者提供心理辅导等。同时,他们还时刻关怀和服务辖区的家庭医生签约居民,特别是做好重点人群的健康服务。

60 多岁的社区居民韦大叔和卢阿姨夫妇患高血压,儿子患精神发育迟滞伴发精神障碍,是社区家庭医生签约服务的重点对象。疫情期间,桂景湾社区家庭医生团队从未间断,定期上门为他们检查身体、取药送药,为卢阿姨做膀胱冲洗和导尿管更换护理,还为他家送去防护用品、消毒用品及慰问金。夫妻俩感激地说:"社区的医生就像亲人一样,守护了我们全家的健康,帮我们渡过了难关。"

在这场战"疫"中,柳北区桂景湾社区卫生服务站的医务人员始终践行着"敬佑生命、救死扶伤、甘于奉献、大爱无疆"的崇高精神,从 2020 年 1 月 23 日柳州市发现新冠肺炎确诊病例至 3 月 15 日柳州市新冠肺炎疑似病例、确诊病例"双清零",柳北区桂景湾社区卫生服务站共为居民提供出诊服务 32 人次,22 名社区医务人员实现"零感染"。他们用智慧和勇气抗击疫情,用真情和仁心温暖居民,他们的眼里,始终温柔有光。

(作者:《健康报》驻地记者 唐湘利)

你们是企业的"健康天使"

在河南省郑州市,有一家企业,这里的企业员工说起附近的社区卫生服务中心的事迹,如数家珍。很多职工说:"没想到在这里上班能跟医生交集这么深。"这就是郑州一家汽车配件有限公司与近邻的郑州经开区潮河社区卫生服务中心多年结下的不解之缘。

公司行政主管董文燕说:"潮河社区卫生服务中心成立有两三年了,就在我们工厂附近。我们有职工一百多人,中心刚成立,医护人员就拿着宣传页进企业了。常见病、慢性病、腰腿疼痛都能看,还有小孩儿和成人的康复治疗。设备也很多,我们的职工在厂门口就能解决看病难题。"

"小中心真能解决大问题。"董文燕深有感触地说。公司每年都有新员工入职,入职体检是必须项目。董文燕记得,每当有新员工入职,公司就和社区卫生服务中心提前预约,等新员工到时当天就体检,节约了排队等候的时间,第二天社区卫生服务中心还会有专人将体检报告统一送到公司。董文燕说:"对于体检中查出的小问题,医生会告诉我们,该注意哪些,让生活更健康。"有一次,有名年轻员工体检发现血压230/120mmHg,医生对其进行了进一步检查,后来发现是肾脏有肿瘤,转到大医院进行了手术治疗。潮河社区卫生服务中心为辖区的企业把好了入职员工的健康第一关。

职工的健康是企业发展的基石,潮河社区卫生服务中心每年都为这家公司的职工进行一次健康体检。"潮河社区卫生服务中心的医生、护士对我们态度热情,服务周到。"公司的员工们如是说。"体检是基础,等体检结果出来,我们还要及时反馈给企业所有员工的健康信息,并做好健康指导。"中心主任周国平说。

有一年的体检中,企业有名 23 岁的小伙子,平常并没有什么不适感,然而体检的时候发现脖子上有一个肿块,进一步穿刺活检后,确诊为甲状腺癌。看着一时间不知所措的小伙子,社区卫生服务中心的医生一边安慰他,一边联系河南省肿瘤医院进行转诊治疗。经过精准医疗,现在小伙子又健康地回到了工作岗位。

"不仅工作要努力,咱们也要吃好、吃健康,才能更好地工作,提高我们的生活质量。"社区卫生服务中心还会定期为职工举办健康讲座。全科医生不讲病,而是讲美食,这下吸引了听众们的耳朵。"医生帮助我们了解正确的营养膳食方法,良好的生活习惯,给我们传授正确的健康知识,极大地提高了我们员工的健康意识。之前好多员工下班后喜欢喝酒,平常抽烟的员工也很多,听了几次讲座以后,他们也慢慢开始重视自己的身体健康,吸烟喝酒的人变少了,爱运动的人变多了。"董文燕说。

随时可以享受到便捷满意的医疗服务,是企业职工最直观的感受,也是他们对社区卫生服务中心人员心存感激的关键因素。公司的员工突发疾病或发生意外事故,医生、护士 24 小时上门服务。"由于我们的员工大部分都是外地的,双职工也多,他们忙的时候没有时间看病。好多腰腿疼痛的员工,需要做中医康复治疗,却没有时间去。社区卫生服务中心的康复科医生知道以后,为了解决我们的难题,将科室下班时间从五点调整到晚上八点,这样我们的员工下班后,便有时间去做治疗了。"很多受益的职工纷纷点赞。

2020 年春节后,由于新冠肺炎疫情的影响,公司的复工复产遇到了大难题,眼看员工就要来复工了,公司的防疫指标还没有达到要求,防疫物资紧缺。周国平得知后,不辞辛苦地帮公司联系厂家,最后终于解决了这个"卡脖子"的难题。公司的职工都说:"真心感谢潮河社区卫生服务中心帮我们渡过了这个难关,如果没有他们的帮助,我们是不可能按时复工复产的。"

(作者:《健康报》记者 李季)

驻企防疫指导员，让员工安心上班

"我们是 2020 年 2 月 16 日正式复工，在这之前我们专门成立了内部的防疫小组，提前进行了防疫知识培训。"叶江是浙江一家地板有限公司安全环境部部长，一说起疫情防控和复工复产，他就会第一个提到浙江省湖州市南浔区卫生健康局驻企防疫指导员王琼，王琼是和他一起负责企业内部防疫工作的直接责任人。

提到王琼这位防疫管家，"真的多亏了他们的指导。"叶江边说边给记者翻看起当时微信里的聊天记录，"临时隔离点必须标识清楚，其他人不能擅自进出。就两个肯定不够，这个得按照你们员工人数来看……""口罩要跟其他垃圾分开丢，这个还得跟大家强调一下……"

那段时间，他们每天早上七点多就要到厂区门口，等着给员工测体温。结束后，还要去车间检查日常消毒的情况，看看哪些地方需要改进。中午到了饭点，食堂的防疫检查也是必不可少的。每天下午，几个人还要针对检查出来的问题给出整改措施，并且及时在网络平台上上报，以便更好地查漏补缺。

"指导员还没来的时候，我们很多细节考虑不到，就一个消毒水的配比就把我们给难到了。"叶江表示，"一开始大家只知道给每个场所消毒，因为配比浓度太高，很多地方一进去就是刺鼻的消毒水味，尤其是食堂，搞得大家吃饭也不香了。后来，还是指导员现场教他们怎么配比、如何正确地进行消毒。"

复工防控刚开始的时候，厂区总共十一个车间，进出通道多，员工人数也多，人员每次进出都要反复测温，让他们很头痛。

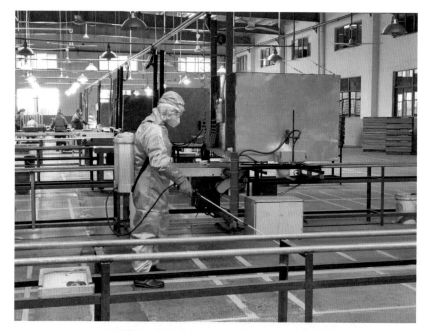

驻企防疫指导员对企业生产车间等公共场所进行消毒

　　"一开始的时候,多测几次还好,但长期这样,既浪费人力也没有必要。"
叶江说。当他把情况跟指导员反映后,他们马上给出了建议,给所有测完体
温的员工手臂贴上绿色的"检测合格"健康码,每个健康码上都标有当天的
日期,"这样一来,不仅我们的工作效率提高了,同事之间看到健康码,上班
也更安心了。"

　　"就是现在,我们有防疫健康方面的问题,也会直接和他们对接。他们
也会主动给我们发一些需要注意的事项。"叶江说,如今防疫工作进入常态
化,有了这些驻企防疫指导员,大家工作也更安心了。

　　"我们管理层是年初五的时候就到岗了,当时疫情防控的事情千头万
绪,各种防疫物资紧缺,要不是有驻点健康指导员给我们企业指导和监督,
企业复工复产肯定没这么快上轨道。"该公司行政中心总监告诉记者。该
公司有800余名员工,其中本地员工仅占三分之一,其他绝大部分来自安
徽、河南、四川、贵州、云南等省份。所以当时面对复工复产,员工心里有顾

虑，企业也有很大的压力和责任。

"这么多外地员工，怎么回来？回来怎么申报？一次性医用口罩、测温仪、消毒液都不够，临时隔离点怎么设置？"邵海龙说，当他们接到政府部门通知，南浔区卫生健康局将下派专业的驻企防疫指导员和驻点健康指导员，开展一对一指导，帮助企业复工复产，心里这才有了底气。

"当时我们在全区各个基层医疗卫生机构中选派了676名医务人员，通过专业培训后开始了驻企健康指导工作。"南浔区卫生健康局副局长王益钟表示，2020年1月启动重大突发公共卫生事件一级响应后，南浔区卫生健康局坚持"两手抓、两手硬"，做深做实精密智控，落地落细"两手抓""两手硬"，围绕"一册三环五机制"，助力企业复工复产。为确保复工企业疫情防控措施科学合理，区卫生健康局统筹调配区疾控中心、区卫生计生执法大队、10家医疗机构的171名公共卫生人员，组成了56支复工企业新冠肺炎疫情防控队，对各镇（开发区）辖区内中小企业开展现场疫情防控评估和指导，规范企业疫情防控措施，下发《复工企业新冠肺炎预防控制指引》，对企业卫生专管员开展现场培训，将企业可能面对的问题一一列出，并给出指导意见。他表示，这本手册上还有一个"复工指导微平台"，在线实时指导。同时，定期组织企业的防疫工作人员通过线上、线下平台进行最新的防疫政策、防疫知识培训，主动帮助协调解决企业的难题。截至2021年4月9日，全区56支防控指导队实地指导企业3 567家，出动10 394人次。

（作者:《健康报》驻地记者　郑纯胜）